비유로 설명하는 복약지도

약국·약사 이야기

3권

비유로 설명하는 복약지도

약국·약사 이야기 3권

정일영 약사 지음

JOYOON
Communications

책의 구성

이 책은 개국약사의 약국 경험담을 집대성한 <비유로 설명하는 복약지도: 약국-약사 이야기> 시리즈의 마지막 3권입니다.

주로 일반인이 약에 관해 품고 있는 궁금증과 그에 대한 제 나름의 해설을 적었습니다.

친구들에게 말하는 것처럼 가볍게 써서 메일 등으로 보냈던 내용을 모은 것이라 말투는 모두 반말체입니다. 문과 출신 친구들도 쉽게 이해할 수 있도록 복잡한 학술적인 내용이 아닌 상식선에서 비유를 많이 곁들여 글을 썼습니다.

그러다 보니 자신감이 없어 보이는 말투도 많이 있습니다. 약을 설명하려면 병을 먼저 설명해야 하는데 약사는 병에 관해서는 전공하지 않았기 때문입니다.

병에 관해서 전공한 의사 친구들이 많으므로 저는 병에 관해서는 자세하게 적지 않았습니다. 사실 자세하게 적을 만큼 아는 것도 없습니다.

약의 작용 원리와 주의사항, 참고사항 등을 위주로 적어서 친구들에게 보내주었던 내용이라 가볍게 읽으실 수 있을 것입니다.

그것을 설명하기 위해.

1권 1부의 '약은 무엇인가?'에는 약에 관한 25가지 비유와 약 전반에 걸친 상식을 정리하고, 약을 사용하는 데 있어 도움이 될 만한 내용을 담았고, 2부 '약을 파헤친다.'에서는 생활하면서 흔하게 접할 수 있는 몇 가지 약에 관한 것을 상식 수준에서 설명했습니다.

2권 1부 '알약모독(알고 먹으면 약, 모르고 먹으면 독)'에는 한약과 양약, 주사약과 먹는 약 등 약에 관해 전반적으로 궁금해할 만한 내용을 정리했고, 2부 '약을 파헤친다.'에서는 흔하게 접할 수 있는 약에 관한 일반적인 상식과 약을 지혜롭게 이용하는 방법 등을 정리했습니다.

3권의 1부 '알쓸제약'(알아두면 쓸 만한 제도와 약 이야기)'에서는 우리나라의 건강보험 제도에서 시행하는 특별한 제도들과 그 외에 제가 썼던 칼럼들을 모아서 정리했으며, 2부 '약을 파헤친다.'에서는 코로나19 치료제, 오메가3 등과 1권, 2권에 썼던 내용 중 몇 가지를 보충했고 기타 여러 약에 관해 해설했습니다.

프롤로그에는 책의 구성을 요약했습니다.

에필로그에는 제 소개, 약사가 된 계기, 여러 글을 쓰게 된 계기, 유머를 활용하게 된 계기, 약과 관계없는 제 생각을, 제 경험과 다른 사람들의 이야기를 예화로 들어 정리했습니다.

기타 약을 먹는 것은 특별히 '복용한다.'라고 해야 하지만, 친구에게 설명할 때는 '먹는다.'라고 했으니 책에서도 복용이란 말 대신 먹는다는 표현을 주로 사용했습니다.

차례

Part 1
'알쓸제약' 알아두면 쓸 만한 제도와 약 이야기

Part 2

약국 현장에서 약을 파헤친다

에필로그

Part 1

‘알쓸제약’ 알아두면 쓸 만한 제도와 약 이야기

1. 약은 무엇인가? 보충

지난번에 썼던 25가지 약의 비유에 몇 가지를 더 보충했다.

1) 병원, 약국은 카센터다

집이 낡으면 집을 새로 짓는 것보다는 물이 새거나 유리가 깨지는 등 부서진 곳을 고쳐가면서 지내는 것이 훨씬 쉬운 일이다. 그렇겠지?

자동차도 그렇다. 자동차는 공장에서 만들지만, 자동차가 고장 나면 그 고장 난 부분을 고치겠다고 자동차를 만드는 공장까지 가지는 않는다. 고장 난 차를 고치려면 A/S 센터나 카센터를 찾는다.

저런 A/S 센터나 카센터 같은 곳에서 차를 만들어내지는 못하지만, 이상이 생긴 부분을 찾아내 그것을 수리할 수는 있다.

인체도 마찬가지다. 인체를 만들고 생명을 불어넣는 것은 조물주의 소관이지만, 그런 몸에 어떤 이상이 생겼을 때는 그런 이상을 고쳐 나가는 것이 인체를 만드는 것보다는 훨씬 쉬운 일이므로 그런 이상을 고치려고 병원이나 약국이 존재하는 것이다.

카센터에서 차를 고친 뒤에 한참 동안 잘 타다가 차는 또 고장 날 수 있다. 그렇게 고장 나면 카센터에 가서 항의하는 사람은 없다. 다시 고치면 되기 때문이다. 그렇지?

인체도 병이 잘 치료된 뒤에 얼마든지 병이 또 생길 수 있다. 그때마다 진찰받고 다시 치료하면서 지내면 된다.

자꾸 병이 난다고 병이 안 나게 하지 못한다고 의사에게 가서 항의하는 사람은 없지? 그런데도 약국에 와서 병이 자꾸 재발한다고 항의하는 사람은 많이 있다.

2) 약물치료는 변기 청소다

비유가 좀 거시기하지만, 아직 이보다 더 좋은 비유를 생각해내지 못해서 저렇게 비유하련다.

화장실에서 볼일을 볼 때마다 물을 내려서 더러운 것을 씻어내지만, 그래도 시간이 지나면 변기는 더러워진다. 그렇지?

그렇게 시간이 지나 변기가 더러워졌을 때 물만 뿌려서는 더러워진 변기가 깨끗해지지 않는다. 그러면 어떻게 하니?

맞다. 변기를 세제로 닦거나 염산을 뿌려서 닦지 않겠니?

이런 것을 다음과 같이 비유에 활용하려고 한다.

누구나 건강하게 살려고 좋은 것을 먹고 몸에 해로운 것은 최대한 안 먹으려고 한다. 그렇지?

그러나 아무리 그렇게 조심해도 살다 보면 어쩔 수 없이 병이 생기며 아플 때가 있다.

몸에 좋은 음식만 먹으면서 지내다가도 어쩔 수 없이 병에 걸리면 뭔가 조치해야 한다. 그렇지? 아무리 몸에 좋은 것만 먹고 몸에 좋은

행동만 해도 살다 보면 병은 생길 수밖에 없다는 뜻이다.

이렇게 병이 났을 때 약을 먹거나 적절하게 치료하는 것은 더러워진 변기를 세제나 염산으로 닦는 것과 마찬가지라고 볼 수 있다.

변기에 물만 흘려보내며 자연히 깨끗해지기를 기다리는 것은 자연현상에만 의지하는 것이라고 할 수 있겠다. 그러나 시간이 흘러 변기에 찌든 때가 잔뜩 끼면 세제나 염산으로 닦아내지 않니?

이처럼 자연에 맡기는 것만으로는 잘 안 될 때 세제나 염산으로 변기를 청소하는 것처럼 병에 걸렸을 때 적당한 약을 이용하면 병을 치료하는 데 도움을 받을 수 있다. 그래서 어감은 좀 거시기하지만 약물치료는 변기 청소라고 비유해본다.

3) 약은 독이다?

흔히들 "약은 독이다."라고 말한다. 이 말 때문에 많은 사람이 약이라고 하면 무조건 처음부터 거부하게 되었는지도 모르겠다.

물론 "약은 독이다."라고 할 수도 있다. 그러나 더 엄밀히 말하자면 "약은 독이되 '독을 없애는 독'이다."라고 말해야 맞는 말이다. 앞의 독은 병이라는 독이고, 뒤의 독은 약이라는 독이다.

독도 잘만 사용하면 얼마든지 병을 치료하는 데에 도움이 될 수 있으니 "약은 독이다."라는 것만 보고 약을 무작정 거부하지만 말고 최대한 약을 이용해서 건강하게 지내는 것이 몸을 위해서는 좋은 일이다.

이와 비슷하게 "약은 양날의 칼이다."라고 말하기도 한다. 그런데 칼도 잘 드는 칼에 더 잘 다치듯, 약도 효과가 강한 약이 주의사항은 더 많을 수 있다.

따라서 주의해서 이용하면 유익하게 도움을 받을 수 있는 것이 약이라고 말할 수 있다

4) 음식과 약은 하는 짓(?)이 같다

음식을 먹으면 음식에 든 탄수화물, 지방, 단백질 등 3대 영양소가 소화와 대사 과정을 거친 뒤 포도당으로 바뀌어 핏속으로 들어간다. 인슐린이 작용하면 이 포도당은 세포로 간다. 세포로 간 포도당은 세포에서 ATP로 바뀌고 이 ATP가 가수분해되면서 세포가 움직이는 데 필요한 열량이 생긴다. 열량이 생긴다는 것은 기운이 나면서 세포를 움직일 수 있게 된다는 뜻이다. 그렇게 해서 생긴 열량으로 세포가 움직이면 몸의 기능이 제대로 나타나며 생명이 유지된다. 이건 전에 당뇨약 이야기할 때 했던 내용이다. 당연히 기억 안 나지?

다이어트약에 관해서 쓴 글에도 같은 내용이 있었지? 세포가 움직이려면 열량이 필요한데, 포도당이 ATP로 되고 이 ATP가 가수분해되면서 열량이 생긴다고 했잖아?

이렇게 생긴 열량을 세포가 활동하면서 다 써버리면 포도당도 다 소모되는 거니까 문제가 되지 않는다. 그런데 세포가 활동하지 않아서 열량이 필요 없어져서 포도당이 ATP로 변할 필요도 없으면 이 포도당은 ATP로 바뀌지 않고 그대로 세포에 남게 된다. 이렇게 포도당이 열량을 내는 데 쓰이지 못하고 세포에 남으면 그 포도당은 지방으로 된다고 했지? 그래서 먹기만 하고 활동하지 않아 포도당이 세포에

서 다 쓰이지 않으면 살이 찐다고 했잖아? 기억 안 나면 고맙고… 그래야 내가 아는 척을 좀 더 할 수 있으니까.

약을 먹어서 약 성분이 몸에 들어가 세포에서 약리작용을 일으켜 몸의 기능이 정상 상태를 유지되게 하는 것과 음식을 먹어서 열량이 생겨서 세포를 움직이게 하는 것은 같은 패턴으로 움직인다.

하루가 24시간이라고 해서 24시간을 삼등분한 8시간마다 하루 세 끼를 먹지는 않는다. 그렇지? 그 이유는 잠자는 시간은 빼고 활동하는 낮에만 식사하니까 낮을 삼등분하면 되기 때문이다.

식사하지 않는 밤에는 잠을 자니까 신체활동도 거의 쉬므로 식사로 열량을 공급하지 않아도 생명이 유지된다. 이는 잠자는 동안에는 신체활동을 쉬니까 세포도 덜 움직이고 따라서 열량도 낮만큼 많이 소모되지 않으니 열량을 많이 보충하지 않아도 되기 때문이다. 물론 밤에도 활동량이 많은 사람은 야식을 먹을 수 있다.

마찬가지로 밤에는 약을 먹지 않았는데도 낮에 먹은 약의 효과가 이어진다. 그 이유도 잠을 자는 동안에는 신체활동이 줄어 세포도 덜 움직이니 약 성분도 덜 소모되니까 약효도 천천히 사라지므로 낮에 먹은 약의 약효만으로도 버틸 수 있다. 그래서 밤에 자는 동안에는 약을 먹지 않아도 약효는 24시간 동안 거의 일정하게 유지된다.

5) 약은 Minimum이다

약으로 모든 것을 다 해결하려고 하는 사람에게 해주고 싶은 말이 있다.

병원에 입원해서 아무것도 못 먹는 환자에게는 수액을 통해 필수 영양소를 공급해준다. 생명을 유지하는 데 꼭 필요한 것을 주사로 몸에 넣어주는 거지.

그런데 이런 수액을 맞으며 입원 생활을 오래 하면 살이 빠지고 근육도 빠진다. 그러나 이랬던 사람이 퇴원해서 정상적으로 식사하며 지내다 보면 금방 살도 붙고 근육도 생기며 기력도 회복된다. 이것만 봐도 약으로는 몸에 필요한 모든 것이 공급되지 않는다는 것을 알 수 있다. 약으로는 그저 근근이 목숨만 이어갈 수 있게 한다고 볼 수 있다.

병원에 입원해 있을 때 분명히 좋은 것을 주사로 핏속에 공급했는데도 기운이 없으며 살도 빠지지만, 정상적으로 식사하면 금방 살도 붙고, 근육도 생기며 차츰 기운도 회복된다.

즉 약으로 아무리 좋은 것을 주사해도 몸에는 부족한 것이 많다는 거다. 인체는 디지털이 아니므로 한두 가지 약 성분만으로는 몸을 완벽하게 되살릴 수 없다. 약을 아무리 여러 가지 먹어도 인체에 부족한 것을 완벽하게 보충하지는 못한다는 뜻이다. 약만으로 모든 것이 해결되지는 않는다. 약으로 보충되지 않는 것은 음식이나 생활 습관 등으로 보충해야 한다. 약은 그저 최소한의 것만 보충해주는 것이다. 아무리 좋은 약을 많이 먹어도, 식사나 생활 습관이 뒷받침되지 않으면 건강을 제대로 유지할 수 없다.

6) 약은 보습학원이다

앞에서 말한 내용의 보충이 되겠다.

보습학원이란 보충학습 학원의 약자인 거 알지? 요즘 청소년들이나 언론에서는 하도 약자를 많이 쓰니까 그것을 다 이해하기는 정말 어렵다. 오죽하면 약어 사전이란 게 다 있을까?

어쨌거나 보습학원은 부족한 것을 보충해주는 거지? 모든 과목을 가르치는 것은 학교지만, 학교에서 배우면서 부족한 것을 보충하려고 보습학원에 다니는 거잖아? 그런데 요즘 아이들은 보습학원에서 다 배우고 부족한 잠을 학교에서 보충하는 것 같기도 하지만 말이야. 그렇다고 보습학원이 학교 공부를 모두 책임져주지는 않는다.

약이나 건강기능식품도 마찬가지다. 몸에 필요한 영양소를 공급하는 가장 중요한 공급원은 정상적인 식사여야 한다. 영양제나 건강기능식품은 식사가 부실해서 뭔가가 부족할 때 그 부족한 것만 보충하는 목적으로 이용해야 한다.

네이버 지식iN에는 영양제를 한 20가지 먹고 있는데, 더 보충할 게 없는지 봐달라는 질문이 올라오기도 한다.

전에 당뇨약에 관해 썼던 글에서 영양제는 모닥불에 부채질하는 것과 같으니 식사도 제대로 하지 않으면서 영양제만 먹어서는 아무 소용이 없다고 했지? 세포는 열량이 있어야 움직이는데, 영양제만으로는 열량을 낼 수 없고 3대 영양소를 식사로 보충해주어야 열량을 제대로 공급할 수 있다고 했잖아?

학교에서는 제대로 공부하지 않으면서 보습학원에만 매달리는 것은 문제가 많겠지?

7) 약물치료는 울고 싶은 아이 때려주는 것이다

어차피 일어날 일을 하는 것을 '울고 싶은 아이 때려주는 것'이라고 말하지? 약이 하는 일도 여기에서 별반 다르지 않다.

전에 말했듯 약이 하는 일은 자연적으로 일어날 일을 방해하는 것을 없애서 자연적으로 일어날 일이 더 잘 또는 빨리 일어나게 하는 것이다.

그래서 약은 어차피 몸에서 일어나야 하는 자연 현상이 잘 일어나게 하는 것이므로 울고 싶은 아이 때려주는 것과 같다고 비유해본다. 어차피 일어날 일이 좀 더 잘 일어나게 돕는 것이 약이라는 뜻이지. 이에 관해서는 기회가 되면 더 자세하게 설명할게.

8) 약은 벽돌이다

집을 지을 때 벽돌은 꼭 필요하다. 물론 요즈음은 벽돌 말고도 철근, 철골 등도 많이 쓰지만, 그래도 벽돌이 집을 지을 때의 기본 재료임에는 틀림없을 거다. 저런 철근 없이 아파트를 지었다는 '순살아파트'가 전에 문제가 되기도 했지?

벽돌이 기본이라고 해서 벽돌만 가지고 집을 완성할 수는 없다. 벽돌 사이를 메울 재료도 필요하기 때문이지. 그러려면 시멘트, 물 등 여러 가지가 더 필요하다. 그렇겠지?

인체의 건강을 유지할 때도 약이라는 기본 재료 외에 더 필요한 것으로 식사 습관, 생활 습관 등을 잘 지켜야 한다는 것을 예로 들 수 있다.

9) 약은 도우미(Helper)다

도우미라고 하면 주도적으로 일하지는 않는 존재라는 것은 잘 알고 있지? 약을 그렇게 생각할 수 있다.

이제까지 여러 가지 비유로 약을 설명했는데, 도우미라는 말이 그 모든 비유의 결론일 것 같다. 약이 몸을 좌지우지하는 것이 아니고, 몸이 하는 일을 도와주거나 또 어떤 것은 방해하거나 억제하면서 결과적으로 몸의 기능이 정상적으로 회복되도록 돕는 것이 약이라고 정의할 수 있겠다.

10) 약은 유아용 보행기다

아기가 걸음마를 배울 때 처음에는 보행기를 이용하는 부모가 많다. 그렇지? 할아버지로서 손주들에게 선물도 했지? 요즈음은 할아버지 노릇 하기도 보통 어려운 게 아니다. 요즈음 아이들의 성공 조건에는 할아버지의 재력도 한몫한다고 하더라.

어쨌거나 제대로 서지도 못하는 아기를 억지로 세워서 걷게 하려는 부모는 없을 거다. 보행기를 타면서 몸을 세우는 방법이나 다리를 움직이는 방법을 익혀나가면서 서서히 걸음마를 배우겠지.

일단은 보행기의 도움으로 걸음마를 하다가 차츰 더 자라면 보행기 없어도 서고 걸을 수 있겠지? 약도 그렇게 이용하면 된다.

일단 약의 도움으로 몸이 제 기능을 회복하게 하고 차츰 그런 기능이 제대로 살아나 정상적으로 움직이게 된 뒤에 차츰 약이 없어도 몸의 모든 기능이 정상화하기를 기다리면 되는 거다. 많은 사람이 약을 언제까지 먹어야 하느냐고 묻는다. 아기들이 언제까지 보행기를 타느냐고 묻는 것과 같다. 보행기 없이 잘 걸을 수 있게 될 때까지 탄다고 대답하겠지? 약도 그렇게 이용하면 된다.

그래서 약을 먹어서 몸을 정상화하는 것을 아기들이 보행기로 걸음마를 배우는 것으로 비유해봤다.

11) 약은 짜장, 짬뽕이다

약 중에는 전문가의 도움이 있어야 고를 수 있는 약이 있는가 하면 환자가 스스로 판단해서 선택할 수 있는 약도 많이 있다. 같은 진통제 종류인데도 어느 사람은 A가 좋다고 하고, 또 다른 사람은 B가 좋다고도 한다. 또 다른 진통제를 좋다고 하는 사람도 분명히 있다.

이럴 때 나는 환자들에게 이렇게 이야기한다.

"짜장을 좋아하는 사람도 있고, 짬뽕을 좋아하는 사람이 있듯, 약도 사람마다 자신에게 효과가 더 좋은 약이 있을 수 있습니다."

나도 그래서 환자가 찾는 약이 환자에게 문제가 되지 않겠으면 환자가 먹어봤던 약을 주는 때가 자주 있다.

의사도 약을 처방할 때 환자가 전에 먹던 약을 알고 있으면 그 약을 참고해서 처방할 것이다. 그렇지? 그러면 의사가 처방할 때 시행착오를 줄일 수 있기 때문이지.

12) 음식은 가랑비, 약은 폭우다

예전에 레보나를 광고할 때 레모나 1포에는 비타민 C가 귤보다 9배 많이 들었다고 했었다. 기억하니? 그럼 귤을 9개 먹으면 레모나 1포 먹는 것과 똑같을까?

레모나 1포에는 비타민 C가 500mg 들었다. 그런데 귤에 비타민 C만 든 건 아니다. 비타민 C 외에 다른 성분도 많이 있을 텐데, 그중 비타민 C만 비교하면 레모나에는 귤보다 비타민 C가 9배 많이 들었다는 거다.

근데 사실 천연물인 귤에는 비타민 C 말고 다른 성분도 여러 가지 섞여 있다. 물론 주성분인 비타민 C가 가장 많이 들었고, 그 외에 아주 적게 든 성분이 많이 있지. 그런 여러 성분이 모여서 귤의 영양소를 이루는 거다. 여러 성분이 조금씩 모여서 귤의 영양성분을 이룬다는 거다.

이렇게 보면 약은 특정 성분 몇 가지를 많이 넣어 만들었으니 그 작용이 음식물보다는 강할 수밖에 없다. 사실 우리가 비타민 C만 먹으려고 귤을 먹는 것은 아니지 않겠니? 이처럼 어느 특정 성분만을 비교해보면 음식물보다는 약에 그런 특정 성분이 더 많이 들었다.

약에는 합성품이 많지만, 음식은 합성품이 없고 모두 천연물이기 때문이지. 따라서 음식과 약을 비로 비유한다면 각각 가랑비와 소나기 또는 폭우로 비유할 수 있겠다.

가랑비 때문에 수해가 나는 일은 없지만, 소나기나 폭우 때문에는 수해 같은 천재지변이 날 수도 있지 않겠니? 약도 마찬가지다. 약을 음식처럼 아무렇게나 함부로 먹으면 안 된다는 비유가 되겠다.

전에 천연물 의약품과 합성 의약품에 관해 썼던 글에도 있듯, 한약 같은 천연물에는 여러 성분이 함께 들었지만, 합성품으로 이루어진 약은 몇 가지 성분만으로 같은 효과를 내려고 하다 보니 각 성분의 함량이 천연물에 있는 개별 성분의 함량보다는 많은 편이다.

천연물 의약품은 여러 성분이 합쳐져 있어 적은 양으로도 효과를 낸다고 했지? 그것처럼 음식물 중에 있는 성분도 그 각각의 양은 적지만, 여러 성분이 합쳐져서 몸에 이롭게 작용한다고 볼 수 있겠다.

약을 많이 먹으면 해로운 부작용이 나타날 수 있지만, 음식은 그럴 염려가 거의 없다. 음식으로 먹는 약 성분의 양이 약으로 먹는 성분보다 훨씬 적기 때문이다.

비타민 영양제를 먹을 때 소변이 노래지는 것은 비타민 B_2(리보플라빈) 때문이라고 했지?

그런데 비타민 B_2가 많이 든 음식인 유제품, 육류, 시금치, 팽이버섯, 양송이버섯 등을 아무리 많이 먹어도 소변은 뚜렷하게 노래지지 않는다. 그런데 비타500이나 박카스는 한 병만 마셔도 오줌이 노래진다. 경험했던 바지? 그만큼 약으로 먹는 약 성분의 양이 음식으로 먹는 양보다 폭우처럼 훨씬 많다는 증거가 되겠다. 약은 폭우가 될 수 있다는 뜻이다.

2. 당뇨병 소모성 재료 지원제도

지난번의 당뇨약에 이어지는 내용이 되겠다. 먼저 조금 복습부터 하고….

당뇨병을 앓는 사람 중에는 약을 먹는 사람과 주사를 맞는 사람이 있다고 했지? 약을 먹는 사람은 인슐린을 몸에서 만들어낼 수 있는 사람이고, 인슐린이 몸에서 안 만들어지는 사람은 인슐린을 주사로 맞게 된다. 약도 먹고 인슐린 주사까지 맞는 사람도 있다. 이런 사람은 먹는 약만으로는 인슐린이 몸에서 충분히 만들어지지 않는다는 뜻이겠지.

인슐린은 핏속 포도당(혈당)을 세포로 보내서 혈당을 낮춘다고 했지? 인슐린이 없으면 혈당이 그대로 핏속에 남아서 피가 끈적끈적해져서 모세혈관이 막혀서 발가락이 썩고 백내장이 생기기도 한다고 했잖아? 인슐린이 없어서 저렇기도 하지만, 인슐린이 제대로 일하지 못해도 저럴 수 있다고 했지?

몸에서 인슐린이 아예 안 나오는 사람도 있지만, 인슐린이 나오기는 하는데 그 양이 적거나 나와도 제대로 일하지 못해서 나오나 마나 한 사람도 있겠지?

인슐린이 나오지 않아서 인슐린 주사를 맞아야 하는 사람은 제1

형 당뇨병(인슐린 의존형 당뇨병)이라고 한다.

반면에 인슐린은 나오지만, 그 양이 적거나 제대로 작용하지 못해 나오나 마나 한 사람은 제2형 당뇨병(인슐린 비의존형 당뇨병)이라고 한다. 이런 제2형 당뇨병 환자 중에도 인슐린 주사를 맞는 사람이 많이 있다.

나는 인슐린 주사를 맞는 환자는 다 제1형 당뇨병 환자인 줄 알았는데, 종합병원 앞에서 약국을 하면서 2형 당뇨병 환자 중에도 인슐린 주사를 맞는 환자가 많다는 것을 알게 됐다.

인슐린은 몸에서 만들어내는 호르몬이니까 단백질이다. 이런 인슐린은 화학적으로 합성할 수 없다. 그래서 모든 인슐린은 소나 돼지 등 동물이나 인체에서 직접 추출해서 주사약으로 만들기 때문에 약값이 비싼 편이다. 그런데 이걸 대량으로 만들어내는 방법이 개발되고 있다고 한다. 이 인슐린이 단백질이다 보니 먹으면 위에서 위산 때문에 파괴되므로 먹어서는 효과가 없어서 주사로만 맞아야 한다. 지금은 먹는 인슐린도 연구하고 있는 것으로 안다. 먹는 인슐린만 나와도 인슐린 주사를 맞는 환자들에게는 희소식이 될 것이다.

우리 동문 중에도 당뇨 환자가 있을 것 같아서 또 아는 척하려고 한다. 유식한 척, 명석한 척, 똑똑한 척 삼척동자니까.

인슐린 주사를 맞는 사람은 인슐린 주삿값도 부담이 되겠지만, 혈당을 관리할 때 쓰는 여러 소모품값 때문에도 부담이 클 것이다.

주사로만 투여해야 하는 인슐린은 처방받아야 하는데, 이런 인슐린 주사약값은 물론 건강보험으로 처리되지만, 그 외에 혈당 검사지, 채혈침, 인슐린 주사기, 펜니들(인슐린 주삿바늘) 등 소모품을 사는 돈도 만만치 않게 많이 들어갈 것이다.

그런데 지금 우리나라 건강보험 제도에서는 저런 것을 보조해준다. 그것도 90%나. 즉 10%만 내면 저런 소모품을 살 수 있다는 뜻이다.

누구나 혜택을 받을 수 있는 것은 아니고, 인슐린 주사를 맞는 당뇨병 환자만 그런 혜택을 받을 수 있다. 임신해서 당뇨병을 앓는 사람(임신성 당뇨)이나 소아 당뇨병 환자는 인슐린 주사를 맞지 않아도 저런 혜택을 볼 수 있다.

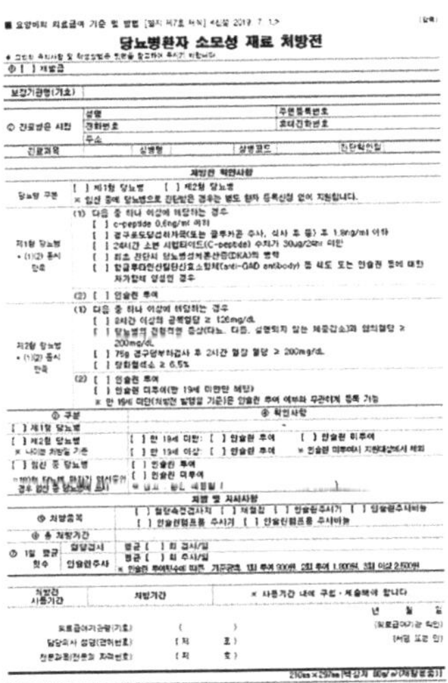

당뇨병환자 소모성 재료 처방전

보장기관명(기호)

성명 / 주민등록번호

전화번호 / 휴대전화번호

주소

진료과목 / 상병명 / 상병코드

처방전 확인사항

당뇨병 구분: [ ] 제1형 당뇨병 [ ] 제2형 당뇨병

※ 임신 중에 당뇨병으로 진단받은 경우는 별도 환자 등록신청 없이 지원합니다.

제1형 당뇨병

(1) 다음 중 하나 이상에 해당하는 경우

[ ] c-peptide 0.6ng/ml 이하

[ ] 24시간 소변 씨펩타이드(C-peptide) 수치가 30ug/24hr 미만

[ ] 최초 진단시 당뇨병성케톤산증(DKA)의 병력

[ ] 항글루타민산탈탄산효소항체(anti-GAD antibody) 등 췌도 또는 인슐린 등에 대한 자가항체 양성인 경우

(2) [ ] 인슐린 투여

제2형 당뇨병

(1) 다음 중 하나 이상에 해당하는 경우

[ ] 2시간 이상의 공복혈당 ≥ 126mg/dL

[ ] 75g 경구당부하검사 후 2시간 혈장 혈당 ≥ 200mg/dL

[ ] 당화혈색소 ≥ 6.5%

(2) [ ] 인슐린 투여

[ ] 인슐린 미투여(만 19세 미만만 해당)

※ 만 19세 미만(처방전 발행일 기준)은 인슐린 투여 여부와 무관하게 등록 가능

구분 / 확인사항

[ ] 제1형 당뇨병

[ ] 제2형 당뇨병: [ ] 만 19세 미만: [ ] 인슐린 투여 [ ] 인슐린 미투여

[ ] 만 19세 이상: [ ] 인슐린 투여

[ ] 임신 중 당뇨병: [ ] 인슐린 투여 [ ] 인슐린 미투여

처방 및 지시사항

처방품목: [ ] 혈당측정검사지 [ ] 채혈침 [ ] 인슐린주사기 [ ] 인슐린주사바늘 [ ] 인슐린펌프용 주사기 [ ] 인슐린펌프용 주사바늘

총 처방기간

1일 평균 횟수: 혈당검사 평균 [ ] 회 검사/일; 인슐린주사 평균 [ ] 회 주사/일

처방전 사용기간 / 처방기간 / ※ 사용기간 내에 구입·제출해야 합니다

년 월 일

요양급여기관명(기호) ( )

담당의사 성명(면허번호) (제 호)

전문과목(전문의 자격번호) (제 호)

인슐린 주사를 맞는 당뇨병 환자가 병원에서 왼쪽 사진과 같은 '당뇨병 환자 소모성 재료 처방전'을 받으면 10% 부담으로 저런 소모성 재료들을 약국이나 의료기기 판매처에서 살 수 있다.

원래는 환자가, 약국이나 소모성 재료상(의료기기 판매처)에 저 소모성 재룟값을 다 내고 나중에 건강보험관리공단(이하 공단)에 청구해서 소모성 재룟값의 90%를 환급받는 건데, 약국이나 의료기기 판매처에 당뇨 환자 등록신청서, 지급 청구 위임장, 신분증 등을 제출해서 위임하면 환자는 약국이나 의료기기 판매처에 저런 소모

성 재룟값의 10%만 내고, 약국이나 의료기기 판매처에서는 나머지 90%를 공단에 청구하는 제도다.

그런데 저런 것을 싸게 살 수 있다고 무한정으로 많이 살 수 있는 것은 아니다. 처방전에 적힌 인슐린 주사를 맞는 횟수와 처방된 기간에 따라 혜택을 볼 수 있는 금액의 한도가 달라진다.

아! 이미 다 알고 있다고?

저런 것 싸게 사고 싶어서 인슐린 주사를 맞을 당뇨 환자가 되어야겠다고 생각하는 친구는 없겠지?

3. DUR

여러 가지 약을 먹는 친구들(서글프지만, 우리가 이미 그럴 나이가 됐다. ㅠㅠ)은 이런 궁금증이 있을 거다.

'내가 지금 약을 먹고 있는데. 다른 약을 또 먹어도 될까?'

또는

'며칠 전에 다른 병원에서 처방받은 약이 있는데 오늘 조제 받은 약을 같이 먹어도 될까?'

실제로 병원이나 약국에 갔을 때

"다른 병원에서 처방받으신 약이 있네요?"

또는

"지금 약 드시는 게 남아있네요?"

라는 말을 의사나 약사에게 듣고 당황했던 경험도 있을 것이다.

그리고 병원이나 약국에서 저런 말을 들었을 때 좀 이상한 기분이 들었을 것이다.

'내가 다른 병원이나 약국에 갔던 걸 의사와 약사가 어떻게 알았지? 그걸 알았으니 다른 병원, 약국에 갔다고 의사, 약사가 기분 나빠하지는 않을까?'

라고 혼자 생각하며 한편으로는 신기하고 또 한편으로는 걱정되기도 했을 것이다.

'내 개인정보가 다 털린 것 아닌가?'

생각해서 기분 나쁘게 느낀 친구는 없는지 모르겠다. 또 한 편으로는

'내 병과 내가 먹는 약을 의사와 약사가 다 아는 것 아니야?"

생각하며 조금은 불쾌한 기분도 들었을 거다. 그러나 결론을 말하자면 의사와 약사가, 환자의 병이나 다른 병원과 약국에서 어떤 약을 처방받아 조제했는지 다 알 수 있는 것은 아니다.

위와 같은 일이 생기는 것은 우리나라에서 DUR(Drug Utilization Review : 처방/조제 안전정보)이란 제도가 시행되고 있기 때문이다.

이것은 환자가 여러 병원, 약국을 다니며 약을 처방/조제 받는 현실에서, 상호작용을 일으킬 우려가 있거나 효능이나 성분이 같은 약이 중복 처방/조제되지 않게 하기 위한 최소한의 안전장치라고 할 수 있다.

약은 최소량으로 효과를 보는 것이 가장 좋은데, 쓸데없이 이것저것 겹치게 먹어 환자의 건강을 해칠 가능성을 최대한 방지하기 위한 안전장치라고 할 수 있다. 또 같이 먹으면 안 될 약이 처방/조제되는 것을 방지한다는 의미도 있다.

DUR 제도의 핵심은 의사의 처방과 약사의 조제 내용을 모두 건강보험심사평가원(심평원)의 서버에 저장해두고, 그 내용을 다른 의사나 약사가 비교 검토할 수 있게 하는 것이다.

이런 방법으로 먼저 방문한 병원과 약국의 처방/조제 내용을, 나

중에 방문한 병원, 약국의 처방/조제 내용과 비교해서 상호작용 가능성과 중복 처방 여부 등을 의사 약사에게 미리 알려 환자에게 해가 될 가능성이 최대한 방지되기를 기대하는 것이다.

그러나 이런 DUR 제도가 있다고 해서 위에서 환자가 의문을 가졌던 것처럼 의사나 약사가 환자가 지금 앓고 있는 질병이나 먹고 있는 약을 다 알 수 있는 것은 아니다.

이런 DUR 제도에서 의사나 약사가 알 수 있는 것은 이미 처방/조제 받은 약이 '아직 남아있는 상태'에서 그 약과 상호작용을 일으킬 만한 약을 처방/조제하려고 할 때만 DUR에서 그런 내용을 알려준다. 그래서 이미 처방/조제 받은 약을 다 먹은 이후에는 이전의 처방/투약 내용이 DUR에 나타나지 않으므로 의사나 약사도 그 내용을 알 수 없다.

환자가 다른 병원이나 약국에서 처방/조제 받은 약을 다른 의사나 약사가 다 알 수 있는 것도 아니다. 다만 먼저 처방/조제 받은 약과 성분, 작용이 겹치거나 상호작용이 일어날 가능성이 있는 약의 정보만 나타나므로 저렇게 해서 DUR에 나타난 약 외에 어떤 약이 처방/조제되었는지는 알 수 없다.

이런 DUR 제도가 시행되면서 환자가 같은 성분 또는 효능의 약을 중복해서 처방/조제 받는 것, 또 약 때문에 해로운 상호작용이 일어나 문제가 생길 가능성 등을 어느 정도는 예방할 수 있게 되었다.

그러나 이런 제도가 있다고 해서 모든 처방과 투약을 완벽하게 검토할 수 있는 것은 아니다. DUR로도 걸러지지 않는 변수가 수없이 많기 때문이다.

그래도 DUR이 환자의 안전을 지키기 위한 최소한의 안전장치라고 할 수는 있다. 완벽하지 않다고 해서 DUR이 전혀 쓸모없는 것이라고 할 수는 없다.

DUR의 효과

실제로 이 DUR 제도 때문에 여러 병원에서 수면제를 다량 처방/조제 받으려 했던 환자나 다른 사람의 건강보험 정보로 약을 처방받으려 했던 환자가 사전에 적발된 적이 있다.

심장 계통의 약을 먹는 사람이 발기부전증 치료제를 처방받으려다 거부된 일도 있다. 심장 계통 질환자 중에는 발기부전증 치료제를 먹으면 안 될 사람이 있기 때문이다.

또 불순한 의도로 처방전을 복사해서 이곳저곳에서 약을 조제 받으려고 했던 환자가 적발되기도 했다.

이미 어느 병으로 약을 처방받아 먹고 있는 사람이, 비슷한 효과가 있는 약을 또 처방받으려 하는 것이 DUR에 나타나 필요 없는 약을 먹지 않도록 안내하는 일이 종종 생긴다.

DUR은 완벽한가?

그러나 이런 DUR 제도도 완벽하지는 않아서, 처방 없이 먹을 수 있는 일반의약품이나 건강기능식품, 음식물 등과의 상호작용까지 알려주지는 못하므로 자세한 것은 반드시 약사나 의사에게 문의해야 한다.

또 환자가 약을 제대로 먹지 않아 약이 남아있는 상태에서 그 약과 상호작용을 일으킬 수 있는 약을 또 처방받아 먹는다면 그것까지 DUR에서 알려주지는 않는다. DUR에서는 처방받아 조제한 약을, 그 날수만큼 제대로 먹었다고 간주하기 때문이다. 약을 띄엄띄엄 먹어 약이 남은 것까지는 DUR로도 걸러내지 못한다.

4. 내가 먹는 약 한눈에

현 의약분업 제도에서는 병·의원에서 처방전을 2부 발행하여 하나(약국 제출용)는 약국에 제출하고, 하나(환자 보관용)는 환자에게 제공하게 되어있다. 그러나 의원급 의료기관에서는 환자 보관용 처방전을 발급하지 않는 경우가 많으므로 환자가 자신에게 처방된 약이 뭔지 제대로 알기 어려울 수 있다. 또 환자 보관용 처방전을 받더라도 이것을 제대로 보관하지 않는 환자도 많다.

그래도 요즈음은 조제약 봉투 또는 복약 안내문에 조제약의 사진과 이름, 효능, 또 복약지도 내용까지 인쇄해서 환자에게 제공하는 약국이 많아져서 약에 관한 정보를 쉽게 얻을 수 있다. 그렇다면 그런 것을 제공하지 않는 약국에서 조제 받은 의약품의 정보는 어디에서 얻을 수 있을까?

약국에서 조제한 약품의 내용은 모두 건강보험 심사평가원(심평원)의 DUR 서버에 전송되므로 이렇게 전송된 처방/조제 의약품의 정보가 고스란히 심평원 서버에 저장된다. 그래서 그것을 다른 의사와 약사가 처방/조제할 때 참고할 수 있게 하는 DUR 제도가 있다고 그 내용을 지난번에 올렸지?

앞에서도 말했듯, 이런 DUR 시스템에서도 환자에게 처방/조제된 의약품 내용을 다른 의사나 약사가 모두 볼 수 있는 것은 아니다. 상호작용을 일으킬 우려가 있거나 성분이나 효능이 겹치는 것이 처방/조제될 우려가 있을 때만 그 약의 정보를 의사나 약사가 알 수 있다.

그런데 약을 조제 받은 환자는 자신에게 조제된 모든 약의 내용을 알아볼 수 있다. 그것도 최근 1년간의 모든 처방/조제 의약품 내용을 찾아볼 수 있다.

그 방법을 설명하려고 한다.

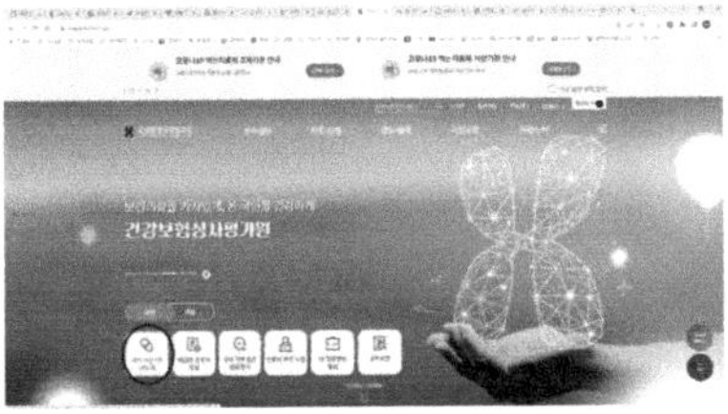

먼저 심평원 홈페이지(http://www.hira.or.kr)에 들어가면 왼쪽과 같은 첫 화면의 아래 맨 왼쪽에 '내가 먹는 약 한눈에' 메뉴를 볼 수 있다. 먼저 개인 공인인증서를 이용해서 로그인한 뒤 저 메뉴를 누르고 들어가 인증 절차와 동의 절차를 마치면 조회일 기준 최근 1년간 조제 받았던 의약품의 목록을 다 볼 수 있다.

이런 처방/조제 의약품 내용은 개인정보이므로, 개인 공인인증서로 접속해야만 볼 수 있으니 다른 사람은 그 내용을 볼 수 없다.

이런 내용은 모두 DUR 서버에 전송된 것만 볼 수 있으므로 처방전을 받기만 하고 약국에서 약을 조제하지 않았으면 이런 내용을 볼 수 없다.

또 이 사이트에서는 환자 본인이 자신의 약물 알레르기 내용과 한약을 먹는 경우 그런 내용까지 기록할 수 있게 되어있어서, 그런 내용을 미리 기록해두면 나중에 다른 병원과 약국에서 약을 처방 또는 조제할 때 참고할 수 있다.

이런 '내가 먹는 약 한눈에' 서비스를 통해서는 조제 받은 의약품의 코드와 명칭, 성분, 투약량, 투약일 수 외에 약을 조제한 약국의 명칭과 전화번호 등도 알 수 있다.

이것은 모두 DUR 서버에 전송된 자료를 토대로 하는 서비스이므로 병원이나 약국에서 DUR 서버에 자료를 전송하지 않은 내용은 알 수 없다.

이상 이야기한 이런 제도들(DUR, 내가 먹는 약 한눈에 등)이 처방/조제 과정 등에서 잘 활용될 수 있는 것은 우리나라가 IT 강국으로, 초고속통신망이 잘 되어있고 어디에서나 인터넷 사용이 자유로운 덕이라고 할 수 있다.

5. 의약품 식별 기호

내가 네이버 지식iN에서 사람들이 약의 사진을 올려놓고 이 약이 뭔지 물을 때 그 약의 이름을 알려주기도 하는데, 내가 약사라서 모든 약을 잘 아니까 그렇게 답변할 수 있는 것은 절대 아니다. 아무리 유능한 동사무소 직원이라고 해도 증명사진만 보고 그 사람이 어디에 사는 누군지를 다 알 수 있는 것은 아니지 않겠니?

다만 약마다 그것이 뭔지 구분할 수 있는 특별한 표식이 있어서 그것을 참고해서 그 약의 정보를 알 수 있다는 것일 뿐이다. 내가 뭐 무슨 통뼈겠니?

그런 특별한 표식을 '의약품 식별 기호'라고 한다. 그래서 우리나라에서 생산되는 의약품은 모두 약마다 특정 기호나 글자 또는 숫자가 적혀 있다. 그것을 참고하면 그 약이 뭔지 알 수 있다.

약사만 이런 식별 기호로 약의 정보를 찾을 수 있는 것은 아니다. 포털사이트에서도 이런 의약품 정보 찾기 서비스를 제공하고 있다. 또 구글의 '렌즈' 서비스를 이용해서 약의 사진만 찍어도 그 약의 정보를 알 수 있다.

약의 제형, 색, 모양, 약의 앞뒤에 있는 글자, 숫자, 기호 등을 알면 이게 무슨 약인지 쉽게 찾을 수 있다.

만일 이런 방법으로 찾을 수 없는 것이 있다면 그것은 우리나라에서 만든 의약품이 아니거나 건강기능식품 등의 식품류이거나 해외직구 의약품일 가능성이 있다.

약에 있는 식별 기호로는 약의 이름이나 제약회사 이름의 머리글자, 제약회사의 심벌마크, 주성분의 머리글자나 함량 등이 사용된다. 그래서 이런 식별 기호와 제형, 모양, 색 등을 참고해서 그 약이 뭔지 찾아볼 수 있다.

이런 식별제도는 의약분업이 시작된 뒤에 제대로 자리 잡았다고 할 수 있다. 그전에도 약마다 특별한 표식은 있었지만, 그것을 체계적으로 데이터베이스화하지 않았기 때문에 그게 무슨 약인지 쉽게 찾아볼 수 없었다.

그러나 이제는 이런 약 정보를 잘 데이터베이스화했기 때문에 일반인들도 포털사이트를 통해서 약의 정보를 쉽게 찾아볼 수 있게 되었다. 이런 서비스를 이용하면 약 이름 외에 약의 성분이나, 효능, 용법, 주의사항 등 그 약의 허가사항을 찾아볼 수 있다.

이렇게 해서 찾아볼 수 있는 내용은 그 약의 허가사항이므로 약의 설명서에 있는 내용과 같다. 재미있는 식별 기호 몇 가지를 예로 들어볼게.

왼쪽에 있는 것이 뭐처럼 보이니? 저게 마치 자전거 같아 보이지 않니? 식별 기호로 저런 그림이 있는 약이 있다.

그런데 저 자전거처럼 보이는 그림을 90° 돌리면 왼쪽 그림처럼 된다. 이렇게 보면 자전거 그림이 아니고 알파벳 'A'처럼 보이지? 타이레놀의 주성분이 아세트아미노펜(Acetaminophen)인 거 알지? 그래서 이것은 저 아세트아미노펜 성분으로 된 해열진통제인 '휴텍스에이에이피정325mg'이라는 약의 식별 기호다. 약 성분의 이니셜을 식별 기호로 쓰는 거지.

이건 저 위의 식별 기호보다는 알아보기가 좀 쉽지? 그래, 이것은 알파벳 'F'자인 걸 알아보겠지? 이 약은 라제팜정이라는 약인데, 플루니트라제팜(Flunitrazepam)이라는 성분으로 된 수면제다. 역시 성분명의 이니셜을 식별 기호로 사용한 거다.

노란 장방형 정제에 왼쪽과 같은 심벌마크가 있는 자그마한 약이 있다. 저 마크는 프랑스 제약회사인 '세르비에사'의 심벌마크다. 이 약은 정신건강의학과에서 주로 처방하는 약인데, '아고틴정25mg'이라는 아고멜라틴 성분의 우울증약이다.

이건 절대 어떤 단어의 이니셜은 아니겠지? 맞아. 이건 명인제약의 심벌마크다. 명인제약이면 이가탄을 만드는 제약회사다. 약에 이런 심벌마크가 있다면 그것은 명인제약에서 만든 약이라는 뜻이다.

이건 많이 보던 심벌마크지? 그래. 종근당의 심벌마크다. 저 종처럼 생긴 그림이 실은 '종'자다. 종이라는 한글이 보이니? 종근당 창립자가 이종근 회장이라서 회사 이름이 종근당이다. 삼립식품의 창업자는 김삼립이고 유한양행의 창립자는 유일한(柳一韓)인 거 알지?

6. 경증질환 산정특례제도

대학병원 등 상급의료기관에서는 대체로 비싼 약을 처방하고, 또 처방 일수도 길어서 약국에서 약을 조제한 뒤에 약국에 내는 약값도 대체로 비싸게 나오는 편이다.

그런데 같은 약을 같은 날수만큼 조제했는데도 일반 의원에서 받은 처방전으로 조제할 때보다 약값이 비싸서 놀랐던 친구가 있을 것이다.

왜 그럴까?

여기에는, '일반 동네 의원에서도 충분히 진료할 수 있는 가벼운 병을 앓는 환자'가 상급의료기관으로만 몰리는 것을 방지하려는 뜻이 있다.

이렇게 하는 것은 의원급 의료기관으로 환자를 분산하여, 반드시 상급병원에서 진료받아야 할 환자는 상급병원에서 쉽게 진료받을 수 있게 하려는 목적이 있기 때문이다.

이렇게 상급병원이 꼭 필요하지 않은 환자가 상급병원에서 진료받을 때는 환자 본인부담금을 더 많이 내게 하는 것을 '약제비 본인부담 차등적용 제도'라고 한다.

약제비 본인 부담 차등적용 제도란, 감기 등 가벼운 병이나 중대한 합병증이 없는 고혈압이나 당뇨병 등 의원이나 2차 병원에서도 충분히 진료할 수 있는 비교적 '가벼운 병'을 앓는 사람이 상급종합병원이나 대학병원에서 외래진료 받으면 약값을 더 많이 내게 하는 제도라고 간단히 정의할 수 있다.

이렇게 해서 상급종합병원이나 대학병원 대신 동네 의원이나 2차 병원을 이용하게 해서 의료전달체계를 개선할 목적으로 만든 제도다. 2011년 11월 1일 진료분부터 52개 상병에 대해 시행했다. 당국에서는 이걸 100개 상병으로 늘릴 생각을 하는 모양이다.

따라서 약제비 본인 부담 차등적용 대상 질병으로 상급종합병원 또는 대학병원에서 외래진료를 받고 그 처방전으로 약국에서 조제받으면 약제비 총액의 10~20%를 환자가 더 부담하게 된다.

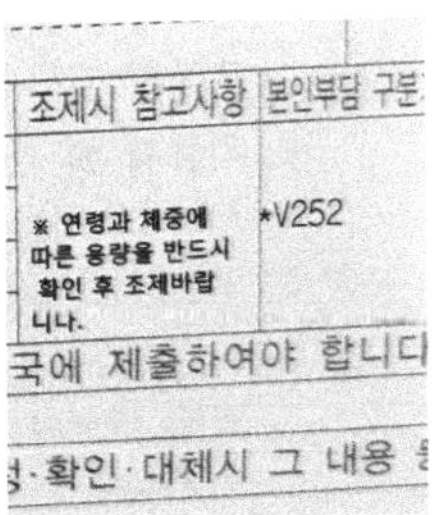

즉 총약제비의 30%만 내면 될 것을 40~50%를 내고 약을 조제 받는다는 뜻이다. 이런 처방전은 처방전의 오른쪽 아랫부분 '본인부담 구분기호' 난에 'V252' 또는 'V352' 등의 기호가 적혀 있다. 이것 말고도 다른 기호가 적히기도 한다. 왼쪽 사진 참고.

약제비 본인 부담 차등적용에 해당하는 질병은 보건복지부와 건강보험심사평가원, 국가법령정보센터 홈페이지 등에서 확인할 수 있다.

차도 큰 것, 집도 큰 것 등 모든 경우에 큰 것을 좋아하는 우리나라 사람은 심각하지 않은 병에도 무조건 큰 병원으로만 가려는 경향이 강하다.

저렇게 큰 병원으로만 가는 환자가 많다 보니 정말로 큰 병원에서 진료받아야 할 환자가 제대로 진료받지 못하는 경우가 빈번하게 생긴다.

그래서 우리나라에서 의료전달체계란 것을 만들었다. 먼저 의원급 의료기관에서 진료받고 진료의뢰서를 받은 뒤 큰 병원에서 진료받도록 하는 질서를 세운 것이다.

1차 의료기관에서 충분히 치료, 관리할 수 있는 병은 그렇게 하도록 해서 무작정 큰 병원으로만 환자가 몰리는 현상을 줄이기 위해 저런 경중질환 산정특례제도를 만들었다.

지금의 건강보험 제도에서는 조제된 약의 총약제비 중 30%를 환자가 부담하는데, 저런 가벼운 병으로 큰 병원에서 처방전을 받아 약국에 가면 본인부담률이 40~50%로 증가한다. 따라서 굳이 큰 병원이 필요하지 않은 병은 동네 의원에서 진료받으라는 이야기다.

더 쉽게 말한다면 동네 의원에서 진료할 수 있는 당뇨병, 고혈압을 큰 병원에서 진료받을 때 저렇게 약값이 비싸진다는 거다. 다만 합병증이 있는 당뇨병이나 인슐린 주사를 맞는 사람은 경증질환자가 아니니 종합병원에서 진료받아도 똑같이 30%를 부담하게 되어 있다.

진료비나 총약제비 중 일부를 환자가 내고, 나머지를 건강보험관리공단(공단)에서 의료기관에 주는 것이 건강보험 제도이므로 환자에게 많이 받으면 그만큼 건강보험 재정을 아낄 수 있기 때문이다.

이렇게 아낀 건강보험재정으로 중증 질환자의 부담을 줄여주는 '중증질환 산정특례제도'가 또 있으니 이어서 설명하려고 한다.

그런데 이렇게 해서 환자가 대형병원으로만 몰리지 않게 하려는 이런 제도를 무력화시키는 것이 있으니 바로 실손보험을 그 주범이라고 할 수 있겠다.

그래서 그렇게 돈을 더 내도 실손보험이 다 보상해주니 환자들은 부담이 느는 것을 개의치 않고 여전히 상급병원으로만 몰리고 있다. 뛰는 ×(보험 당국) 위에 나는 ×(실손 보험사) 있다는 속담이 그대로 적용된다. 병원에서도 아예 환자에게 실손보험이 있는지 물어보고 진료, 검사한다고 한다. 비싼 검사나 진료를 마구 하겠다는 거지.

그러니까 이제는 뛰는 ×이 실손보험에서 자기 부담액을 높이도록 해서 실손보험 이용률을 낮추려고 하는 것 같다.

그런데도 여전히 실손보험만 믿고 환자들은 여전히 대형병원으로 몰리고 있다.

결론은 처방전 본인 부담 구분기호 난에 V252나 V352가 적혀 있다면 이 병은 동네병원에서 진료받고 처방전을 받아 조제해야 약값이 비싸지지 않는다는 거다.

7. 중증질환 산정특례제도

예전에 가족 중 한 사람이라도 큰 병을 오래 앓으면 집안이 경제적으로 아주 많이 어려워지는 일이 많았다. 그렇다고 지금도 전혀 부담이 없는 것은 아니다.

그래도 지금 우리나라는 건강보험 제도가 잘 되어서 예전만큼 힘들지는 않지만, 그래도 경제적으로 부담이 큰 것은 사실이다. 오죽하면 긴 병에 효자 없다는 말이 나오겠니?

앞에서 이야기했던 경증질환 산정특례제도로 아낀 건강보험 재정을, 정말로 오랜 기간 치료, 관리해야 하는 큰 병을 앓는 사람들의 경제적인 부담을 줄여주기 위해 사용하는 것이 '중증질환 산정특례제도'다.

이것은 중증 질환자와 희귀 질환자, 중증 난치성 질환자 등에게 적용되는데, 이런 사람들에게는 일반적인 본인부담률 30%를 '5~10%로 줄여주는 것'이라고 간단하게 정의할 수 있다.

이런 산정 특례 대상 중증질환 중 암의 경우는 병을 진단받고 5년이 지나면 그 적용이 해제된다. 암 진단 후 5년이 지나서까지 살아있다면 그 암은 완치됐다고 간주하기 때문이다.

이에 해당하는 중증질환, 희귀 질환, 중증 난치성 질환으로는 암,

치매, 파킨슨병, 중증 외상, 중증 화상 등이 있다.

설마 진료비나 약값을 적게 내고 싶어서 저런 코드를 적용받는 중병에 걸리고 싶다고 생각하는 친구는 아무도 없겠지?

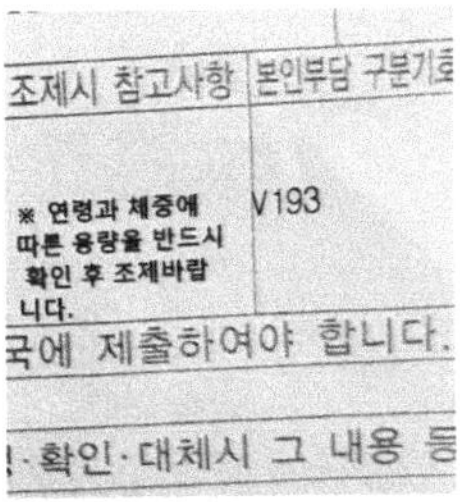

병원에서 받은 처방전에 보면 처방전의 오른쪽 아래에 '본인 부담 구분기호'를 적는 난이 있는데, 여기에 로마자 알파벳과 숫자가 합쳐진 어떤 기호가 적혀 있으면 경증질환이나 중증질환 중 하나의 적용을 받는다고 보면 된다. 즉 약값(본인부담금)이 비싸지거나 싸지거나 한다는 뜻이다. 위 사진은 암 환자라서 V193 코드가 적혀 있어 본인부담금 비율이 5%로 적용되는 처방전의 예다.

덧붙여서 혹시 병원이나 약국에서, 진료비나 약값을 더 내라는 전화를 받은 친구들이 있을지 모르겠다. 또는 공단에서 환급금이라며 돈이 들어오는 경험을 한 친구도 있을 거다. 이건 뭘까?

병원이나 약국에서 저런 산정 특례 코드인 V 코드를 잘못 적용하거나 제대로 적용하지 않았을 때 저런 일이 생길 수 있다.

1. 돈을 더 달라는데

약국이나 병원에서 돈을 더 내라고 전화하는 것은 다음과 같은 경우다.

앞에서도 말했듯, 병원과 약국의 수입은 총진료비와 총약제비다.

이 중 일부를 환자에게 받고 나머지를 보험공단에 청구한다. 그래서 환자에게 덜 받으면 청구액이 많아지고, 많이 받으면 청구액은 적어진다. 한정된 파이를 누가 얼마나 먹느냐에 따라 상대방이 가져갈 수 있는 돈이 달라지는 것이다.

병원이나 약국에서 환자에게 규정보다 덜 받았을 때 그 차액을 도로 달라고 환자에게 전화하는 것이다.

그러나 병원이나 약국에서 환자에게 덜 받았다면 그만큼 공단에 더 많이 청구해서 받았다는 이야기인데, 이럴 때 공단에서는 그렇게 과잉 청구된 차액을 나중에라도 병원이나 약국으로부터 악착같이 환수한다. 그러니 병원이나 약국에서 더 달라는 것을 주었다고 해서 그게 다 병원이니 약국의 수입이 되지는 않는다는 것을 알아주기 바란다.

예를 들어 할인 코드를 적용하지 말았어야 할 것에 할인 코드를 적용해서 환자에게 덜 받았다면 병원이나 약국에서는 공단에 그만큼 더 많이 청구해서 받았을 거다. 그럴 때 공단에서는 병원이나 약국에서 잘못 청구한 차액을 몇 년 뒤에라도 환수한다. 그럴 때 병원, 약국에서는 환자에게 덜 받은 그 차액(보험 당국에서 가져간 금액)을 도로 달라고 전화하는 것이다.

병원에서도 할인을 적용하지 말았어야 하는 진료에 할인을 적용해서 진료비를 덜 받았을 때는 환자에게 전화해서 차액을 달라고 하는 것 같더라. 환자를 진료했을 때 또는 약을 조제했을 때 환자에게 더 많이 받았어야 했는데 덜 받았으니 그 차액을 도로 달라고 하는 거지. 저런 일이 생겼어도 병원이나 약국에서 부당하게 돈을 더 요구하는 일은 없다. 다 공단에 뺏긴(?) 금액을 달라고 하는 거다. 알고 보면 병원이나 약국도 불쌍하다.

2. 환급금이라며 주는데

그럼 이렇게 환자가 병원이나 약국에 돈을 더 물어낼 일만 있을까?

그렇지는 않다. 할인 대상 V 코드를 받은 환자에게 그것을 적용하지 않고 정상대로 받아서 환자로부터 약값을 더 많이 받았다면 공단 청구액은 줄었을 거다.

이럴 때는 환자에게 더 받은 금액은 또 몇 년 뒤에라도 공단에서 환수해서 그 금액을 환자에게 돌려준다. 이런 일은 약국뿐 아니라 병원에서도 종종 일어나는 것으로 안다.

이때 공단에서는, 공단에 덜 청구된 것을 병원이나 약국에 알아서 주지는 않는다. 별도로 의사나 약사가 청구해야 준다.

결론적으로 병원이나 약국이 공단에서 더 받았거나, 또는 환자에게 더 받은 것은 건강보험 당국이 병원이나 약국에서 악착같이 뺏어서 공단이 갖거나 환자에게 돌려준다.

반면 의료기관이나 약국에서 환자에게 덜 받았거나 공단에 덜 청구했다면 그것까지 공단이 알아서 챙겨주지는 않는다. 환자에게서 덜 받았거나 공단에 덜 청구한 것은 의료기관이나 약국이, 환자로부터 받아내거나 공단에 따로 청구해서 받아야 한다. 공단 입장에서는 '내 건 내 거, 네 건 네가 알아서…'.

8. 가정 내 폐의약품 수거

언론 매체나 광고에서 '웰빙(Well-being)'이란 신조어를 자주 만날 수 있다. 좀 더 나은 삶을 살려는 욕망이 담긴 말일 것이다.

그에 못지않게 '그린(Green)'이나 '힐링(Healing)'이란 용어도 많이 쓰인다. '그린'은 환경을 보호한다는 의미가 담긴 용어다. 우리가 자연환경을 잘 보호하지 않으면 나빠진 환경 때문에 우리뿐 아니라 우리의 후손들이 피해를 매우 크게 볼 것이다. 이미 우리도 그런 폐해를 많이 경험하고 있지 않나? 그래서 요즈음은 탄소 중립이란 말도 새롭게 대두되고 있다.

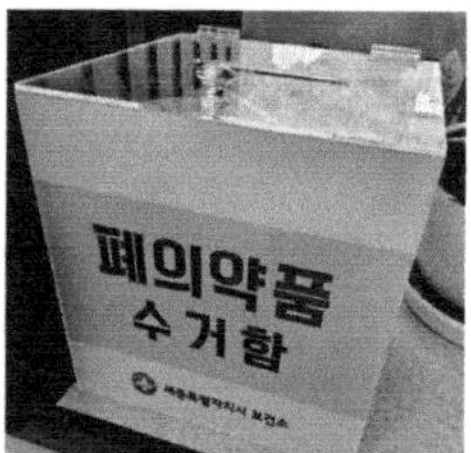

약국에 가면 왼쪽 사진과 같은 '폐의약품 수거함'을 볼 수 있는데, 이 함이 약국에 있는 이유에 관해 적고자 한다.

한번 파괴된 자연환경을 치유(힐링)하거나 되돌리려면 매우 오랜 세월이 걸린다.

어느 집이나 약을 한두 가지 이상은 보관하고 있을 것이다. 이중엔 지금 먹고 있는 약은 물론 언제 샀던 건지도 모르는 약도 많을 것이다.

대부분 이렇게 오래된 약은 아무 생각 없이 쓰레기통이나 하수구에 버리게 된다. 이렇게 해도 괜찮을까?

집에서 쓰고 남은 약을 쓰레기통이나 하수구에 함부로 버리면 그 것은 다른 쓰레기들과 함께 땅에 묻히거나 하수도를 통해 강으로 흘러갈 것이다.

쓰레기통에 버린 것은 일반 쓰레기와 함께 땅에 묻힌 뒤 땅속에서 녹아 땅에 스며들고, 그것을 식물이 흡수하고 그 식물은 다시 동물의 먹이가 된다.

또 그 동식물을 사람이 먹으면 그 사람은 자신도 모르게 그 약을 먹는 셈이 된다. 또 하수도를 통해 강물 속으로 녹아 들어간 약도 결국 상수도를 통해 우리의 몸속으로 다시 들어가게 된다.

이처럼 함부로 버린 약이 여러 경로를 통해 우리 몸속으로 다시 들어오게 되는 것이다. 실제 한강, 낙동강, 영산강, 금강 등 4대강의 수질을 검사해보니 항생제, 호르몬제 등의 약 성분이 다량 검출되었다고 2006년에 국립환경과학원에서 발표한 적이 있다. 얼마 전 뉴스에 보니 하수도에서 마약 성분을 분석해서 그것으로 지도를 만들어 마약사범 단속에도 이용한다고 한다. 마구 버린 약이 그대로 강으로 녹아 들어갔다는 증거다.

약을 아무 곳에나 함부로 버리면 결국 우리 자신뿐 아니라 우리의 후손에게까지 나쁜 영향을 줄 수 있으므로 그런 일이 일어나지 않도록 대한약사회에서는 지방자치단체와 함께 가정 내 폐의약품 수거 사업을 벌이고 있다.

집에서 쓰다 남은 약이나 산 지 오래되어 뭔지 모르는 약을 이 수거함 안에 버리면 기조 단체에서 모아서 폐기물 처리업체에서 환경에 영향이 없도록 소각 폐기하도록 하고 있다.

폐의약품 수거 사업은 2009년 4월부터 연말까지 9개월 동안 몇 지방자치단체에서 시범 사업을 펼친 뒤 2010년부터 전국에서 확대 시행하고 있다. 그래서 지금도 매년 폐의약품이 많이 안전하게 폐기되고 있다.

2014년 한 해에만 전국 약국에서 394t의 폐의약품을 수거해서 환경에 해를 주지 않도록 처리하는 성과가 있었다.

2023년부터 세종시에서는 이런 폐의약품을 우정사업본부에서 수거하는 사업을 시범적으로 시행하고 있다. 그래서 요즈음 우체부가 약국에 와서 약국에 모아둔 폐의약품을 가져가고 있다.

이런 폐의약품 수거함은 약국 외에 보건소에도 있는 것으로 안다.

9. 폐의약품이 나오는 원인의 한 가지

폐의약품이 집마다 넘쳐나는 이유를 알면 저런 폐의약품을 조금은 줄이고 낭비도 줄일 수 있지 않을까 한다.

집마다 저렇게 폐의약품이 많이 생길 수밖에 없는 이유 중에는 다음과 같은 이유도 있을 것이라고 나는 생각한다. 물론 요즈음 나오는 약의 효과가 워낙 좋아서 처방된 약을 다 먹지 않고도 병이 나아서 저런 폐의약품이 생긴다고 생각할 수도 있겠다.

우리나라는 전 국민 건강보험(의료보험) 제도가 잘 되어있어서 큰 비용부담 없이 누구나 쉽게 의료혜택을 받을 수 있다.

심지어 외국인들이 비행기 삯을 부담하고 우리나라에 와서 치료받으면 보험 혜택을 받지 못해도 자국에서보다 치료비와 약값이 싸다고 한다. 이걸 또 K-의료라고 한다지? 진료비가 생각보다 싸게 나와서 병원에서 실수한 것 아닌가 생각하기도 한다고 한다. 우리나라의 의료수가가 외국의 수가보다 크게 싼 것도 이유가 될 수 있겠다.

또 약을 조제 받고 내는 약값을 생각해도 상식과 맞지 않는 점이 있다. 환자가 약을 많이 조제 받는 것이 금전적으로 유리한 제도상의 맹점이 있기 때문이다. 이런 불합리한 제도도 저런 폐의약품 발생을 부추길 수 있겠다고 생각한다.

무슨 말이고 하니 약을 처방받아 약국에 내는 약값을 비교해보겠다.

A. 혈압약

먼저 혈압약, 혈압약은 대부분 월 단위로 처방받지? 그 개월 수가 길어짐에 따라 약값(본인부담금)은 이렇게 달라진다.

일수	본안부담금(원)	조제료(원)	1일당 약값(원)
30	7,300	13,580	243.33
60	11,800	17,920	198.33
90	15,500	19,260	172.22
120	18,900	19,750	157.50
150	22,100	19,750	147.33
180	25,400	19,750	141.11

B. 감기약

또 감기약을 처방받아 조제할 때 3일분에 2,500원을 냈다면 같은 처방으로 조제 일수를 늘리면 약값이 다음과 같이 달라진다.

일수	본안부담금(원)	조제료(원)	1일당 약값(원)
3	2,500	6,610	833.33
7	3,600	8,150	514.28
10	4,400	8,990	440.00
15	5,900	10,910	393.33
21	7,300	12,080	347.62
30	9,400	13,580	313.33

먹는 약은 이렇다 치고, 다른 약이 더 있다. 연고 종류나 안약, 패치 같은 외용제는 저 차이가 더 심하다.

C. 외용제

라미실크림이라는 무좀약을 처방받았다고 가정해보자.

개수	본안부담금(원)	조제료(원)	1개당 단가(원)
1	2,700	5,690	2,700.00
2	3,800	5,690	1,900.00
3	4,900	5,690	1,633.33
10	12,400	5,690	1,240.00
15	17,800	5,690	1,186.67
20	23,100	5,690	1,155.00

이런 세 가지 예를 보면서 좀 이상한 점이 보이지 않니?

맞다. 조제 일수나 약의 개수가 증가하는 것만큼 본인부담금 즉 약값이 같은 비율로 증가하지 않는다는 거다. 짜장면 곱빼기 값이 보통의 2배 값보다는 싸지? (곱배기가 아니고 곱빼기가 표준말이다. 나도 처음 알았다.) 약에서도 그런 현상이 나타나는 거다.

짜장면 곱빼기라고 해서 짜장면이나 반찬을 보통보다 두 배 많이 주지는 않는다. 그래서 두 배 값을 내지 않을 수도 있다. 그러나 약은 조제 일수가 늘면 분명히 약이나 소모품도 그 증가 분만큼 산술급수적으로 증가하며 소모된다. 또 시간도 그만큼 오래 걸린다.

그런데도 위 표에서 보듯 조제 일수가 증가하는 만큼 환자가 내는 약값은 산술급수적으로 증가하지 않는다. 본인부담금의 증가 폭이 오히려 점점 줄어든다. 약의 조제 일수가 길어지면서 처방된 약의 개수가 늘어날수록 약의 하루당 또는 개수당 단가는 싸지는 이상한 일이 생기는 것이다.

저런 것을 경험해본 환자들은 의사에게 처방량을 늘려달라고 요구하곤 한다. 길게 처방받을수록 약값이 더 싸진다는 것을 아니까. 할인할 때 물건을 잔뜩 사 와서 집안에 쌓아 놓았다가 결국엔 버리는 것과 같은 현상이 우리나라 건강보험 제도 아래에서 일어나고 있다.

예를 들어 감기약을 잔뜩 조제해 두고는 며칠 먹다가 감기가 나으면 나머지를 약국에 갖다 버리는 일이 반복되고 있다. 감기약만 그러겠니? 위장약, 파스 등등 각종 불용 의약품이 집안에 잔뜩 쌓이는 거다.

약을 길게 처방받을수록 약값은 오히려 싸진다는 것을 눈치챈 환자들이 그렇게 의사한테 요구하는 거다.

저렇게 약값(본인부담금)이 조제 일수에 비례해서 늘어나지 않는 이유는 조제 일수가 늘어나도 약사의 조제료가 조제 일수의 증가에 비례해서 늘어나지 않고 오히려 그 증가 폭은 조제 일수가 증가함에 따라 오히려 줄어들기 때문이다.

더구나 위의 A. 혈압약 표에서 보듯, 조제 일수가 3개월 즉 90일을 초과하는 91일분부터는 약사의 조제료가 증가하지도 않고 똑같다. 그저 약의 투여량만 조제된 날수 증가분만큼 증가하므로 약값만 늘고 더 장시간 조제해야 하는 약사의 수고료인 조제료는 전혀 증가하지 않는 거다.

코로나19 사태를 겪은 이후 약의 장기 처방이 많이 늘어났지만, 약사의 수입은 그만큼 증가하지 않았다.

그래도 먹는 약은 3개월까지는 조제 일수에 따라 조제료가 증가하지만, C에서 보듯 외용제는 1개를 처방받거나 100개를 처방받거나 조제료가 같다. 개수가 늘어날수록 단가는 싸지는 셈이다. 그러니까 외용제는 한꺼번에 많이 처방받을수록 환자로서는 이익인 셈이다.

이렇게 약을 더 길게 처방받으면 약값이 오히려 싸진다는 것을 알게 된 환자들이 되도록 약을 길게 처방받다 보니 집마다 불용 의약품이 넘쳐나는 것 아니겠니? 약을 며칠 먹다가 증상이 나아지면 필요 없어진 약을 버리는 일이 자주 생기는 거지. 국가적으로 얼마나 낭비가 크겠니?

그래서 일수에 따른 본인부담금의 증가 폭을 일수에 비례해서 늘린다면 약값이 많아지니까 약을 쓸데없이 길게 처방받아두었다가 먹고 남은 것을 미련 없이 버리는 일은 줄어들 수도 있겠다는 것이 내 생각이다.

그러나 이렇게 약값 부담을 늘려서 저런 낭비를 줄이겠다는 생각을 무력화시키는 주범이 여기에도 떠로 있으니 바로 실손보험이다. 이런 실손보험이 환자의 약값 부담을 다 커버해주니 저런 방법으로는 건강보험 재정 낭비를 줄이지 못한다.

결론은 금전적인 부담을 늘려서 뭔가를 개선하려는 정부 당국의 시도는 실패할 수밖에 없다는 것이다.

10. 고혈압 당뇨병 등록관리사업

이 제도는 전국에서 시행되는 것이 아니라 글을 쓰기가 좀 그렇긴 한데, 효과가 좋아서 앞으로 전국에서 확대 시행할 계획도 있다니까 적어보겠다.

우리나라에 고혈압, 당뇨병을 앓고 있는 환자가 많기도 하고 또 매년 늘어가는 추세다, 그런데도 고혈압 환자의 61.0%, 당뇨병 환자의 64.8%만 치료를 받기 위해 정기적으로 병원을 방문하고 있다고 한다. 또 자신에게 고혈압이나 당뇨병이 있는지도 모르는 환자의 비율도 각각 35%, 29.4%라는 통계도 있다. 그래서인지 2001년엔 OECD

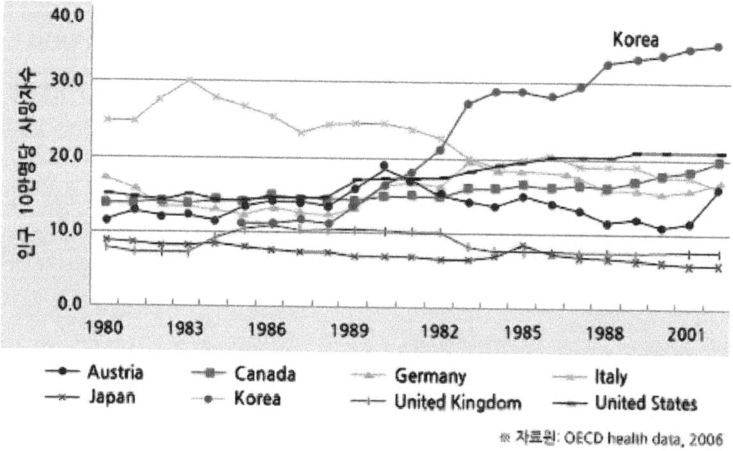

※ 자료원: OECD health data, 2006

국가 중 우리나라가 당뇨병 사망률이 1위라는 통계도 있었다.

그래서 질병 관리청에서는 이런 만성병을 잘 관리하는 데 도움이 되도록 고혈압 당뇨병 등록관리사업(고당 사업)을 시행하고 있다. 2007년에 대구시에서 시작되어 지금은 전국 19개 시군구 지역에서 실시되고 있다.

이것은 병·의원에서 만 30세 이상 고혈압·당뇨병 환자를 개인별로 전산 등록하여 종합적이고 효과적인 서비스를 제공하며 또한 정부에서 사회경제적으로 취약한 만 65세 이상 등록환자에게 일부 치료비를 정액 지원하는 사업이다.

이걸 하면 뭐가 달라지나?

첫째, 고혈압·당뇨병 등록관리시스템을 통하여 병원 방문 예약일, 혈압 및 혈당 조절상태, 보건교육 일정 등을 안내받을 수 있고, 예약일이 지나면 병원 방문을 권고하는 메시지를 받을 수 있다.

둘째, 질병에 대한 이해와 자가 관리능력을 키울 수 있도록 개인별 특성과 위험요인에 따라 맞춤형 보건교육을 받을 수 있다.

셋째, 합병증 발생, 거동장애 등으로 장기간 병·의원을 방문하기 어려운 상황이면, 보건소를 통하여 개별 전화상담과 방문 보건 서비스를 받을 수 있다.

넷째, 병·의원에서는 환자에게 등록관리 정보시스템을 활용하여 이전보다 질 높은 서비스를 제공한다.

다섯째, 등록환자의 진료비 및 약제비를 국가가 정액 지원함으로,

65세 이상 주민의 의료비 비용부담이 적어진다.

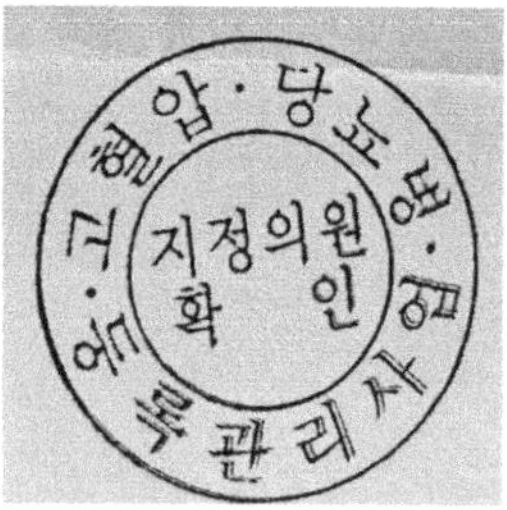
고혈압·당뇨병·등록관리사업
지정의원
확 인

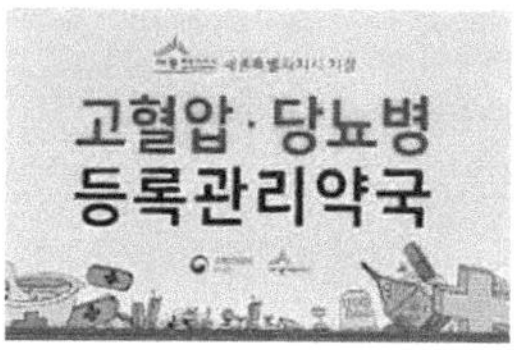
고혈압·당뇨병
등록관리약국

고혈압 당뇨병 등록관리 병·의원에서는 65세 이상의 환자에게 혈압약이나 당뇨약 처방전에 왼쪽과 같은 도장을 찍어준다. 이때 병·의원에서는 진료비도 할인된다. 65세 이상의 환자에게만 이런 할인 혜택이 있다. 그래서 진료비를 1,500원 내는 어르신들은 저런 당뇨병이나 고혈압 처방전을 무료로 발급받는 셈이다. 우리도 곧 그런 대상이 되겠지?

위 두 사진 중 위 사진과 같은 도장이 찍힌 처방전으로 아래 사진과 같은 스티커가 있는 약국에서 약을 조제 받으면 혈압약, 당뇨약 조제 건당 한 달에 각각 2,000원씩 할인된다. 혈압약, 당뇨약을 다 조제 받으면 약값에서 총 4,000원이 할인된다.

다만 저런 도장은 의원급에서만 찍어준다. 이런 도장을 찍어주는 의원에는 '고혈압 당뇨병 등록관리 의료기관'이라는 팻말이 붙어 있다.

이 제도가 시행되는 지역

그런데 이런 제도가 현재 전국에서 시행되지는 않고 있다. 현재 이 제도가 시행되는 지역은 다음과 같디.

2024년 현재 서울 성동구, 광주 광산구, 울산 중구, 경기 광명시, 님양주시, 부천시, 안산시, 하남시, 강원 동해시, 홍천군, 전북 진안

군, 전남 목포시, 여수시, 장성군, 경북 포항시, 경주시, 경남 사천시, 제주 제주시, 세종 세종시에서 운영 중이다

그러니까 저런 지역에 사는 사람만 혜택을 볼 수 있는데, 65세 이상인 어르신이 의원급 의료기관에서 진료받으면 약값이 할인되지만, 큰 병원에서 진료받으면 경증질환 산정 특례 때문에 약값이 오히려 비싸질 수도 있으니 되도록 동네 의원에서 중점관리를 받으라는 거다.

이 시업을 시행한 뒤 성과가 좋았다는 논문도 많이 발표된 것으로 안다. 그래서 이 사업을 전국에 확대 시행할 계획도 있다고 한다.

11. 약藥, 복용服用, 내복內服, 복약服藥, 내복약內服藥

'약을 먹는 것'을 특별히 '복용(服用)', '복약(服藥)', '내복(內服)'이라고 하고, 먹는 약은 '내복약(內服藥)'이라고 한다. 내복(內服)이란 속옷을 말하는데 이게 왜 약을 먹는다는 뜻으로 쓰일까?

1) 藥과 服用의 풀이

약을 한자로는 '藥'으로 쓴다. '艸(초두 밑)'와 '樂(즐거울 락)'이 합쳐진 글자인 것은 알지?

'병에 걸려 괴로울 때 어떤 풀(艸)을 먹었더니 (아픈 것이 없어져서) 즐거워졌다(樂).'라는 뜻으로 해석할 수 있다. 여기에서 풀이란 물론 약초를 뜻하겠지.

이것은 고 이은성 선생의 '소설 동의보감'에서 인용했다. 옛날 사람들은 병이 나면 경험을 바탕으로 해서 어떤 풀 같은 것을 먹으면서 병이 치료되기를 바랐을 것이다.

그러나 풀 종류인 식물만 약으로 쓰이는 것은 아니다. 광물(금, 은, 비소, 황, 석고 등), 동물(녹용, 우황, 웅담, 사향 등), 수생 동물(자라, 거북, 선복, 오징어 등), 곤충류(매미, 사마귀, 전갈, 지네 등)

등 여러 가지가 약으로 쓰인다. 요즈음의 약들은 대개 어느 약효 성분을 화학적으로 합성해서 만든다.

또 약을 먹는 것을 服用이라고 한다. 먹는 약을 内服藥이라고 하는 등 옷이나 옷을 입는다는 뜻의 '服'이 '약을 먹는다'라는 뜻으로도 쓰인다. 먹는 약을 내복약이라고 한다고 해서 바르거나 붙이는 등 먹지 않는 약을 외복약이라고 하지는 않는다. 저런 약은 외용제(外用劑)라고 한다.

이런 외용제에는 흔히 바르는 약(연고, 겔, 크림, 로션, 물약 등)이 있고, 붙이는 약(파스라고 하는 플라스터, 패치, 카타플라스마 등), 뿌리는 약(스프레이), 눈에 넣는 약(안약, 안연고) 등이 있으며 제제학의 발달로 더 많은 제형의 약이 개발되고 있다.

이렇게 보면 주사약도 외용제 중 하나가 되겠지.

약을 먹는다는 행위에 옷을 뜻하는 服을 붙이는 이유를 고 이은성 선생은 '소설 동의보감'에서 다음과 같이 설명했다.

과거에 인간들은 음식을 먹을 때 병을 일으키는 역신(疫神)이 몸 속으로 묻어 들어와 병이 된다고 생각했다. 그 고통 속에서 적절한 치료법을 몰랐던 인간들은 어느덧 몸에 들어온 역신을 쫓아내거나 또 그 침입을 막으려고 푸닥거리를 했다. 그래도 안 되자 그 귀신 따위보다 훨씬 위대하다고 믿는 신령이나 부처 심지어 또 다른 힘을 지닌 귀신의 힘까지 동원하여 병의 접근을 막으려고 부적을 몸에 지니기도 했다. 이런 부적 따위를 몸에 걸치거나 지니는 행위를 '服(부적을 입었다는 뜻)'이라 했다.

그러다가 뭔가를 먹고 병이 낫는 경험을 하면서, 어떤 부적 같은 것을 몸속에다 붙였(입혔)다고 생각해서 약을 먹는 것을 '內服', '服藥' 또는 '服用'이라고 했다고 소설 동의보감에 쓰여 있다.

2) 과거와 현재 질병 치료법의 변화

서양에서는 병을 일으키는 역신(疫神)이 몸에 들어와서 병을 일으킨다고 생각했다. 그래서 그들은 몸에 들어온 역신을 몸 밖으로 쫓아내기 위해 환자를 마구 때리거나 환자의 피를 뽑거나 설사하게 하고, 토하게도 했다. 이러면 저런 역신이 도망갈 것으로 믿었겠지. 그러나 이러면서 오히려 죽는 사람도 많았다.

그래서 그때 시용되던 설사하게 하는 생약재들(알로에, 센나 잎, 카스카라사그라다, 결명자 등)이 지금도 변비약의 원료로 많이 사용되고 있다. 생약 성분의 변비약이라고 하는 변비약에 저런 약재가 많이 들어간다.

동양의 한방에서도 그런 것이 있어서, 중국의 '신농'이라는 사람이 여러 약초를 직접 먹어가며 그 약효를 정리하여 '신농본초경'이라는 책을 펴냈다고 한다. 여기에서 본초란 약초를 뜻하는 말이다.

3) 동서양의 약초 활용법의 차이

동양에서는 어느 약초가 효과가 있다고 생각되면 그 약초를 달여서 약으로 먹었다.

그런데 분석하고 따지기 좋아하는 서양에서는 약초를 분석해서 그중에서 약효를 내는 특정 성분만을 추출해서 약으로 사용했다.

동양에서는 약초 전체를 약으로 썼고, 서양에서는 그중 약효가 강한 특정 성분만 추출해서 약으로 썼던 거지.

그러다가 그 약효 성분만 화학적으로 합성하기 시작했다. 그렇게 해서 개발된 약이 모르핀과 아스피린 같은 약인데, 모르핀은 양귀비에서, 아스피린은 버드나무 껍질에서 각각 추출한 약효 성분을 화학적으로 합성해서 약으로 만든 것이다.

이렇게 해서 만들어진 약들이 지금의 의약품을 이루고 있다고 볼 수 있다. 물론 모든 약이 이처럼 어떤 약초에서 시작되지는 않는다.

이렇게 보면 동양이나 서양이나 약의 최초 기원은 생약이라고 볼 수 있다. 물론 지금은 이런 생약을 기원으로 하지 않는 약도 많이 개발되고 있다.

12. 약 사용에 있어 주의할 점

1) 약 인심은 고약할수록 좋다

우리나라 사람은 대체로 인심이 좋아서 좋은 것은 서로 잘 나눠준다. 그래서 약도 그렇게 해도 되는 것으로 생각하는 경향이 있다.

그러나 약을 사용하는 데 있어 주의할 점을 말한다면 증상이 같다고 병까지 같지는 않을 수 있다는 점이다. 심지어 병이 같아도 사람마다 약은 얼마든지 달라질 수 있다.

즉 같은 병 또는 같은 증상이 있어도 사람마다 먹는 약은 다를 수 있다.

음식과 약이 다른 점이 바로 이런 거지. 100명에게는 효과가 있어도 내게는 효과가 없을 수 있는 것이 약이다. 효과가 없는 것뿐 아니라 해로울 수도 있다.

몸이 불편할 때 어떤 약을 먹었더니 효과가 좋았다고 해서 같은 증상의 다른 사람에게도 같은 약을 권하는 것은 위험한 일일 수 있다.

아픈 모양이 같아 보여도 병이 다를 수 있고, 병이 같더라도 각자에게 맞는 약은 얼마든지 다를 수 있기 때문이다. 이렇게 함부로 먹는 약은 그야말로 독이 될 수도 있다. 이런 이유로 약을 하나 먹더라도 전문가의 조언이 꼭 필요한 거다. 전문가의 눈으로 볼 때는 잘못된 약을 찾는 사람이 많이 있다.

2) 조제약은 맞춤약이다

안경은 그 사람에게만 맞는다. 남이 쓰던 안경을 함부로 빌리는 사람은 없을 것이다.

조제약도 그 환자의 진찰 당시 상황에만 맞는 맞춤약이다. 제 눈에 안경이듯 어느 사람의 조제약을 다른 사람이 함부로 먹어서는 안 된다.

또 조제한 약은 진찰 당시의 병 상태에만 맞는 약이니 예전에 조제했던 약이라도 나중에 함부로 먹는 것은 안 될 말이다. 물론 의사와 상담한 뒤에 그렇게 필요할 때 먹도록 처방받아 조제해 둔 약이라면 그렇게 먹어도 되겠다.

3) 조제약에는 함부로 다른 약을 추가하거나 빼지 않는다

의사는 대부분 증상 개선이나 치료의 목적으로 약을 처방하지만, 때로는 병을 진단하기 위해 약을 처방하는 수도 있다. 환자의 경과를 보며 더 나은 처방을 내릴 수도 있기 때문이다. 이럴 때 약을 처방받은 환자가 임의로 약을 더하거나 빼면 의사의 진단에 혼란이 올 수 있다. 즉 어떤 약을 맘대로 빼고 먹어서 약효가 의사가 기대한 대로 나타나지 않으면 의사는 더 강한 약을 처방할 수도 있다. 또 함부로 다른 약을 추가해 먹어서 결과가 달라지면 의사의 진단에 혼란이 올 수도 있다. 만일 처방과 다르게 약을 먹었다면 그런 내용을 의사에게 자세하게 알려야 더 좋은 처방을 찾을 수 있다.

4) 조제약은 함부로 중단하지 않는다

의사가 약을 처방할 때는 환자의 증상을 개선하기에 최적의 투약 일수를 처방한다. 따라서 의사가 처방한 조제 일수도 치료 과정의 일부일 수 있다. 따라서 처방된 투약 일수만큼 채워 먹어야 치료를 보장할 수 있다고 봐야 한다. 물론 그때그때 필요할 때 먹도록 처방된 약이라면 그렇게 먹어도 된다.

5) 약 먹는 것을 잊었다면

약 먹기를 잊었으면 생각났을 때 바로 먹으면 된다. 약 먹을 시간이 많이 지나 다음번 약 먹을 시간이 가까우면 한 번 못 먹은 약은 무시하고 걸러도 된다. 이때도 약을 한 번 못 먹었다고 다음번 약 먹을 시간에 두 번 먹을 양을 한꺼번에 먹으면 안 된다.

6) 뭔지 모르는 약

어떤 약인지 기억나지 않는 약은 미련 없이 버리는 것이 현명하다. 기억조차 안 나는 약이라면 이미 오래전에 먹던 약이고, 지금은 그 약을 먹을 상황이 아닐 수 있기 때문이다. 쓸데없이 먹는 약은 독이 될 수도 있다.

어떤 약인지 모른다면 약국에 가져가서 약사에게 문의하면 식별 기호를 참고해서 약사가 그 약에 관해 자세하게 알려줄 것이다. 그 약이 뭔지 알게 되었다고 해도 그렇게 오래된 약은 함부로 먹지 않는 것이 현명하다.

7) 설명서에 있는 내용과 처방전의 내용이 다르다면

처방받아 약을 조제해서 먹는데 인터넷에서 찾은 내용과 처방전에 있는 복용법, 또는 약사의 복약지도 내용이 다르다면 어떻게 해야 할까?

결론을 먼저 말한다면 의사의 처방전에 있는 복용법이나 약사의 복약지도를 따르는 것이 맞다.

약 설명서에 있는 내용(이것이 인터넷에서 찾을 수 있는 내용인데, 식약처로부터 허가받은 내용이다.)은 일반적인 복용법이다. 말하자면 기성복인 셈이다. 그러나 의사가 처방전에 적은 복용법은 진찰 후 환자에게 가장 적합할 복용법을 적은 것이라고 봐야 한다. 즉 그 환자에게만 맞는 맞춤형 복용법일 수 있다. 따라서 이런 경우는 조제한 약사가 판단해줄 것이다.

예를 들어 어느 약이 식전에 먹는 약이라 할 때 그 약 하나만 먹는다면 식전에 먹어야 하겠지만, 식후에 먹는 약과 함께 먹는다면 식후에 같이 먹을 수도 있다. 또 식전, 식후를 까다롭게 가려 먹도록 처방해서 오히려 약을 제대로 먹지 못할 우려가 있을 때는 약을 잘 먹을 수 있도록 같이 먹게 처방할 수도 있다. 이런 것을 '복약순응도를 높인다.'라고 말한다. 약을 아예 안 먹는 것보다는 그렇게라도 먹는 것이 낫기 때문이다.

13. 노인의 약 복용

우리도 이미 노인이라는 소리를 듣고 있다. 설마 나만 그런 거 아니지?

마음은 그렇지 않더라도 현실을 부정할 수는 없다. 엘리베이터를 타도 아기 엄마들은 자기 자녀에게 할아버지에게 인사하라고 시키기도 한다. 나만 해도 이미 우리 약국에 오는 아이들이 '할아버지 약국'이라고 하며 오고 있다. 아무리 머리를 검게 염색해도 아이들이나 젊은 사람들 눈에는 이미 노인으로 보이나 보다.

우리나라는 이미 2017년에 공식적인 '고령사회'에 접어들었고, '초고령사회' 진입도 눈앞에 두고 있다. 저런 말이 나온 게 벌써 7년 전이니 이미 초고령사회에 들어섰는지도 모르겠다. 다른 어떤 나라보다도 빠른 진입 속도를 보인다고 하지?

그만큼 우리나라의 노인 인구 비율은 높다. 노인을 부양하게 될 젊은이들의 부담이 커질 거라는 걱정이 커지고 있다는 말도 들린다.

나이가 들면 병도 많아지니 자연히 약도 많이 먹는다. 차도 연식이 오래되면 여기저기 자주 고장 나고 카센터도 자주 가지 않니? 사람도 나이가 들면 병도 많이 생기고 아울러 약도 많이 필요해진다. 그렇다면 노인들이 그런 여러 가지 약을 먹을 때 주의할 점에는 무엇이 있을까?

먹는 약의 종류가 늘어나면 약의 부작용도 늘어날 가능성이 커지므로 약을 먹을 때 특별하게 더 주의할 점이 있다. 그에 관해 살펴보려고 한다.

인체는 생명체다. 생명체를 무생물과 비교해보면

- 신진대사
- 번식과 성장
- 유전
- 자극에 대한 능동적 반응

등의 특징이 있다.

그런데 나이가 들면서 저런 것이 차츰 약해진다. 세포의 기능이 떨어지고, 또한 자극에 대한 반응성도 약해져서 젊을 때와는 다른 특징을 보인다. 이런 특징 때문에 병에 걸려도 병세가 뚜렷하지 않을 수 있고 약을 먹어도 약효가 뚜렷하게 나타나지 않기도 한다.

전에 병과 약에 관한 궤변이란 글에서 병에 걸리면 놈의 기능이 더 좋아진다고 궤변을 말한 적이 있지? 그런데 나이가 들면 몸의 기능이 더 좋아질 수 없으니 증상도 잘 안 나타나고 약을 먹었을 때 자도가 잘 보이지도 않을 수 있다.

심지어 노인의 암세포는 젊은 사람의 암세포보다 전이와 확산이 느릴 수 있다. 젊은 사람은 암이 급격하게 퍼지지만, 노인들은 그 정도는 아니라고 한다.

나이가 들면 소화 기능이 약해져서 영양분이나 약 성분의 소화·흡수력이 떨어지고, 온몸을 도는 피의 양도 줄어 약효가 젊을 때만큼 잘 나타나지 않는다. 또 그와 함께 약의 대사도 느려져 약이 몸에서 빠져나가지 못하고 몸에 더 많이 쌓이게 돼 독성이 심해지기도 한다.

또한, 나이가 들면 병도 많아져 필요한 약의 종류도 많아질 텐데, 환자가 약을 제대로 챙겨 먹지 못할 수 있어 노인에게는 젊은 사람들보다 더 꼼꼼하게 복약지도를 해주어야 한다.

그래서 노인에게는 약물의 수가 너무 많지 않고 너무 복잡하지 않게 먹을 수 있는 약을 투여하는 것이 좋다. 효과나 성분 등이 겹치지 않게 먹는 것이 중요하므로 DUR 제도가 도움이 될 수 있다.

노인은 세포의 기능이 약해서 약효도 늦게 나타날 수 있으니 약효가 잘 나타나지 않는다고 함부로 약을 또 먹거나 양을 늘려 먹어서는 안 된다.

그리고 여러 병원에서 처방받아 약을 먹다 보면 성분이나 작용이 겹치는 약이 있을 수 있으니 먹지 않아도 될 약은 전문가의 도움으로 줄이는 것이 좋다.

노인들은 약사의 복약지도를 명확히 이해하지 못할 수 있어 보호자의 역할도 중요하다. 미심쩍은 부분은 약사에게서 정확히 복약지도 받아야 한다.

노인들은 소염진통제, 혈압약, 당뇨약 등 만성 질환과 관계된 약을 흔히 그것도 여러 가지를 한 번에 먹는 수가 많다. 복약지도를 더 꼼꼼하게 해야 할 이유가 되겠다.

진통제

나이가 들면 무릎이나 허리, 어깨 등 관절의 통증이나 신경통 때문에 소염진통제 종류를 많이 먹게 된다.

통증의 원인을 해결하지도 못하는 이런 약을 먹는 이유는 아픈 것을 참으며 힘들게 지내는 것보다 약의 도움이라도 받으며 몸이 편하게 지내는 것이 삶의 질 측면에서는 더 낫기 때문이다. 통증을 내버려 두면 우울증이 생길 수도 있고 외부활동이 줄어 대인관계가 어려워질 수도 있으므로 적당한 약으로 증상을 가라앉히면서 몸을 편하게 하는 것이 낫다.

이런 진통제 종류의 가장 흔한 부작용으로는 위장장애를 들 수 있다. 위장장애로 속이 쓰리거나 아픈 것이 심해지면 위벽이 헐어서 피가 날 수도 있다.

심장병을 예방하려고 아스피린이나 혈전 억제제를 먹는 사람이 많이 있을 것이다. 저렇게 위장장애가 심해져서 위에서 피가 나는 사람이 저런 혈전 억제제를 먹는다면 그렇게 나는 피도 쉽게 멎지 않으므로 대변 색이 까매질 수 있다. 혈전 억제제를 먹지 않더라도 소염진통제를 먹는 사람의 대변 색이 짜장처럼 까매지면 반드시 병원에서 진찰받아야 한다.

혈전 억제제에 관한 글에서도 썼듯, 여러 가지 이유로 아스피린이나 오메가3 또는 혈전 억제약 종류를 먹는 사람은 평소에도 대변 색을 잘 살펴야 한다.

피 말고도 약이나 음식 때문에 대변 색이 검어질 수도 있는데, 평소에 먹는 약을 알면 진단에 도움이 될 수 있다. 약(빈혈약 등)이나 음식(선지 등) 때문에도 대변이 검어질 수 있으니 대변 색이 검어지면 잘 진찰받아야 한다.

만성병약

혈압약이나 당뇨약 등이 병을 완치하는 약은 아니지만, 혈압이나 혈당이 높으면 여러 합병증이 생길 수 있으므로 그런 합병증을 예방하기 위해서 혈압과 혈당을 정상 수준으로 유지하는 것이 중요하다.

그래서 이런 약을 먹어 혈압과 혈당 등을 정상으로 유지하는 것이 몸을 정상 상태로 유지하는 데에 유리하다. 명심할 것은 이런 약을 꾸준히 먹으면서도 다른 합병증은 없는지 정기적으로 진찰받아야 한다는 점이다.

기타

PTP 포장에서 약을 꺼내 먹을 때 포장의 은박지는 삼키지 않도록 주의해야 한다. 특히 눈이 어두운 어르신들이 저런 은박지를 약과 함께 삼키지 않도록 잘 살펴야 한다.

약을 오래 먹는 것을 무서워하는 사람도 있으나, 약을 먹을 때 뭔가 효과가 있다는 것은 아직은 세포가 살아서 제 기능을 한다는 뜻이 된다. 필요할 때는 적절하게 약의 도움을 받는 것이 약 없이 버티는 것보다는 삶의 질 측면에서도 훨씬 유리하다.

노인들은 건강기능식품도 많이 먹는데, 전문가와 상담한 뒤에 먹는 것이 좋다. 특히 지금은 집에서 TV의 홈쇼핑이나 인터넷 광고 등을 보며 여러 가지를 충동적으로 사기 쉬운 환경이다. 이런 것만 보고 사람들이 스스로 판단해서 아무거나 사지 않도록 잘 살펴야 한다. 그야말로 자신의 건강에 도움이 되는 건강기능식품을 먹는 것이 중요하다.

14. 같이 먹으면 안 될 약이나 음식은

약 중에는 어떤 약이나 음식과 같이 먹으면 안 된다고 하는 것이 많이 있다. 그럼 저런 것은 절대 같이 먹지 못할까? 저런 것들을 먹으려면 어떻게 해야 할까?

예를 들어 철분제는 커피나 홍차, 녹차, 우유, 치즈, 요구르트 등과 같이 먹지 말라는 말을 많이 들었을 거다.

저런 것을 같이 먹지 말라는 이유는, 유제품 중의 칼슘이 철분과 결합하면 철분이 제대로 몸에 흡수되지 않아 약효가 잘 나타나지 않을 수 있기 때문이다. 또 커피, 홍차, 녹차 등 차(茶) 종류에 든 타닌 성분도 저런 철분과 결합해서 흡수를 방해한다. 타닌이 문제이니 감도 철분제와는 같이 먹지 말아야 한다.

즉 저런 약이나 음식들이 위에서 만나면 저런 화학 반응이 일어나 물에 녹지 않는 물질로 변해서 잘 흡수되지 못할 수 있으니 같이 먹지 말라는 것이다.

그럼 철분제를 먹는 동안에는 차 종류를 아예 마시지 못하는 것일까?

그건 아니고 먹을 방법이 있다. 저런 것이 위장에서 서로 만나지 않게 하면 된다.

음식이나 약을 먹으면 일단 위장으로 들어간다. 위장에서 음식이나 약은 위산 등 위액과 고루 섞이며 액체 상태로 변한다. 그러면서 내용물이 위의 연동운동 때문에 차츰 장으로 내려간다. 이런 상태가 이어지다가 30분이 지나면 위장의 내용물이 반쯤 위에서 장으로 내려가고 그 결과 위에는 내용물이 반쯤 남는다. 그러다가 1시간 30분이 더 지나면 위장의 내용물은 모두 장으로 내려가 위장에는 이번에 먹은 음식이나 약이 남지 않는다.

따라서 이렇게 위장이 다 비워졌을 때는 먼저 먹었던 약 또는 음식물과 같이 먹지 못할 약이나 음식물을 먹어도 그것들이 위장에서 서로 만나지 않으므로 화학 반응이 일어날 우려도 없다. 따라서 같이 먹지 못할 음식이나 약도 서로 2시간 이상 간격을 두고 먹으면 대부분 괜찮다.

이처럼 2시간 이상 간격을 두고 먹어야 할 약과 음식으로는 앞에서 말한 철분제와 유제품. 차 종류 외에 변비약과 우유, 제산제 등 위장약 종류도 들 수 있다.

그러나 2시간 이상 간격을 두더라도 같이 먹으면 안 될 조합도 있으니 약사의 복약지도를 잘 따라야 한다. 이런 것으로는 자몽과 같이 먹지 말아야 하는 약 종류를 들 수 있다. 자몽과 같이 먹지 말아야 하는 것은 서로 3일 정도의 간격을 두고 먹어야 한다.

이외에 비타민 A나 이소트레티노인 성분의 여드름약을 먹은 뒤 테트라사이클린 계열의 항생제는 1주일 이상 지난 뒤에 먹어야 한다.

뭐가 이리 복잡하냐고? 내가 생각해도 복잡하기는 하다.

15. 식전에 먹는 약, 식후에 먹는 약

전에 식후 30분에 약 먹는 것에 관해서 내 의견을 메일로 보낸 적 있지?

약을 보면 식후에 먹으라는 것도 있고, 또 어떤 것은 식전에 먹으라고 하는 것도 있지?

그렇게 먹으라면 먹기야 하겠지만, 어떤 약을 그렇게 가려 먹어야 하는지 설명하려고 한다. 뭐? 그런 거는 궁금하지도 않다고? 그러면 패스…

식후에 먹는 것은 기본적인 복용법이다. 전에 식후 30분에 약을 먹으라는 것은 잊지 말고 일정한 시간 간격으로 꾸준하게 먹으라는 뜻이 강하다고 했지?

그럼 식전에 먹는 것은 뭘까? 식전에 먹는 약은 대개 위장장애는 적고 약효가 약하고 천천히 나타나는 그런 약이다. 좀 더 자세하게 살펴보려고 한다.

1) 위장관 기능 조정제

이것은 위장 등 소화기관이 잘 움직이도록 준비운동을 시키는 약이라고 할 수 있다. 그래서 식전에 미리 먹으면 소화에 도움을 줄 수 있고 구역을 가라앉히기도 하므로 멀미 증상도 가라앉힐 수 있다. 이런 약을 식전에 먹으면 위장의 운동이 개선되어 소화에 도움을 줄 수 있다.

그런데 이런 약 중에는 여성에게 있어 가슴에서 유즙(乳汁)을 나오게 하는 성분이 있다. 위장의 운동을 촉진하여 소화에 도움을 주고 구역을 가라앉히는 '도파민 차단제'라는 성분인데, 혹시 여성으로서 어떤 약을 먹었는데 가슴에서 액체가 나온다면 혹시 처방약 중에 저런 약이 있지는 않은지 살펴볼 필요가 있다. 물론 남자인 우리에게는 해당 없는 말이다.

2) 인슐린을 나오게 하는 약

전에 당뇨병과 당뇨약에 관해 썼던 글 기억하니?

그 글에서 인슐린이 있어야 핏속의 포도당이 세포로 가서 혈당이 내려간다고 했지? 이처럼 인슐린을 나오게 하는 약을 식전에 미리 먹으면 인슐린이 미리 나온다. 이 상태에서 식사하면 혈당이 갑자기 올라가는 것을 예방할 수 있으므로 이런 약은 식전에 미리 먹는 것이 원칙이다.

당뇨병이 없는 사람은 몸에서 필요한 만큼만 인슐린이 정확하게 나오니까 혈당 수치가 심하게 변하지 않지만, 당뇨 환자는 혈당 수치가 심하게 오르락내리락한다. 이렇게 혈당 수치가 심하게 변하면 그게 세포에는 독소가 될 수 있다며 '당독소'라는 이론을 말하는 사람도 있더라.

이렇게 인슐린이 나오게 하는 약을 먹으면 인슐린이 무작정 나와서 핏속의 포도당을 대부분 세포로 보내니까 핏속에는 포도당이 부족해져서 오히려 저혈당이 되기 쉽고, 또 비만이 되기도 쉽다고 했지?

3) 한방약

대부분 빈속에 약을 먹으면 속이 아플까 봐 염려한다. 물론 그런 약도 없지는 않다. 반면 빈속에 먹으면 약효는 더 빠르고 강하게 나타날 수 있다.

그래서 위장장애의 우려는 적으면서 약효는 천천히 나타나는 특징이 있는 한방생약재로 된 약은 대부분 식전에 먹게 되어있다.

4) 위산이 안 생기게 원천봉쇄하는 약

위산은 염산이라는 화학물질이 주성분이다. HCl이지 수소(H)와 염소(Cl)이온이 화학적으로 결합하면 염산이 된다. 우리 몸에서도 이런 생화학반응이 일어나서 염산이 만들어진다.

이때 염산을 만드는 데 필요한 수소이온을 내보내지 못하게 해서 염산 즉 위산이 안 생기게 하는 위장약을 '프로톤 펌프 억제제(PPI)'라고 한다. 아침에 처음 식사할 때 위산 즉 염산이 생기므로 이런 종류의 약은 아침 식사 전에 미리 먹어 염산이 생기지 못하게 하는 것이 원칙이다. 위산 생성을 원천봉쇄하는 약이라고 할 수 있다.

5) 식욕 억제제 또는 식욕 개선제

전에 다이어트약에 관해 썼던 글에 다이어트약은 밥맛을 떨어뜨려서 밥을 덜 먹게 하고 열량이 빨리 소모되게 해서 살이 찌지 않게 한다고 했지?

이때 밥맛을 떨어뜨리는 약도 식전에 먹는다. 이런 약은 밥을 덜 먹게 하는 것이 목적인데 밥을 다 먹고 나서 약을 먹어서는 그런 효과를 내지 못하겠지?

반면 밥맛을 좋게 하는 약도 있는데, 이런 약도 식사 전에 먹는다. 그래야 밥맛이 좋아지고 그러면 밥을 더 먹지 않겠니?

6) 약효를 강하게 하려고

빈혈약은 철분이 주성분으로, 철은 물에 잘 녹지 않으므로 약효도 약하게 나타날 수밖에 없다. 그래서 예전에는 위장장애 때문에 빈혈약은 식후에 바로 먹으라고 했었다, 약 성분이 잘 흡수되지 않더라도 위장장애가 덜 나타나게 하려고 그랬던 거지.

그런데 요즈음에는 식전에 먹으라고 처방하는 수가 있다. 이러면 철분이 조금이라도 더 잘 녹아서 잘 흡수되므로 약효가 조금이라도 잘 나타날 수 있기 때문이다. 그런 목적으로 식전에 먹으라고 처방하기도 하는 거다. 대신 위장장애를 예방하기 위해 물을 많이 해서 삼키면 좋다.

또 이런 철분제는 비타민 C와 같이 삼키거나 오렌지주스 등 산성 음료로 삼키면 더 좋다. 반면 우유, 유산균음료, 치즈 등 유제품, 감, 제산제, 커피, 녹차, 홍차 등과는 2시간 이상 간격을 두고 먹어야 좋다.

7) 갑상선호르몬약

몸의 기초대사에 관여하는 갑상선호르몬의 역할을 대신하는 갑상선호르몬약은 식전에 먹는 것이 원칙이다. 몸의 기초대사를 미리 높여놔야 하기 때문이다.

이제까지 죽 적은 식전에 먹을 약을 꼭 식전에만 먹어야 하는 것은 아닐 수도 있다. 식전에 먹기를 까먹었으면 대부분 식후에 먹어도 된다. 최선은 아니어도 차선이 될 수는 있다.

8) 식전 약과 식후 약이 합쳐진 것

약 중에는 식전에 먹는 약과 식후에 먹는 약을 같이 섞어 만든 약이 있다. 그럼 이런 것은 어떻게 할까?

위에서 당뇨약 중 인슐린을 나오게 하는 약은 식전에 먹는다고 했는데, 이런 약을 메트포르민 성분의 약과 같이 섞어 만든 당뇨약이 많이 있다, 이런 당뇨약은 식사 직전이나 식사 도중에 먹게 되어있다.

또 소염진통제 성분과 위에서 말한 위산이 생기지 않게 하는 성분(PPI)을 같이 넣어 만든 것도 있는데, 이런 것은 식사 전에 먹게 되어있다. 소염진통제 성분은 식후에 먹는 것이 일반적이지만, 위산이 생기지 않게 하는 위장약을 같이 넣어서 만든 약은 식전에 먹게 되어있다.

이런 약을 식전 또는 식후에 먹는 원칙은 사람마다 Case by case로 달라질 수 있으므로 너무 설명서에만 얽매일 필요는 없다고 생각한다.

즉 식전 약을 식전에 못 먹었다면 식후에라도 먹는 것이 나을 때가 더 많다. 또 의사의 판단에 따라 식후 약, 식전 약을 반대로 처방하기도 한다.

9) 식전약, 식후 약이 같이 처방됐을 때

약이 하나씩이라면 식전 식후를 꼼꼼하게 가려서 먹어야겠지만, 그런 약들이 섞여 조제되어 있으면 식후나 식전에 함께 먹어도 된다. 환자 상황에 따라 의사나 약사사 복약지도해줄 것이다.

16. 조제약과 매약

병에 걸려 몸이 불편할 때는 처방받아 조제한 약을 먹을 수도 있고, 그냥 약국에서 살 수 있는 약(매약-賣藥)으로 해결할 수도 있다. 무슨 차이가 있을까?

양복을 장만할 때 신사복 판매장에서 기성복을 살 수도 있고, 양복점에서 맞춰서 양복을 장만할 수도 있다. 그런데 사실 요즘 양복점 찾기가 쉽지는 않지?

기성복은 옷을 만드는 회사에서 표준체형에 맞게 여러 크기로 미리 만들어 둔 옷을 소비자가 고르는 거고, 맞춤 양복은 그 사람에게만 맞도록 만든 양복이지? 체형이 표준체형과 많이 다른 사람은 어쩔 수 없이 양복점에서 맞춤 양복을 장만해야 할 것이다.

이렇게 본다면 병의 증상이 보편적인 증상이면 '기성약'인 매약으로도 해결될 수 있겠지만. 증상이 특별하고 더 심하다면 '맞춤약'인 조제약으로 해결하는 것이 유리할 수 있다.

그래서 조제약은 그 사람에게 진찰 당시 상황에만 맞는 맞춤약이므로 함부로 다른 사람과 나눠 먹거나 나중에 증상이 비슷해 보인다고 함부로 먹지는 말아야 한다.

17. 약을 조제하는 이유

앞에서 조제약과 매약의 차이를 간단하게 적었는데, 기성약도 많이 있는데 굳이 약을 조제해서 투약하는 이유를 좀 더 자세하게 살펴보려고 한다.

약사법에는 '조제'란 '일정한 처방에 따라서 두 가지 이상의 의약품을 배합하거나 한 가지 의약품을 그대로 일정한 분량으로 나누어서 특정한 용법에 따라 특정인의 특정된 질병을 치료하거나 예방하는 등의 목적으로 사용하도록 약제를 만드는 것을 말한다.'라고 정의되어 있다.

이런 생각을 하는 사람이 있지 않을까 한다.

'왜 약은 이것저것 섞어서 먹도록 처방할까? 한두 가지 약만으로 효과가 나게 만들 수 없나?'

여러 가지 약을 같이 먹으면 약효에 어떤 변화가 생길 수 있다. 이것을 '약물상호작용'이라고 하는데, 이에는 다음과 같은 것이 있다.

상가작용

약을 두 가지 이상 함께 먹었을 때 1+1=2처럼 각 약의 효과를 합친 것과 비슷한 정도의 약효가 나타나는 것을 말한다.

이것은 작용하는 원리가 같은 약을 겹치게 먹을 때 나타나는 현상이다. 이럴 때는 약효가 강해지면서 약의 부작용도 강해질 수 있다.

상승작용

약 두 가지 이상을 섞어 먹었을 때 곱하기처럼 약효가 두 약효를 합친 것보다 강하게 나타나는 것을 상승작용이라고 말한다. 이것은 작용하는 원리가 다른 약을 같이 먹을 때 나타나는 현상으로, 각 약의 먹는 양을 줄여서 먹어도 한 가지 약을 정량 먹을 때와 같은 정도의 효과가 날 수 있어서 각 약의 부작용을 줄일 수 있는 장점이 있다. 양약과 한방약 종류를 같이 먹는 것을 예로 들 수 있겠다.

수학에서 더하기(+), 빼기(-), 곱하기(×), 나누기(÷)를 각각 가(加), 감(減), 승(乘), 제(除)라고 하지? 상가작용, 상승작용에서 상가와 상승은 여기에서의 相加(+)와 相乘(×)을 뜻한다.

길항작용

이것은 여러 약을 같이 먹을 때 오히려 약의 효과가 떨어질 수 있는 상호작용을 말한다. 이런 것은 약효를 떨어뜨리므로 한편으로는 바람직하지 않은 상호작용이 될 수도 있다. 그러나 이런 상호작용을 이용해서 약 때문에 생길 수 있는 원치 않은 부작용을 줄일 수 있어 그런 목적으로 처방하는 수도 있다.

예를 들어 졸린 약 성분이 처방될 때 잠을 깨우는 성분을 같이 넣어서 덜 졸리게 하려는 것이 그런 예가 될 수 있다. 그렇게 생산되는 약도 많다, 종합감기약, 멀미약 등에 카페인이 들어가는 것이 그런 예가 된다.

또 속을 쓰리게 할 수 있는 약과 위산을 덜 나오게 하는 위장약 종류 또는 산을 중화하는 성분 등(흔히 소화제라고 부르지)을 같이 조제하는 것을 예로 들 수 있다.

독작용

앞에서 이야기한 상호작용들은 나름대로 치료를 위해 이용할 수 있는 상호작용이다. 그러나 약물 상호작용에 저렇게 얌전한(?) 것만 있지는 않다. 이용할 수 있는 약물 상호작용이 아니라 건강을 해칠 수 있는 상호작용이 또 있다.

상호작용 중에는 같이 먹을 때 목숨까지도 위태하게 할 수 있는 그런 상호작용도 있다. 이런 것을 독작용이라고 한다. 이런 것은 절대 같이 먹지 말아야 할 약물 상호작용이지.

이런 것을 가려내어 미리 방지하기 위해 우리나라에서는 전에 이야기했던 DUR을 시행하고 있다.

약만 말고 음식과도 주의해야 할 것이 있다. 자몽 과일이나 자몽 주스가 대표적인데, 이것과 같이 먹으면 약효와 부작용이 너무 강해지는 약이 있으니 약사의 복약지도를 잘 받아야 한다. 또 카페인과 같이 먹으면 부작용이 강해질 수 있는 약도 있으니 역시 약사의 복약지도를 잘 들어야 한다.

결론

위의 여러 상호작용 중 처방과 조제, 투약 등 실제 임상에서 사용될 수 있는 것은 상가작용, 상승작용, 길항작용에 해당하는 것들이다. 독작용은 반드시 피해야 하는 상호작용이다.

전에 한약과 양약을 비교하는 글에, 한약재에는 성분이 여러 가지 들어서 개개 성분만 보면 적은 양이지만, 약효는 제대로 나타나고 반면 이상 반응은 적어진다고 적었지?

양약도 그렇게 잘만 조합하면 약효는 강하게 하고 부작용은 줄일 수 있으니 그런 것을 많이 연구하고 있다. 그런 성과를 얻기 위해 여러 약을 조합해서 같이 먹도록 처방/조제하는 것이다.

결론적으로, 약을 여러 가지 한꺼번에 먹도록 조제하는 이유는 약효는 최대화하고 부작용은 최소화하기 위함이라고 말할 수 있다.

18. 전문의약품 vs 일반의약품

약국에 가서 어떤 약을 찾으면 약사가 몇 가지 묻고 약을 권해주기도 하지만, 어떤 약은 "그건 처방전이 있어야 하는 약이다."라고 하는 말을 많이 들었을 거다.

그러면 약국에서 그냥 살 수 있는 약은 뭐고, 처방전을 받아야 살 수 있는 약은 뭘까?

전문의약품

먼저 처방전이 있어야 하는 전문의약품에 관해 약사법에 있는 내용을 살펴보겠다.

1. 약리작용 또는 적응증으로 볼 때 의사 또는 치과 의사의 선문적인 진단과 지시·감독에 따라 사용되어야 하는 의약품
2. 투여경로의 특성상 의사 또는 치과의사의 지시·감독에 따라 사용되어야 하는 의약품
3. 용법·용량을 준수하는 데 전문성이 필요하거나 혹은 환자에 따라 적절한 용법·용량의 설정이 필요하여 의사 또는 치과의사의 전문적인 지시·감독에 따라 사용되어야 하는 의약품
4. 부작용이 심하여 의사 또는 치과의사의 지시·감독에 따라 사용

되어야 하는 의약품으로서 심각한 부작용의 발현 빈도가 높거나 정상 상용량 범위 안에서 사용하더라도 부작용 발현의 빈도가 높은 약물

5. 습관성 및 의존성이 있는 의약품
6. 내성(耐性, Resistance)이 문제가 되는 의약품
7. 약물의 상호작용이 상당한 정도로 존재하여 심각한 부작용이 발생할 수 있거나 약효의 현저한 감소를 가져올 수 있는 의약품
8. 마약, 한외마약, 향정신성의약품, 독약, 극약 등에 해당하는 의약품
9. 오·남용의 우려가 있어 사회적 문제를 일으키는 의약품
10. 신약 등 국내에 처음 소개되는 성분을 함유하는 의약품으로서 국내에서 유효성·안전성이 충분히 입증되지 않은 의약품

제형 또는 투여경로의 특성상 의사의 지시, 감독에 따라 사용되어야 하는 의약품

용법 용량을 준수하는 데 전문성이 필요하거나, 혹은 환자에 따라 적절한 용법 용량의 설정이 필요하여 의사의 지시, 감독에 따라 사용되어야 하는 의약품

일반의약품

주로 가벼운 의료분야에 사용되고 부작용 범위가 좁은 의약품

일반 국민이 자가요법으로 직접 사용 가능한 의약품

적응증이 대체로 가벼운 의약품

제형 및 용법, 용량 면에서 일반 국민이 스스로 판단하여 적용 가능한 의약품

흔히 OTC(Over-The-Counter)라고 부른다.

- 통상 오랜 사용 경험 때문에 일반적으로 안전성이 확보된 의약품으로, 대상 질환도 일반 국민이 인식할 수 있는 경질환에 해당하는 것, 즉 외국에서의 '비처방약'에 해당한다.
- 의약품 분류 기준에 관한 규정(복지부 고시 제88-19호)에 따르면 일반의약품은 5가지 항목의 심사 기준을 모두 만족해야 하는 것으로 되어있고, 그 두 번째 기준이 '자가요법 의약품'의 기준으로 되어있어 자가요법 의약품의 개념은 일반의약품이 되기 위한 필요조건으로 일반의약품 전체를 가리키는 의미로 사용된다.

약국 외 판매 약품

약리작용이 미약하며 다른 질환의 진단을 지연시킬 가능성이 없고 구급 목적으로 사용될 수 있는 품목

제형(투여경로)의 특성상 먹거나 사용하는 방법이 간편해서 용법 및 용량을 지켜서 먹기 쉬운 품목

부작용의 발생 빈도가 낮고 많이 먹어도 위험할 우려가 적은 품목

예전에는 모든 의약품을 약국에서만 살 수 있었는데, 언제부턴가 마트나 편의점에서도 약을 살 수 있게 되었다. 그런 것에 관해서는 이어서 적으련다.

19. 의약외품, 안전상비의약품

엄밀한 의미로는 의약품(일반의약품, 전문의약품)이 아닌 것으로 의약외품, 안전상비의약품이 있다. 이런 것은 약국이 아닌 곳(마트, 편의점 또는 인터넷 등)에서 살 수 있다. 이런 것은 또 뭔지 설명하려고 한다.

의약외품

- 의약외품은 사람이나 동물의 질병을 치료·경감(輕減)·처치 또는 예방할 목적으로 사용되는 섬유·고무 제품
- 인체에 대한 작용이 약하거나 인체에 직접 작용하는 제품
- 감염병 예방을 위하여 살균·살충 및 이와 유사한 용도로 사용되는 제품 등으로 분류할 수 있는 것으로, 다음 종류가 있다.

가

- 생리혈 위생처리 제품(생리대, 탐폰, 생리컵)
- 마스크(수술용, 보건용)
- 환부의 보존·보호·처치 등의 목적으로 사용하는 제품(안대, 붕대, 탄력 붕대, 석고붕내, 원통형 탄력 붕대, 거즈, 탈지면, 반창

고 등)
• 구강 청결용 물휴지 등
• 기타 이와 유사한 물품

나

• 입 냄새 등의 방지제(구중청량제 (가글제), 액취-겨드랑이 냄새 방지제, 땀띠·짓무름 용제, 치약제)
• 파리, 모기 등의 구제제, 방지제, 기피제 및 유인살충제
• 콘택트렌즈의 세척·소독 등 관리용품
• 금연용품(흡연 욕구 저하 또는 흡연 습관 개선 제품)
• 손 소독제 등 인체에 직접 적용하는 외용소독제
• 의약품에서 전환된 내복용제(비타민·미네랄제제, 자양강장변질제, 건위소화제, 정장제)
• 구강위생 관리제품(치아근관·의치·틀니 등의 세척·소독제, 코골이 방지보조제, 치아미백제, 치태·설태 염색제)
• 가습기 내의 물에 첨가하는 제제 (미생물 번식과 물때 발생 예방 목적)
• 휴대용 공기·산소

다

• 공중보건과 위생관리를 위한 방역의 목적으로 사용하는 살충·살서제(쥐약)

• 인체에 직접 적용되는 살균제 등

※ '나' 제품 중 파리, 모기 등의 구제제, 방지제, 기피제 및 유인살충제(인체에 직접 적용되는 기피제는 제외), 가습기 내의 물에 첨가하는 제제, '다'의 모든 제품은 2019.1.1.부로 살생물 제품으로 변경되어 환경부에서 관리한다.

인체에 미치는 영향의 크기로 순서를 잡는다면 의약품 > 의약외품 > 기능성 화장품 > 화장품 순으로 말할 수 있다.

안전상비의약품

안전상비의약품은 약국이 문을 닫은 심야에 약이 필요할 때 살 수 있도록 24시간 영업하는 편의점에서 취급할 수 있게 분류된 의약품이다. 지금은 13가지 품목이 안전상비약으로 지정되어 편의점에서 판매되고 있다.

이렇게 된 것은 약을 약국이 아닌 곳에서도 살 수 있게 하라고 이명박 전 대통령이 지시하는 바람에 시작된 것이다. 그전에는 의약품은 반드시 약국에서만 살 수 있도록 약사법에 정해져 있었다.

그래서 안전상비의약품이라는 종류를 새로 만들어서 13가지 품목이 안전상비의약품이라는 이름으로 24시간 영업하는 편의점에서 판매되고 있다.

이렇게 된 데는 약사들의 책임도 없지는 않다고 본다. 약을 그저 과자 팔듯 환자에게 아무 설명 없이 판매하는 약사가 없었다고는 나도 말하지 못하겠다.

아니, 사실 약사는 자세하게 이야기하려고 해도 환자들이 들으려고 하지 않는 때도 자주 있었을 것이다.

환자가 알아서 먹어도 되는 약이 없지는 않지만, 잘못 사용하면 독이 될 수도 있는 약의 특성상 정확하게 사용되어야 한다. 약을 사용할 때는 최대한 조심하는 것이 가장 좋다.

타이레놀도 안전상비의약품에 포함되어 있는데, 전에 진통제에 관해서 쓴 글에도 적었듯, 술 먹고 머리 아플 때는 절대 먹지 말아야 할 약 중 하나가 타이레놀이다. 간에 해를 크게 줄 수 있기 때문이지.

그렇지만 편의점에서 이런 이야기를 해주겠니? 약사라면 누구나 이에 관해서는 경고할 거다. 그런데 약사가 아닌 편의점 주인이나 알바생이 그런 것을 일일이 이야기하겠니?

또 종합감기약 종류 중에도 안전상비의약품으로 되어있는 것이 있는데, 대부분 졸리므로 운전자는 주의해야 하고, 전립선비대증 환자나 녹내장 환자도 주의해야 한다. 이런 종합감기약을 콧물약이나 멀미약과 같이 먹으려는 사람도 있다.

이런 약들이 안전상비약이라는 이름으로 아무런 안전장치 없이 편의점에서 팔리고 있다.

공공심야약국

그래도 요즈음은 지역마다 공공심야약국이 새벽 1시까지 문을 열고 있어서 편의점에서 받을 수 없는 서비스를 약사로부터 받을 수 있기도 하다.

전국에서 200여 곳이 운영하는 공공심야약국은 심야 및 공휴일에 의약품 구입 불편을 해소하고 의약품의 오남용을 방지하여 시민의 보건향상과 건강증진에 이바지함을 목적으로 하며, 약사의 전문성에 기반한 약물 검토 및 중재를 통해 의약품 접근성 향상뿐만 아니라 안전하고 약물을 효과적으로 사용하도록 보장하는 서비스이다.

아직은 시범 사업으로 운영되는 공공심야약국은 연중무휴로 밤 10시부터 새벽 1시까지 운영하는 것을 원칙으로 하고 있다. 약국이나 병원의 서비스를 받기 어려운 취약시간대에 의약품 판매는 물론 처방전에 의한 조제 업무와, 일반의약품 및 전문의약품에 관한 전문적인 복약지도를 약사에게 받을 수 있다.

20. 신약 개발 과정

비아그라, 팍스로비드가 뭔지 알지?

그래. 각각 발기부전증 치료제, 코로나19 바이러스 치료제로 처음 개발된 약이다. 이것 말고도 세계 최초로 개발되었다고 하는 약들은 대부분 아니, 거의 다 외국에서 개발되었다.

그러다 보니 우리나라에서 생산되어 팔리는 약도 대부분은 외국에서 맨 처음 개발된 약이다. 이런 약은 다 원개발사에 라이선스 비용을 내면서 생산하고 있지.

우리나라에서 개발되어 세계적으로 유명해진 약이 아직은 없다고 해도 심한 말은 아니다. 한글이라는 훌륭한 글자도 개발한 우리나라에서 왜 저런 세계적인 약 하나 개발하지 못할까?

그래도 요즈음에는 새로 개발되는 신약이 조금씩 나타나고 있기도 하다. 그런데 아직 그런 약이 세계적으로 주목을 받지 못하는 것은 물론이고, 우리나라에서조차 의사들이 많이 처방하지 않고 있다.

그럼 왜 이처럼 우리나라에서는 신약을 개발하지 못할까?

이번에는 의약품을 새로 개발하려면 어떤 과정을 거쳐야 하는지 정리해보겠다.

신약 개발 과정

신약개발과정은 크게 연구 단계(Research)와 개발 단계(Development)로 나눌 수 있다.

첫 번째 연구단계(탐색)는 의약학적 개발목표(목적, 효능 및 작용기전 등)를 설정하고, 신물질의 설계, 합성 및 효능검색 연구를 반복하여 개발 대상 물질을 선정하는 단계다.

두 번째 개발단계는 대상 물질에 대한 대량제조 공정개발, 제제화 연구, 안전성 평가, 생체 내 동태규명 및 임상 시험을 거쳐 신약을 개발해 가는 과정을 포함한다.

이런 과정에 좋은 길잡이가 되는 것이 우리나라의 한약 같은 천연물 의약품 같은 것이다. 저런 한방 처방에 사용되는 약재를 연구, 분석해서 유효성분을 찾아내고, 또 그것을 추출해서 효과를 연구하면서 더 나아가 새로운 약효 물질을 찾아낼 수도 있기 때문이지.

그렇게 한 뒤 그것을 화학적으로 합성해서 새로운 약을 만들어내기도 한다. 사실 세계적인 약 중에는 이런 천연물로부터 유래된 약이 많다.

그런 과정을 요약하면 다음과 같은 단계로 정리할 수 있다.

기초탐색 및 원천기술연구 과정 → 개발 후보물질 선정 단계 → 전임상(비임상)시험 단계 → 임상 시험(Clinical Trial) 과정 → 신약 허가 및 시판 순으로 진행된다.

전임상・임상 단계

전임상 시험(Pre-Clinical)

전임상(비임상)시험은 새로 개발한 신약후보물질을 사람에게 사용하기 전에 동물에게 사용해보며 부작용이나 독성, 효과 등을 알아보는 시험이다. 약물이 체내에 어떻게 흡수되어 몸속에 퍼지고 배설되는지 연구하는 체내 동태 연구와 약효 약리 연구가 수행된다.

그 후 동물실험을 통해 시험약이 지니는 부작용 및 독성을 검색하는 안전성 평가가 시행된다. 아무리 약효가 좋은 것으로 나타나도 안전하지 않으면 약이 될 수 없으므로 안전성을 가장 먼저 염두에 둔다.

이런 동물실험에는 주로 흰쥐(Mouse)가 먼저 사용된다.

그 이유로는 첫째 흰쥐가 값이 싸다는 장점을 들 수 있다.

값이 싼 것 외에 임신 기간과 수명이 짧다는 것도 또 다른 이유가 된다. 그래야 약 때문에 유전적인 문제가 생기지 않는지, 또는 후손에 어떤 영향이 미치는지 등을 짧은 시간에 살필 수 있기 때문이다.

또 흰쥐는 약하기 때문에 환경이 조금만 변하거나 몸에 조금만 이상이 생기거나 자극을 조금만 받아도 쉽게 죽는다는 점도 흰쥐를 이런 실험에 사용하는 이유가 된다. 조금만 잘못되어도 쉽게 죽으니까 위험한 것을 미리 거를 수 있기 때문이다.

그래서 약의 효능이나 위험성 등을 연구하기에 좋은 장점이 있다. 그러나 이런 쥐 실험만으로 다 되는 것은 아니고, 차츰 더 큰 동물, 나중에는 침팬지를 가지고도 실험한다.

그런데 사실 동물과 사람은 약에 따른 반응이 서로 다를 수 있으므로 이런 동물실험 결과를 다 믿을 수도 없다는 문제도 있다.

실제로 탈리도마이드도 동물실험에서는 이상이 없었으나 사람에게는 기형아가 태어나는 문제가 있었고, 타이레놀은 사람에게는 크게 위험하지 않을 용량도 개에게는 치명적인 결과를 나타내기도 한다. 동물실험을 통과한 약이라고 다 사람에게도 안전하다고 할 수는 없다는 거다.

그래서 약이 개발된 뒤에도 나중에 어떤 문제가 있음이 새로 밝혀져서 그 약이 아예 없어지는 일도 많다. 이렇게 되면 그때까지의 모든 수고가 다 물거품처럼 사라지는 거다. 이래저래 새로운 약이 나오기는 무척이나 어렵다.

이렇게 동물실험에서 어느 정도 효과가 있고, 안전한 것으로 밝혀진 물질이 나타나면 이런 물질을 실제 사람에게 투여하는 임상 시험을 시행한다. 이런 임상 시험은 직접 사람을 대상으로 하는 시험이라 가장 비용이 많이 드는 단계라 할 수 있다.

임상 1상 시험(Clinical Test - Phase I) - 안전성 집중 검사

이 단계에서는 전임상 시험에서 동물실험을 거치며 효과가 있는 것으로 나오고 문제가 없어 보이는 물질을 가지고 건강한 사람 20~80명을 대상으로 안전하게 투여할 수 있는 약물의 용량과 인체 내 약물 흡수 정도 등을 평가한다.

이런 약의 용량을 결정할 때는 전에 약의 사용기한에 관해서 썼던 글에서 말했던 LD50, ED50을 결정해서 치료에 사용되는 약의 용량을 결정한다.

LD50은 동물실험 대상의 반 이상이 죽은 용량, ED50은 임상 시험 대상자의 반 이상이 효과를 본 용량이라고 했지? 이 두 가지 용량의 차이가 적은 약이 비교적 안전한 약이라고 할 수 있다. 반면 저 용량의 차이가 적다면 그 약은 치료용량을 먹어도 위험할 수 있는 약이니 안전한 용량 범위가 적은 위험한 약이라고 볼 수 있다.

이 임상 1상 시험은 전임상 시험 결과 유효하다고 나타난 물질을 최초로 사람에 적용해보는 단계다. 건강한 지원자 또는 그 약물로 도움을 받을 수 있는 환자를 대상으로 부작용 및 약물의 체내 동태 등 안전성 확인에 중점을 두고 시행한다.

임상2상 시험(Clinical Test - Phase II) - 적응증의 탐색과 최적 용량 결정

앞선 전임상 시험과 임상 1상까지는 동물에게 안전한지, 또 건강한 사람에게 안전한지 등을 알아보고, 이 임상2상 시험부터는 실제 환자에게 투여해서 병에도 실제 효과가 있는지를 알아본다.

이 단계에서는 100~200명의 소규모 환자를 대상으로 약물의 약효와 부작용을 평가하고 유효성을 검증한다. 단기투약에 따른 흔한 부작용, 약물 동태 및 예상 적응증에 효과가 있는지 등을 알아보는 단계라고 할 수 있다.

이 단계에서는 대상 질환 중 조건에 맞는 환자를 대상으로 시험한다. 이 단계를 통해서는 임상3상 시험에 돌입하기 위한 최적 용법

용량을 결정한다.

임상3상 시험(Clinical Test - Phase III) - 대규모 환자를 대상으로 약물의 유용성 확인

이것은 신약의 유효성과 안전성이 어느 정도 확립된 후에 시행하는 임상 시험으로, 대규모(최소 수백 명에서 수천 명) 환자를 대상으로 장기간 투여할 때의 안전성 등을 검토하고 확고한 증거를 얻기 위해 실시한다.

이 임상3상 시험은 시판허가를 얻기 위한 마지막 단계의 임상 시험으로서, 비교대조군과 시험 처치군을 동시에 설정하여 효능, 효과, 용법, 용량, 사용상의 주의사항 등을 결정한다.

전에 약의 유효율에 관한 글에서 임상 시험에서 약의 유효율을 조사할 때 진짜 약을 투여하는 그룹과 약처럼 생긴 가짜 약(플라세보)을 투여하는 그룹으로 나눠서 임상 시험을 해서 유효율을 결정한다고 했지? 이것을 이중맹검 시험(Double-Blind Test)이라고 한댔지?

그것을 이런 임상3상 시험 때 하는 거다. 이런 임상3상 시험까지 성공적으로 통과하면 그 물질은 약으로 판매할 수도 있다.

임상 시험 중단

그런데, 이런 임상 시험을 하는 도중 환자에게서 어떤 심각한 이상 현상이 나타나면 물론 그 임상 시험은 중단하게 된다.

또는 약의 효과가 플라세보보다 월등하지 않은 것으로 나타나거나 오히려 떨어지면 그 약은 더는 약으로 행세할 수 없으니 그 임상 시험도 중단된다. 그간의 수고와 비용 등이 모두 물거품이 되는 거자.

임상 4상 시험(Clinical Test - Phase IV) - 시판 후 안전성, 유효성 검사

신약이 시판 사용된 후 장기간의 효능과 안전성에 관한 사항을 평가하기 위한 시험으로, 시판 전에 행했던 임상 시험에서는 파악되지 않았던 부작용이나 예상하지 못했던 새로운 적응증을 발견하기 위한 약물 역학적인 연구가 시행되는데 이것을 시판 후 조사(Post Market Surveillance)라 한다.

이런 과정에서 새로운 문제가 나타나 애써 개발한 약이 못 쓰게 될 수도 있고, 다른 효능이 발견되어 전혀 다른 용도로 쓰이는 약이 될 수도 있다.

비아그라가 실은 심장약을 개발하려다가 발기부전치료제로 바뀐 거라고 전에 얘기했었지? 고혈압약으로 개발하려다가 바르는 발모약으로 FDA의 승인까지 받은 미녹시딜도 그런 예지. 기형아를 만드는 탈리도마이드로 항암제를 연구하는 것도 같은 예가 되겠다.

이렇게 해서 처음 연구를 시작한 물질이 실제 약으로 만들어져 현장에서 환자에게 사용되는 비율은 10%가 채 안 된다고 한다.

어떤 자료를 보니 5,000~10,000개의 물질을 연구해서 1개의 의약품을 건지게 된다고 한다. 하나라도 건지면 그나마 다행인 거지.

이런 과정에서 800만 달러에서 13억 달러까지 비용이 소요된다고 한다.

이렇게 해서 새로운 의약품 개발에 성공하기만 하면 이 약은 그야말로 대박이고 소위 '노다지'가 되겠지만, 실패하면 그 과정에서 쓰였던 막대한 개발비용이 고스란히 회사의 손해가 되어버리고, 회사는 대박이 아닌 쪽박을 찰 수도 있다. 실상이 이렇다 보니 사실 이런 신약 개발은 엄청난 도박이 되는 거다.

이렇게 어려운 것이 신약 개발인데, 팍스로비드, 라게브리오 등은 저런 복잡한 과정을 생략하고 그야말로 번갯불에 콩 구워 먹듯이 임시 사용허가를 받았다.

탈리도마이드 사건

약 하나를 만드는 데 이렇게 어려운 단계를 거치는 것을 지난번 약의 부작용에 관해서 쓴 글에 있던 탈리도마이드 사건에서 이야기한 적이 있지? 한 번 더 이야기하려고 한다.

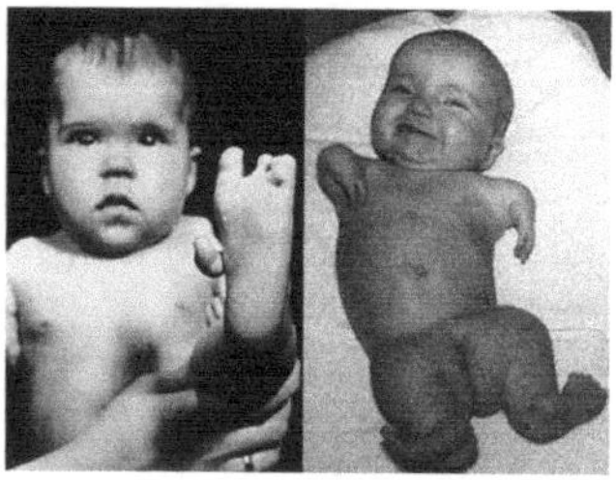

1953년에 독일에서 만들어서 1957년부터 판매되기 시작했던 수면제인 탈리도마이드가 유럽에서 많이 팔렸다. 이 약은 임신부 입덧에도 효과가 있다고 알려지면서 유럽에서는 임신부들이 입덧을 가라앉히기 위해 많이 먹었다.

그런데, 미국에서는 FDA의 프랜시스 켈리 국장이 제약회사에서 제출한 자료가 미흡하다며 허가를 1년이나 미뤘다. 그 때문에 그동안 이 켈리 국장은 언론으로부터 좋은 약을 못 먹게 한다는 이유로 욕도 엄청 많이 먹었다.

그런데 약이 나온 지 1년이 지나 유럽에서 기형아가 수천 명 태어났고, 그 이유가 임신부가 임신 중에 먹었던 탈리도마이드 때문이란 게 밝혀졌다.

그런데, 그때까지 FDA에서 탈리도마이드를 허가하지 않은 덕에, 미국에서는 저런 기형아가 거의 나오지 않아서 켈시 국장은 미국을 살린 영웅으로 불렸고 케네디 대통령에게 훈장도 받았다고 한다.

켈시 국장은 탈리도마이드가 사람에게는 수면 효과가 있으나, 동물에게는 그런 효과가 없다는 것을 이상하게 여겨서 허가를 내주지 않았다고 한다.

또 탈리도마이드를 쥐에 투여했을 때는 기형 유발 부작용이 없었으나, 침팬지에게 투여했을 때는 그런 부작용이 나타났단다. 쥐 실험 결과만 보고 성급하게 허가를 내준 결과가 저렇게 엄청나게 큰 비극으로 나타난 거다. 그러니까 동물실험 결과만으로 약을 허가할 수도 없는 거지.

이렇게 볼 때 이 탈리도마이드 사건은 의약품 허가에는 엄격함과 깐깐함이 무엇보다 중요하다는 것을 보여주는 단적인 예가 되겠나.

국산 신약

신약이 하나 개발되려면 10~15년이 걸리고 1조 원 이상의 비용이 소요되는 것으로 알려졌다. 우리나라의 제약회사는 너나 할 것 없이 모두 중소기업에 속한다. 그러니 저런 손해를 감당하기가 어려워서 신약 개발에 집중할 능력이 아직은 부족하다.

그래도 요즈음에는 우리나라의 몇 제약회사에서도 신약을 개발해서 식약처로부터 승인을 받거나 외국 제약회사에 라이선스를 파는 등의 성과를 보이기도 한다.

이런 일이 계속 쌓이면 우리나라 제약회사 중에서도 세계적 기업이 나타나 세계적인 신약을 만들어내기도 하겠지?

일본만 해도 신약을 만들어낸 제약회사가 여러 곳 있다. 그러나 아직 우리나라에서는 대박을 터뜨릴 만한 세계적인 대형 신약을 만들어내지 못했다.

그래도 우리나라에서도 신약이 몇 가지 나왔다. 벌써 35가지가 넘는다고 한다.

국산 신약 1호는 SK케미칼의 항암제인 '선플라주'로, 1999년 7월엣 식품의약품안전처 판매허가를 통과한 바 있다.

2003년 LG생명과학의 팩티브가 국내 최초이자 유일하게 미국 FDA의 품목허가를 받아 글로벌 신약이라는 이름을 얻었다

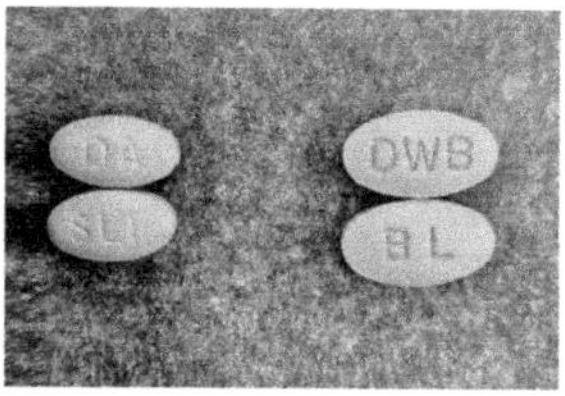

또 6호 신약이 된 스티렌은 매출 900억 원 규모의 블록버스터로 상업적 성공까지 이루었다. 이 스티렌은 생약재인 약쑥을 추출해서 만든 위장약인데, 처방약 중에 연두색 타원형 약이 있다면 대부분 스티렌이거나 저런 약쑥 추출 성분으로 된 제네릭의약품일 것이다.

위 사진에서 왼쪽 약이 스티렌정(동아제약)이고, 오른쪽이 제네릭

인 베아렌정(대웅제약)이다.

다만 우리나라의 신약은 비아그라나 팍스로비드처럼 전혀 새로운 신약이 아니고, 대부분 이미 나와 있는 약 종류를 개량한 것으로 개량신약이라고 부른다.

우리나라에서도 의미 있는 초대형 글로벌 신약이 많이 개발되길 기대해 본다.

21. 대체조제와 의약품 동등성 시험

의약품에는 맨 먼저 개발된 오리지널 의약품이 있다. 그리고 이런 오리지널 의약품에 대해서는 특허권을 인정해서 일정 기간(20년, 최장 25년) 독점권을 인정하는 제도도 있다. 이런 독점 기간을 보장해서 그 개발비용을 좀 보전해주려는 거지. 그리고 저런 오리지널 의약품의 특허 기간이 지난 뒤에는 같은 성분으로 만든 복제의약품 즉 제네릭 의약품이 나온다.

앞에서 말했듯, 오리지널 의약품은 연구, 개발에 시간과 비용이 많이 들어가므로 약값이 대체로 매우 비싸다, 반면 복제의약품은 저런 초기 비용은 들어가지 않으므로 오리지널 의약품보다는 좀 싸게 나오는 편이다.

예를 들어 비아그라가 처음 나왔을 때는 매우 비쌌지만, 비아그라의 복제약(가짜 말고)은 오리지널 의약품의 반값도 안 되게 구할 수 있다.

의약분업 제도에서는 의사가 환자의 병을 진단하고 그 병에 맞는 약을 처방하면 환자가 약국에서 약을 조제 받게 된다. 각자의 전문 영역(진료와 조제)에 맞게 의사는 환자를 진료, 처방하고 약사는 조제하라는 거지.

대체조제

그런데 약국에서 약을 조제하려고 할 때 약사에게.

"이 약은 없고, 이 약과 성분이 같은 약이 있다."

라는 말을 들은 경험이 있을 거다.

저런 말을 들으면 많은 사람이, 약사가 마진이 크고 품질이 떨어지는 약으로 조제하려는 줄 알고 그냥 가기도 한다. 그러나 지금 우리나라 건강보험 제도에서는 약값에서는 이윤을 전혀 볼 수 없다. 비싼 약으로 조제하거나 싼 약으로 조제하거나 약값에서는 어떤 이득도 볼 수 없다(실구입가 상환제). 그러니 조제하다가 약을 하나라도 잃어버리거나 약이 깨지면 그것은 고스란히 약사의 손해가 된다.

고시가 상환제, 실구입가 상환제

이런 실구입가 상환제가 시행되기 이전에는 고시가 상환제를 시행했는데, 이는 정부가 정해준 약값(고시가) 이하로 제약회사나 도매상에서 병원이나 약국에 약을 공급해도 되는 제도였다. 이때는 의약분업이 시행되기 전이라 병원에도 약이 공급되었다.

이때는 약값이 저런 고시가보다 싸게 병원과 약국에 공급되어 약값에 어느 정도는 마진이 있었다.

원래 보험제도에서는 약값에는 마진이 없어야 한다. 그런데 과거에 이런 마진을 비공식적으로 눈감아줬던 이유는 의약분업 이전에는 의사의 진료 수가나 약사의 조제 수가를 말도 안 될 정도로 낮게 책정해 놓았기 때문이다.

그러니까 그때는 의사나 약사가 약값에서 마진을 재주껏 챙겨서 낮은 수가를 보충하라고 정부에서도 암묵적으로 눈감아줬다.

그러다가 의약분업이 시행되기 얼마 전부터 '실구입가 상환제'를 시행하며 그런 약가 마진을 인정하지 않기 시작했다. 의사가 약가 마진에 미련을 갖지 않게 해서 의사가 약을 취급하고 싶지 않게 하려고 미리 사전 정지작업을 한 것이다. 이 실거래가 상환제는 지금도 강력하게 시행되고 있다.

그래서 의약분업이 시행되기 전에는 저런 낮은 수가 아래에서 의약분업을 시행하면 의사들은 다 굶어 죽는다는 볼멘소리가 의사들 사이에 퍼져 있었다. 의약분업을 하면 의사가 약을 취급하지 못하므로 약가 마진을 챙길 수 없게 되어 소득이 줄어들 것을 걱정했기 때문이다. 의료 수가도 낮은데 약가 마진도 못 챙기면 수입이 많이 줄어들 거라는 걱정에 의사들의 불만이 컸던 거다.

그런데도 정부에서 의약분업을 밀어붙이려 하자, 2000년 전국 의사들이 전면 파업했다. 전국 병원마다 의사가 없어서 응급환자도 제대로 치료받지 못한다고 뉴스 때마다 나오던 그때 일 기억하지?

그러자 정부는 의료 수가와 조제 수가를 좀(정부 당국의 말로는 대폭) 인상하면서 의사들의 파업을 잠재우고 2000년 7월부터 의약분업을 시작했다.

상황이 이렇게 변하다 보니 고시가 상환제에서는 약을 싸게만 공급하려고 혈안이었던 제약회사로서는 이제 그럴 필요가 없어졌다. 싸게 공급하다 걸리면 회사에도 불이익이 크기 때문이다.

어떻게 보면 의약분업과 실구입가 상환제 덕에 제약회사가 이전보다는 경영상 도움을 많이 받고 있다고 생각한다.

예전에는 영업사원이 약국과 병원을 모두 다니며 영업해야 했지만, 지금은 병원에서만 영업을 집중해도 충분하기 때문이다. 약국은 그야말로 개털이 된 느낌이다.

더구나 요즈음은 약값이 약국에서 바로바로 회사로 들어오니 제약회사로서도 자금 회전이 예전보다 매우 원활해졌을 것으로 짐작하고 있다. 얘기가 조금 곁길로 샜으니 이 이야기는 이만…

어쨌거나 이렇게 엉뚱한 이야기를 길게 쓴 것은 약사가 이문을 더 남기려고 약을 대체조제하는 것이 아니란 이야기를 하다 보니 이야기가 삼천포로 빠진 거다.

대체조제의 필요성

여러 병원에서 수많은 의사가 처방하는 모든 약(수만 가지도 족히 넘는다)을 약국에 다 준비할 수가 없으므로 약사로서는 의사가 처방하는 약으로만 조제할 수가 없다. 게다가 그렇게 조제하다가 남은 약은 다 약사의 손해로 남으니 약을 다 준비해둘 수도 없다. 그러니 약국에 준비된 약으로 조제하려다 보니, 105쪽에 있는 것처럼 이야기하여 같은 성분으로 된 약으로 대체조제할 일이 생길 수밖에 없다.

결론은 의사가 처방한 이름의 약이 약국에 없어서 같은 성분, 함량, 제형으로 된 약으로 대체조제해야 할 상황은 언제든지 생길 수 있다는 것이다. 처방한 약이 없어서 그런 것일 뿐, 약사가 마진을 더 남기려고 대체 약으로 조제하겠다는 것이 절대 아니라는 거다.

의약품 동등성 시험

그런데 이렇게 대체조제할 때도 약사가 아무 약으로 대체조제할 수 있는 것은 아니다. 식약처에서 허가한 의약품 중 의약품 동등성 시험을 통과한 약으로만 대체조제할 수 있다.

의약품 동등성 시험에는 다음과 같은 것이 있다.

① 약이 제대로 녹는지(비교 용해 시험)

② 약 성분이 제대로 녹아 나오는지(비교 용출시험)

③ 인체에 투여했을 때 약 성분이 핏속에 제대로 녹아있는지 (생물학적 동등성 시험)

등을 검사해서 저런 수치가 오리지널 의약품만큼 나오는 약(검사를 통과한 약)으로만 대체조제할 수 있게 되어있다.

①과 ②는 실험실에서 검사하는 것이고, ③은 직접 인체를 대상으로 검사하는 것이다.

이중 생물학적 동등성 시험(생동성 시험)을 통과한 약으로 대체조제할 때는 환자의 동의를 구한 뒤 의사에게 미리 동의받지 않고 나중에 팩스나 이메일 등으로 통보(사후 통보)해도 된다.

생동성 시험을 통과하지 않은 약으로 대체조제할 때는 미리 환자와 의사에게 동의를 구해야 한다.

이중 생물학적 동등성 시험에 관해 아는 척하려고 한다.

약을 만들 때는 그 약에 약 성분이 제대로 들었는지, 또 약이 몸속에서 잘 녹겠는지 등을 검사한다. 이런 것을 의약품 품질관리라고 한다.

그래서 보험 당국에서도 비싼 오리지널 의약품 대신 그보다는 조금 싼 저런 복제약을 조제에 활용하라고 권장하는 편이다.

그런데 의사들의 명분은 저런 복제약은 품질을 못 믿겠으니 자신이 처방한 오리지널 의약품을 다른 복제약으로 대체하지 못하게 하려고 했다. 그런데 사실 의사들이 모두 오리지널 의약품만 처방하지도 않는다. 복제약을 처방하는 의사가 훨씬 많다.

그래서 저런 복제약의 품질을 검사하는 방법의 하나로 보건 당국에서 생물학적 동등성 시험을 내놓은 것이다.

약에 성분이 제대로 들어갔는지, 또는 약이 몸속에서 잘 녹겠는지 등은 품질관리로 검사한다. 일단 약이 몸속에서 녹아야 핏속으로까지 잘 녹아 들어갈 가능성이 있어서 이렇게 검사하는 거다. 이것까지는 실험실에서 검사할 수 있다.

그런데 약을 인체에 투여했을 때 그 약 성분이 핏속에 제대로 퍼지는지는 생물학적 동등성 시험으로 검사한다. 핏속에 약 성분이 녹아 들어가면 온몸에 약 성분이 퍼지므로 약효도 제대로 나타날 거라고 간주하기 때문이다.

건강한 사람을 대상으로 복제약을 투여한 뒤 약 성분이 핏속에 얼마나 들었는지를 오리지널 의약품의 경우와 비교하여, 기준을 통과한 약을 '생물학적 동등성 시험(생동성 시험)'을 통과한 약이라고 부른다. 약 성분이 핏속에 어느 수준 이상 포함되었으면 오리지널 의약품과 대등한 효과를 낼 것이라고 간주하는 것이다.

대체조제에 사용되는 약

그래서 지금 약사는 모두 저런 의약품 동등성 시험을 통과한 약(A)으로만 대체조제할 수 있다. 오히려 의사는 의약품 동등성 시험을 통과하지 못한 약(B)도 처방할 수 있다.

이렇게 보면 약사가 조제한 약이 의사가 처방한 약보다. 품질과 약효가 더 좋을 수도 있다고 볼 수 있다.

그런데도 어떤 환자는 (B) 약을 (A) 약으로 대체조제하는 것도 거부한다. 심지어 오리지널 의약품으로 대체조제하는 것을 거부하는 사람도 있다. 이걸 보면 대체조제를 불신하는 정도가 심하다는 것을 짐작할 수 있다.

의약분업 초기에, 의사가 처방한 약을 약사가 대체조제하는 것을 의협에서 매우 신경질적으로 대응했던 것을 환자들이 기억하고 대체조제를 저렇게 색안경을 끼고 보는 것 같다.

그런데 실제 의사들은 오리지널 의약품만 처방하지도 않는다. 즉 제네릭 의약품을 처방하는 의사들이 훨씬 많다. 심지어는 식약처의 심사를 통과하지 못한 약을 처방하는 의사도 많다.

그런데도 의약분업 초기에는 자신의 동료들이 처방하는 약으로 대체조제하는 것까지 험담했던 거다.

현실적으로 의사가 처방하는 수만 가지의 약을 약국에 다 준비해 둘 수는 없다. 그래서 대체조제해야 할 상황은 언제든지 생길 수 있다. 더구나 코로나가 한창 유행할 때는 조제 의약품 수요가 갑자기 많아져서 품절된 약도 많아 대체조제해야 할 경우가 매우 많았었다.

대체조제하는 약이 의사가 처방한 약보다 품질이 떨어질 염려는 하지 않아도 된다. 우리나라에서 생산되는 의약품의 품질은 믿어도 되기 때문이다. 만일 그런 약이 있다면 식약처가 제대로 일하지 않기 때문이겠지?

특히 코로나19 바이러스가 크게 유행할 때는 전국에 감기약 종류가 품절되어 약사들이 조제에 애를 무척이나 많이 먹었는데, 어쩔 수 없이 약국에 있는 약으로 대체조제하는 일이 많았지만, 문제가 된 적은 없었다.

이것은 대체조제가 더 활성화되어도 문제가 되지 않는다는 뜻이며, 이것을 계기로 대체조제를 바라보는 환자나 의사들의 인식이 바뀌면 좋겠다.

22. 개봉한 의약품의 사용기한

모든 약에는 사용기한이 그 포장에 적혀 있다. 사용기한이란 그 약이 제대로 효과를 낼 수 있는 최소한의 기한이라고 지난번에 이야기했지?

약의 종류	사용기한
병에 든 알약 종류	개봉 후 1년 이내
PTP나 포일 등 낱개 포장된 약	포장에 표시된 사용기한 이내
연고나 겔, 로션 외용제	개봉 후 6개월 이내
물약, 시럽, 가글 종류	개봉 후 4주 이내
여러 번 쓰는 안약	개봉 후 4주 이내
일회용 안약	남은 것은 무조건 버린다
파스 종류	개봉 후 1개월 이내

물론 저 사용기한보다 라벨에 붙은 원 사용기한이 조금 남았다면 원 사용기한까지만 사용해야 한다. 예를 들어 사용기한이 1달 남은 약의 뚜껑을 열었다면 그 사용기한은 1년으로 늘어나는 것이 아니라 1달로 줄어든다는 것이다.

이 말은 뚜껑을 열면 그 사용기한도 짧아진다는 뜻이다. 그래서 많이 사용하는 약의 개봉 후 사용기한을 위 표에 정리했다.

23. 조제한 의약품의 사용기한

약포지에 소분 조제된 약은 의사에게 진찰받고 처방된 약이란 것을 전제로 한다. 진찰은 그 당시의 병 상태를 알기 위한 것이다. 그렇게 본다면 질병 상태는 변할 수 있으니 병 상태에 따라 약은 수시로 달라질 수 있다. 그래서 처방전에는 처방전 사용 기간이 있어 그 기간 내에 약국에서 약을 조제 받아야 한다.

조제한 약은 진찰 당시 상황에만 맞는 맞춤약이다. 그렇게 본다면 어느 사람에게 처방/조제된 약은 그 사람만 먹어야 한다. 맞춤약이므로 안경처럼 임자가 따로 있는 법이다.

조제된 약은 진찰 당시의 병 상태에만 맞는 맞춤약이므로 조제한 지 오래됐다면 그 약은 버리는 것이 원칙이다. 함부로 버리면 안 되고, 약국이나 보건소의 폐의약품 수거함에 버려야 한다.

다만 만성병에 먹는 약으로 필요할 때 먹도록 의사가 처방해준 약이라면 1년간은 두고 먹을 수 있다. 그러나 그렇지 않고 그때그때 달라지는 병 때문에 처방받은 약이라면 이야기는 달라진다.

계속 먹도록 처방받은 약이라면 1년간 두고 먹을 수도 있겠으나, 그러려면 약을 습기가 없는 곳에 직사광선을 피해서 두어야 한다.

단 가루약은 그 기간이 6달로 줄어든다. 가루약은 특히 습기를 머금기 쉽기 때문이다.

이런 기간을 지키려면 이런 조제약을 보관할 때 조제 받은 날짜를 적어서 보관해야 한다.

물론 사용기한이 1년 이하로 남은 약으로 조제했을 수도 있겠으나, 약국을 하는 약사라면 그런 약을 조제에 사용하지는 않을 것이다.

또 조제약은 그 환자에게만 투여되어야 하므로 함부로 다른 사람에게 주면 안 된다. 그런 뜻에서 약에 관해서는 인심이 후하면 안 된다. 내게는 좋은 약이지만, 남에게는 독이 될 수도 있는 것이 약이기 때문이다.

24. 가루약으로 조제되는 경우

약국에서 약을 가루약으로 조제해 주는 수가 있다.

이런 것은 약이 아예 가루로 생산된 것이 처방되었을 때, 또 처방전에 약을 가루로 해서 조제하라고 처방되었을 때 그렇게 가루약으로 조제하게 된다.

어린아이가 먹을 약이나 알약을 삼키지 못하는 환자에게 조제하는 경우에 약을 가루로 조제하도록 처방한다. 또는 약을 1/2이 아닌 1/3이나 1/5 등으로 나눠서 조제하도록 처방되었을 때도 약을 가루로 만들어야 저렇게 나눌 수 있으니 가루 형태로 조제하게 된다.

가루약은 알약 종류보다 그 성분이 물에 더 빨리 녹기 때문에 같은 성분의 알약보다 약효가 더 빨리 나타날 수 있다.

이런 가루약을 산제(散劑)라고 하는데, 이런 약은 습기를 머금어 약이 굳기 쉬우므로 건조한 곳에 두어야 하는데, 실리카겔 등 방습제와 함께 두면 좋다.

아기에게 가루약을 먹일 때

어린아이들에게 가루약을 먹이기 어려울 때는 대개 설탕을 같이 섞어서 물에 개서 먹여도 된다. 분유를 먹이는 아기에게 약을 먹일 때 젖병 속에 분유와 약을 같이 넣고 섞어서 먹이는 수가 있으나, 좋은 방법은 아니다.

이렇게 하면 젖병의 우유를 남겼을 때 약도 덜 먹게 되어 약효가 제대로 나타나지 않을 수도 있고, 또 분유의 맛이 달라져서 아기가 분유를 거부할 수도 있기 때문이다.

따라서 아기에게 가루약을 먹일 때는 가루약을 숟가락에 놓고 물로 개어서 따로 먹이는 것이 좋다. 이때 설탕을 섞어 먹여도 되겠다. 모유를 먹이는 아기라면 젖꼭지에 약을 묻혀서 젖과 함께 약을 삼키게 할 수도 있다.

아기에게 가루약을 먹일 때는 물로 갠 약을 담은 숟가락을 입에 넣고 아기가 약을 다 삼킬 때까지 숟가락을 입에서 빼지 않는 것이 아기가 약을 삼키게 하는 요령이 될 수 있다. 이때 약숟가락은 좀 큰 것을 쓰는 것이 더 유리하다.

아기가 약을 먹자마자 토했을 때는 바로 다시 먹이면 오히려 토하지 않는다. 한 번 토한 직후에는 토하지 않기 때문이다.

25. 자르거나 가루로 해서 먹으면 안 되는 약

여기에 적은 내용은 지난번 약을 삼킬 때 제목으로 썼던 글과 내용이 비슷하다.

약에 보면 그 용법에 자르거나 부수지 말고 그대로 삼키라고 쓰여 있는 약이 있는가 하면 어떤 약은 아예 가루로 조제되거나 반 잘라서 조제된 약이 있다. 어떤 약은 약사가 자르지 말고 그대로 삼키라고 복약지도하기도 한다. 자르면 안 되는 약은 뭐고, 자르거나 가루로 해서 먹어도 되는 약은 뭘까? 그 내용을 정리하려고 한다.

잘라서 먹어도 되는 약

약에 보면 표면에 반 가르는 선이 그어진 약이 있다. 이런 선을 전문용어로는 '분할선'이라고 한다. 이런 분할선이 있는 약은 안심하고 자르거나 가루로 해서 삼켜도 된다. 또 씹어 먹어도 된다. 단, 맛이 써서 고생하는 것은 내 책임이 아니다.

어떤 글에 보니, 약의 맛이 대부분 쓴 이유는 약은 독이므로 그런 독을 함부로 먹지 않게 경고하려고 약 맛이 쓰다고 했더라. 믿거나 말거나…

또 캡슐로 된 약 중에 캡슐이 열리는 것은 캡슐을 열어 내용물을 빼서 그 가루만 삼켜도 된다. 캡슐을 열어 내용물만 먹으면 안 되는 약(장용 캡슐 등)은 캡슐이 아예 열리지도 않는다. 그렇다고 연질캡슐 약도 씹어 먹으면 안 되는 것은 아니다. 오히려 연질캡슐 중에는 음식과 함께 씹어 삼켜야 더 빨리 흡수되는 것도 있다.

잘라서 먹으면 안 되는 약

약 중에는 약이 위에서 녹지 않고 장에서 녹아야 하는 약이 있다. 이런 것은 약이 위에서 녹지 않도록 표면을 특수하게 처리한다. 이렇게 약이 위가 아닌 장에서 녹도록 특수하게 처리하는 것을 '장용(腸溶) 처리'라고 한다. 약이 장에서 녹게 한다는 뜻이다.

약은 대부분 위에서 녹는데, 위가 아닌 장(작은창자, 큰창자 등)에서 녹는다는 뜻이다. 위에서 녹으면 안 되는 약으로는,

- 위에서 녹으면 위산 때문에 약 성분이 파괴되거나 약효가 떨어지는 약,
- 위장장애가 심한 약
- 장에서 약효가 나타나야 하는 약

등이 있는데,

①의 예에는 훼스탈, 메디락에스장용캡슐이나 메디락디에스장용캡슐 등이 있다.

②의 예는 디클로페낙 성분의 소염진통제 등이 있다.

③의 예는 정제나 캡슐제로 된 변비약 등이 있다.

위에서 녹으면 안 되는 약 외에 살라 먹거나 가루로 해서 먹어도

안 되는 약이 또 있다.

약이 소화기관에서 한꺼번에 녹으면 약효도 한꺼번에 나타났다가 바로 사라지므로 약효가 오래 이어지지 않는다.

반면 약이 소화기관에서 한꺼번에 녹지 않고 서서히 녹으면 약 성분도 오랫동안 핏속에 머물며 약효가 오래 유지된다.

이렇게 약이 천천히 녹아 효과가 오래 이어지도록 특수하게 만든 약이 이런 종류의 약이다. 이런 약은 약 성분이 서서히 방출된다고 해서 '서방성(徐放性) 제제'라고 한다. 이런 제형의 정제와 캡슐제 약을 각각 '서방정', '서방캡슐'이라고 부른다.

이런 약 중 어떤 것은 대변에 약 모양이 그대로 섞여 나오기도 한다. 그래서 약이 제대로 약효를 내지 못하고 대변으로 나온 줄 알고 약을 잘라서 먹었다고 말하는 환자도 있었다.

저런 약을 이렇게 잘라 먹으면 그 약의 특징(약효가 오래 가는)이 제대로 나타나지 않고 약효가 금방 사라질 수 있다. 저렇게 약 모양이 그대로 대변에 섞여 나왔어도 약 성분은 이미 다 빠져나왔으므로 약효는 제대로 나타난 것이다.

이런 종류의 약은 약 이름에 'XR', 'SR', 'CR', 'ER', '오로스', '서방', '이중', '지속' 등의 말이 붙어 있다.

코로나19 백신 맞고 나타나는 두통, 발열 등의 증상이나 코로나19 증상 때문에 먹는 타이레놀 중에 '타이레놀8시간이알서방정'이란 것 본 적 있지? 빨간색 포장의 타이레놀정500mg 말고 노란색 포장으로 된 약이다. 이것이 이런 종류의 약이다.

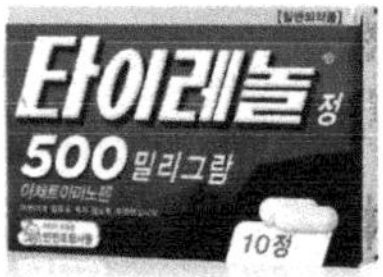

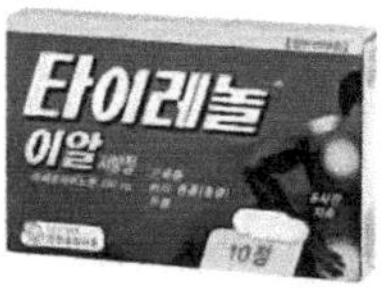

왼쪽 위의 빨간색 포장으로 된 '타이레놀정 500mg'은 효과가 4~6시간 정도 유지되는데, 왼쪽 아래 노란색이 섞인 포장의 '타이레놀 8시간이알서방정'은 약효가 8시간 유지되도록 특수하게 만들어진 것이다. 빨간색 포장의 500mg짜리는 10개가 한 포장인데, 저 노란색 포장의 서방정은 6개가 한 포장이다. 이 서방정은 하루에 6개까지만 먹어야 한다. 500mg짜리는 하루에 8개까지만 먹어야 한다.

여기에서 여담 한 가지 이야기할게.

코로나19가 한창 유행하던 초기에 TV에 자주 나와서 상황을 설명했던 정은경 질병관리본부장 기억하지? 이 양반이 참 열심히 일했는데, 코로나19에 걸려서 열날 때 타이레놀을 먹으라고 방송에서 이야기했다가 약사회로부터 욕을 되게 많이 먹었다.

타이레놀은 아세트아미노펜이 주성분인 해열진통제로, 성분은 같고 이름만 다른 약이 많은데도 환자들이 타이레놀만 찾는 바람에 전국의 타이레놀이 동이 나서 다른 제약회사의 약은 그냥 쌓여있던 적이 있었다.

그때 정 본부장이 처음부터 '아세트아미노펜 성분의 약'을 먹으라고 했다면 환자나 약사가 고생을 덜 했을 거라는 아쉬움이 있다. 이분이 머리가 다 하얗게 셀 정도로 정말 열심히 일했는데, 저 한 가지 때문에 옥을 먹은 거였지.

정 본부장은 친숙한 약 이름을 알려주려고 타이레놀을 먹으라고 말했다고 해명했다. 나중에라도 타이레놀 말고 아세트아미노펜 성분의 해열제를 먹어도 된다고 했으면 좋았을 것을… 여담 끝~~~

서방성 제제는 이렇게 약효가 더 오래 이어지게 하려고 약이 천천히 녹도록 특수하게 처리했기 때문에 씹어 먹거나 잘라 먹지 말아야 한다. 그래야 약이 서서히 녹아 약효가 오래 가기 때문이다. 이런 약을 씹어 먹으면 오랜 시간 이어져야 할 약효가 짧은 시간 동안 한꺼번에 강하게 나타날 수 있어 독작용도 나타날 수 있다.

26. 시럽 약은 약효가 약할까?

감기약으로 시중에 나와 있거나 조제되는 약을 보면 제형이 여러 가지다. 가장 흔한 것은 알약(정제 또는 경질캡슐제, 연질캡슐제), 시럽제 등이 있다.

시럽제는 주로 알약을 삼키지 못하는 어린이용으로 나오는 것이 많지만, 간혹 성인에게 시럽제가 처방되기도 한다. 기침약 중에 시럽제로 나와 성인에게 처방되는 것이 많다. 이런 시럽제를 처방받은 환자는 이런 말을 흔히 한다.

환자: 어! 이건 시럽이네? 어째 나 같은 어른한테 아이들이나 먹는 시럽을 주나요?

약사: 시럽이라고 아이들만 먹는 것은 아니에요. 어른이 먹는 시럽제도 있어요.

환자: 시럽은 약효가 약한 것 아니에요?

약사: 시럽을 아이들에게 주로 투약하는 것은 아이들은 알약을 삼키지 못하니까 아이들이 쉽게 먹을 수 있게 하려고 시럽으로 만드는 거지, 시럽이 약효가 약해서 아이들에게 투여하는 것은 아니에요. 시럽도 효과가 좋아요.

환자: 그래요? 어쩐지 시럽은 먹기가 좀 그래서요.

약사: 그러려면 어서 감기를 이겨내셔야죠. 그럼 시럽 먹을 일도 없어지겠죠.

아기에게는 약한 약을 주고, 어른에게는 강한 약을 주는 것은 아니다. 아기가 먹을 수 있게 하려고 시럽 약을 투여하는 것이다.

아기는 어른보다 덩치가 작고 몸무게도 가볍다. 따라서 몸속 피의 부피도 적기 때문에 어른과 같은 양을 투여하면 핏속 약의 농도가 어른에게 투여했을 때보다 훨씬 높아진다. 그래서 아기에게는 어른보다 약을 적게 투여하는 것이지, 약 자체가 약하거나 강하거나 한 것은 아니다.

즉 아기에게 시럽 약을 주로 투여하는 것은 아기가 잘 먹을 수 있게 하려는 것이지, 시럽 약이라고 아기만 먹을 수 있는 것은 아니다. 그래서 시럽 약의 양을 늘려 먹으면 어른에게서도 충분히 효과를 낼 수 있다. 물론 이때도 전문가에게 문의한 후에 정확한 양을 먹어야 한다.

27. 알약을 잘 삼키는 Know-How

약국에서 환자들의 이야기를 들어보면 어른인데도 알약을 삼키지 못하는 사람이 많더라.

나도 어릴 때 알약을 삼키지 못해서 많이 고생했던 기억이 있다.

예전에 학교에서 주던 구충제는 표면이 코팅되어 있지 않아서(나정-裸錠) 입에 들어가면 바로 쓴맛이 느껴지니까 삼키기가 더욱더 어려웠다.

그런데 예전에 나오던 삐콤정을 먹으면서 약 삼키는 요령을 터득했다.

이 약은 당의정이라 표면이 매끈하고 달콤해서 약 삼키는 연습하기에 좋았다. 지금은 이 약이 필름코팅정이라 표면이 매끄럽지도 않고 달콤하지도 않으므로 삼키기가 당의정만큼 쉽지는 않다.

알약을 삼키지 못하겠다는 사람에게는 이렇게 이야기한다.

“밥을 삼킬 수 있으면 약도 얼마든지 삼킬 수 있어요.”

그래서 작고 표면이 매끈한 과자나 캔디 종류를 삼키면서 연습할 수 있다.

정제, 연질캡슐제

정제나 연질캡슐제 종류는 대개 물보다 무거워서 물에 넣으면 가라앉는다.

그래서 이런 약은 입에 약을 넣고 입으로 물을 조금 머금은 뒤 고개를 들어 약이 목구멍 쪽으로 가라앉게 한 뒤에 물을 더 마셔서 약을 삼키면 약이 목구멍으로 쉽게 넘어간다.

경질캡슐제

반면 경질캡슐 제형으로 된 약은 안에 가루가 들어서 가벼우므로 대부분 물에 뜬다.

그래서 이런 캡슐 약은 약을 입에 넣고 컵에 담긴 물을 빨대로 빨아올려 삼키면 약이 입속에서 물 위에 뜨면서 물과 함께 목으로 쉽게 넘어간다.

쓴 정제나 쓴 가루약

이런 약은 설탕물로 삼키면 어렵지 않게 삼킬 수 있다. 난 설탕을 먹어도 괜찮을 사람에게만 해당하는 방법이 되겠다.

약을 삼킬 때

약을 삼킬 때 고개를 위로 들어 뒤로 젖힐 필요는 없다. 밥을 삼킬 때 고개를 들어서 삼키는 사람은 없다. 닭이야 물을 삼킬 때 고개를 들지만, 사람은 그럴 필요가 없기 때문이다. 그렇게 고개를 들고 삼키다가 자칫 잘못하면 약이 기도로 넘어갈 수도 있다.

28. 의약품과 건강기능식품

TV나 인터넷 등 여러 광고매체를 통해 접할 수 있는 것 중에는 의약품, 건강기능식품, 건강식품 등이 있다.

먼저 의약품은 약에 관한 법전인 '대한약전'에 '사람이나 동물의 질병을 진단·치료·경감·처치 또는 예방을 목적으로 사용하는 물품 중 기구나 기계가 아닌 것'이라고 정의되어 있다.

또 건강기능식품은 건강기능식품법에 '인체에 유용한 기능성을 가진 원료나 성분을 사용해 제조한 식품을 말한다. 이때 기능성이란 인체의 구조나 기능에 대해 영양소를 조절하거나 생리학적 작용 등 건강증진에 유용한 효과를 내는 것'이라고 정의되어 있다.

또 기능성이나 안전성을 인정받지 못한 것은 건강식품이라고 부르는데, 이것이 공식 명칭은 아니다.

이렇게 말해도 무슨 뜻인지 솔직히 이해는 안 되지?

같은 성분이 어떤 것은 의약품으로, 어떤 것은 건강기능식품으로 판매되고 있기도 하다.

공식적인 명칭인 의약품과 건강기능식품을 설명하려고 한다.

의약품

먼저 의약품은 '사람이나 동물의 질병을 진단·치료·경감·처치 또는 예방을 목적으로 사용하는 것으로 기구나 기계가 아닌 것'이라고 정의되어 있고,

건강기능식품은 '건강증진에 유용한 효과를 내는 것'으로 정의되어 있다.

솔직히 두 개가 뭔 차이인지 모르겠지?

여기에는 이런 차이가 있다. 어떤 병을 말하며 그런 병에 사용되는 것은 의약품, 단순히 건강증진에 사용되는 것은 건강기능식품으로 간단하게 이해할 수 있다.

예를 들어보겠다. 같은 비타민 C인데, 일반의약품으로 허가받은 것에는

효능효과라 하여

1. 괴혈병의 예방과 치료
2. 비타민 C의 요구량이 증가하는 소모성 질환
   1) 임신 · 수유기 및 병중 병후의 체력 저하
   2) 육체 피로
3. 다음 질환 중 비타민 C 결핍으로 추정되는 경우
   1) 잇몸 출혈, 비출혈(코피) 등의 모세관 출혈
   2) 햇빛 · 피부병 등에 의한 색소침착(기미, 주근깨)
   3) 흡수 불량

이렇게 괴혈병이라는 병명을 말하고 있다.

건강기능식품

반면 건강기능식품 비타민 C에는 이런 내용이 적혀 있다.

기능정보라 하여,

결합조직 형성과 기능 유지에 필요.

철의 흡수에 필요

항산화 작용을 하여 유해산소로부터 세포를 보호하는 데 필요.

이렇게만 적혀 있다

예전에 한 식품사의 회장이 광고 모델로 나와서,

"산수유, 남자에게 참 좋은데 어떻게 설명할 방법이 없네."

라며 광고했던 것 기억하지?

병명을 말할 수 없으니 저렇게 모호하게 말했던 거였다.

그리고 요즈음 소팔메토 광고하는 것 자주 보지?

여기에서도 전립선 건강에 좋다고만 하면서 전립선비대증이라는 말은 하지 않는다. 의약품이 아니므로 병명은 말할 수 없기 때문이다.

의약품으로 나오는 오메가3의 효능에는 '내인성 高트리글리세라이드혈증 환자의 높아진 트리글리세라이드 수치를 감소시키기 위한 식이요법의 보조제'라고 적혀 있다.

여기에서 트리글리세라이드란 중성지방이라고 번역되는 것으로 TG라고 하는데, 이게 핏속에 많이 있으면 高트리글리세라이드혈증이므로 高TG혈증이라고 할 수 있다. 핏속에 이런 TG가 많으면 핏줄이 막혀 심장마비나 뇌경색이 될 수 있어서 이 수치를 낮추기 위해 고지혈증약을 처방한다.

반면 건강기능식품 오메가3는 혈행 개선이라는 기능을 표기하고 있다. '혈중 중성지질 및 혈행 개선, 건조한 눈 개선, 기억력 개선에 도움을 줄 수 있음'이 식약처의 허가사항이다.

이런 의약품이나 건강기능식품은 식약처에서 철저하게 관리하므로 광고 문안도 철저하게 규제한다. 건강기능식품으로 허가받은 것이 의약품으로 오인할 수 있게 표현하면 가차 없이 처벌한다.

반면 건강식품류는 광고를 그렇게 철저하게 규제하지 않으므로 잘 살펴봐야 한다. 건강기능식품으로 인정받지 못하고 건강식품류로 남은 것에는 크릴오일이 있다.

29. 의약품 광고

약국에서 이렇게 말하며 약을 찾는 사람이 있다.

환자 1: ○○○이 선전하는 ●● 주세요.

환자 2: ◎◎◎가 선전하는 ◇◇ 효과 좋나요?

환자 3: TV에서 광고하는 ◇◇ 주세요. (약을 받은 뒤)

이게 어디가 아플 때 먹는 거예요?

광고를 '자본주의의 꽃'이라고 한다. 그래서 대부분의 업체는 각종 광고로 자사 상품을 널리 알려 판매량을 늘리려고 한다.

이런 것은 의약품에서도 마찬가지다. 광고가 매출량에 영향을 준다고 생각해서 의약품도 광고를 많이 한다. 광고 모델도 A급을 선호하므로 광고 매출에서 의약품 광고가 차지하는 비중이 매우 크다고 한다.

그러다 보니 환자들은 무슨 약인지도 모르고 광고만 보고 약을 찾기도 한다. 약은 소비자가 스스로 골라도 되는 일반 공산품과는 엄연히 다르다.

TV 광고를 흔히 '15초의 예술'이라고 한다. 15초 안에 제품을 알리

려니 정보를 다 광고에 담지 못하고 장점만 부각하니 소비자는 광고만 보고 약의 효과를 오해하기도 한다.

예전에 '콘○600'이란 약이 있었다. 저 약에 있던 한 가지 성분이 큰 부작용을 나타낼 우려가 있어서 지금은 성분과 이름을 조금 바꿔서 시중에 나와 있다. 과거 이 약을 TV에서 이렇게 광고했다.

모델: (재채기)에 에 에취!

나레이션: 걸렸구나! 생각되면 콘○600.

이 광고를 보고 많은 사람이 감기에 걸리면 '콘○600'부터 찾았다.

사람들이 이 광고에서 속은 것이 있다. 광고에서 모델이 재채기한 것은 생각하지 않고 "걸렸구나!"만 기억하여 감기 걸리면 '콘○600'부터 찾았다. 더구나 이걸 종합감기약 물약과 같이 먹기도 했다. 이러면 특정 성분이 중복되어 좋지 않다. 약은 최소량으로 효과를 보는 것이 원칙이기 때문이다.

'콘○600'은 콧물, 재채기, 코막힘 등 알레르기 비염, 코감기 증상 등을 가라앉힐 뿐 다른 감기 증상(기침, 발열, 두통 등)엔 효과가 없다. 그런데도 사람들은 저 약만 먹으면 감기 증상이 모두 사라질 것으로 기대하며 약을 찾았던 거다. 플라세보 효과 때문인지 정말 저 약을 먹고 감기가 뚝 떨어졌다고 하던 환자도 많았다.

이렇게 TV 광고를 오해하는 예를 몇 가지 들어보겠다.

작은 병에 든 물약 종합감기약의 TV 광고의 마지막엔 "두통에도 좋아요."라는 말이 나왔다. 그런 영향인지 이 물약을 두통에 진통제 대용으로 먹는 사람이 많다. "두통에도 좋아요."를 "두통에 좋아요." 라 듣고 두통약으로 먹는 것이다.

이 약은 종합감기약이라 졸릴 수도 있고 또 전립선비대증 또는 녹내장 증상을 더 심하게 할 수도 있으니 운전하는 사람이나 전립선비대증 또는 녹내장 환자는 주의해야 할 약이다.

어느 종합비타민제의 TV 광고에서는 어느 할머니가 "얘! 그거 신경통에도 좋더라."라고 말했다. 이는 비타민 B_1 성분이 (통증을 느끼는) 신경에 영양을 주어 신경이 어지간한 자극은 견디고 통증도 이겨내게 할 수 있어서 나타나는 효과다. 즉 어지간한 통증은 견뎌낼 수 있게 하기 때문이다. 통증을 느끼는 신경의 맷집을 키워준다는 뜻이지.

이 약 말고도 비타민 B_1 성분이 있는 약은 모두 그 효능에 '신경통, 관절통, 근육통의 증상 완화'가 적혀 있다. 이는 비타민 B_1이 진통제는 아니지만, 통증을 견딜 수 있게 하는 효능이 있어 저런 통증 증상을 가라앉힐 수 있기 때문이다.

또 어느 변비약 광고에서는 '식욕부진', '복부팽만' 등의 효과를 광고한다. 이는 마치 소화제의 효과처럼 오해할 수 있다. 이걸 보고 저런 변비약을 소화제로 이용하려는 사람도 있다. 저런 효능은 변비 때문에 배변하지 못해서 아랫배가 거북하고 밥맛이 없을 때 효과가 있는 것일 뿐 일반적인 소화불량에는 효과가 없다.

광고의 숨은 의도를 모르고 광고만 보고 잘못된 약을 찾는 사람도 있다.

약사에게 자신의 증상을 이야기하고 그에 적합한 약을 먹어야 한다. 의사의 처방 없이 직접 약국에서 살 수 있는 일반의약품도 약사와 상의하고 자신에게 필요한 약을 먹어야 엉뚱한 약을 먹지 않을 수 있다. 무조건 매출만 늘리려는 광고의 숨은 의도를 모르고 엉뚱한 약을 찾는 잘못을 범하지 말기 바란다.

30. 약 사용에 있어 주의할 점

약을 사용하는 데 있어 하지 말아야 할 것을 몇 가지 말하려고 한다.

1. 증상만 보고 약을 함부로 먹는 것

환자들이 약을 먹을 때 흔히 저지르는 잘못으로는 증상만 보고 함부로 약을 먹거나 중단하는 것을 들 수 있다. 그러나 증상이 같아 보인다고 병까지 같지는 않을 수 있다는 점을 명심해야 한다. 심지어 병이 같아도 사람마다 약은 얼마든지 달라질 수 있다. 그래서 증상만 보고 다른 사람의 약을 먹거나 전에 먹던 약을 함부로 먹으면 안 된다.

또 약을 먹고 증상이 가라앉았다고 약을 함부로 중단하는 것도 안 될 말이다. 증상이 가라앉은 것이 병이 나았다는 뜻은 아닐 수 있기 때문이다.

즉 같은 병이나 같은 증상이 있어도 사람마다 먹는 약은 다를 수 있다.

음식과 약이 다른 점이 바로 이런 거다. 1,000명에게는 효과가 있어도 내게는 효과가 없을 수도 있는 것이 약이며, 심지어 다른 사람에게는 효과가 좋았던 약이 내게는 독이 될 수도 있는 것이 약이기 때문이다.

과거에 몸이 불편할 때 어떤 약을 먹었더니 효과가 좋았다고 해서 증상이 같아 보이는 다른 사람에게 같은 약을 권하는 것은 위험한 일이 될 수도 있다. 아픈 모양(증상)은 같아 보이지만, 병이 다를 수도 있고, 병은 같더라도 사람마다 맞는 약이 다를 수 있기 때문이다. 그런 약이 그 사람에게는 독이 될 수도 있음을 명심해야 한다.

이렇게 증상만 보고 함부로 먹는 약은 그야말로 독이 될 수도 있다.

이런 이유로 약을 하나 먹더라도 전문가의 조언이 꼭 필요한 거다. 전문가의 눈으로 볼 때는 잘못된 약을 찾는 사람이 많이 있다.

내가 예전에 조치원에서 십자약국을 할 때 있었던 일이다.

어떤 학생이 와서 배가 아프다며 약을 달라고 하는데, 배가 아파 하는 모양이 이상해서 아픈 곳을 손으로 눌러보라고 했다. 그러면서 눌렀던 손을 떼어보라고 했다. 그러면서 언제가 더 아프냐고 물었더니 뗄 때 아프다고 하기에 병원에 가라고 했다.

나중에 그 엄마에게 물으니 병원에서 맹장염이라고 해서 수술했다고 했다.

그때 만일 배가 아프다고 한다고 아픈 거나 가라앉힐 약만 주고 말았다면? 물론 맹장염으로 아픈 배가 약으로 가라앉지도 않았겠지만, 자칫하면 나처럼 맹장이 터질 수도 있지 않았겠니?

내가 저렇게 배를 눌렀다가 떼어보라고 했던 것은 내가 맹장염을 진단받을 때(이미 그때는 맹장이 터진 복막염이었을 때지만) 의사가 저렇게 진찰했던 경험이 있기 때문이다. 내 아픔이 다른 사람에게 도움이 됐던 거다.

다음은 대전에서 십자약국을 할 때의 경험담이다.

아침에 어떤 아저씨가 약국에 오더니 어지럽다며 약을 찾았다. 왜 어지러운지 묻다가 아래 눈꺼풀을 내려보라고 했다. 그랬더니 그 안쪽이 하얗기에 빈혈인 것 같고, 남자가 빈혈인 것이 이상해서 대변 색을 물었더니 까맣다고 이야기했다.

그래서 바로 병원에 가라고 했다.

한참 지난 뒤에 약국에 다시 왔기에 물었더니

"나 죽을 뻔했어요. 병원에 갔더니 위가 헐어서 피가 났대요. 그래서 술 담배 다 끊었어요."

만일 이 환자가 어지럽다고 했다고 어지럼증만 가라앉힐 약만 주고 말았다면 어떻게 됐을까?

약은 대부분 증상을 가라앉히며 몸을 편하게 하고 병이 나아가기를 기다리게 한다. 그러나 그런 증상만 가라앉으면 다 됐다고 생각하면 위험할 수 있다는 내 경험이 증상만으로 약을 찾는 것은 안 된다는 예가 되겠다.

내가 당뇨약이나 혈압약도 증상을 가라앉히는 약이라고 했지? 혈당이나 혈압 수치만 보며 안심하지 말고, 정확한 진찰을 통해 합병증은 없는지 살펴야 한다.

2. 약효가 약하다고 양을 함부로 늘려 먹는 것

약효가 나타나려면 시간이 걸릴 수 있고, 또 약효가 서서히 나타날 수도 있으니 증상만 보고 약을 함부로 더 먹는 것은 위험한 일일 수 있다.

발기부전약인 비아그라를 먹고 약효가 안 나타난다고 함부로 더 먹었다가 남성의 기능을 아예 잃은 사람도 있다.

3. 필요 없다고 생각해서 처방된 약을 함부로 빼고 먹는 것

처방된 약은 모두 환자에게 필요하다고 진단해서 처방되고 조제된 것이다. 의사의 처방 의도도 모르고 함부로 빼면 의사의 진단에 혼란을 줄 수 있다.

어떤 치료 결과를 기대하며 처방했을 약을, 환자가 임의로 빼고 먹어서 치료 결과가 의사의 뜻대로 나타나지 않으면 의사의 진단에 혼란이 생길 수 있다.

그러므로 함부로 다른 약을 추가하거나 약의 양을 늘려 먹어도 안 되지만, 전문가의 조언 없이 함부로 약을 빼서 먹어도 안 된다. 다만 다른 조제약과 겹치는 약은 전문가의 조언을 받아 빼고 먹을 수도 있다.

4. 과거의 치료 경험만으로 약을 먹는 것

전에 치료해서 효과가 좋았던 약이 있는데 지금 그때와 같아 보이는 증상이 나타났다면 전에 조제 받아두고 먹다 남은 약을 또 먹어도 될까?

같은 상황이 또 나타난 것 같다고 과거의 약을 함부로 먹어서는 안 된다.

그 증상이 과거의 병 때문에 나타난 것이 아닐 수도 있기 때문이다. 전문가의 진단이 필요한 이유다. 또 같은 병에 같은 증상이어도 약은 반드시 의사와 상담한 뒤에 먹어야 한다.

따라서 처방 후 조제된 약은 진찰 당시 상황에만 맞는 맞춤약이므로 그 약이 지금 상황에 맞는지는 반드시 전문가가 진단해야 하기 때문이다.

5. 광고만 보고 약을 고르는 것

광고는 오로지 판매만을 목적으로 하는 것이다. 따라서 짧은 시간에 제품을 알려야 하므로 정보를 부족하게 제공할 가능성이 매우 크다.

따라서 광고만 믿고 약을 고르지 말고, 반드시 전문가의 조언을 받은 뒤에 약을 선택해야 한다.

6. 증상만 가라앉으면 치료를 중단하는 것

또 증상이 가라앉았다고 병이 다 나은 것은 아닐 때가 많으므로 증상만 보고 치료를 함부로 중단하면 안 된다. 특히 세균 감염으로 항생제를 처방받아 치료할 때 약을 몇 번 먹고 증상이 가라앉았다고 함부로 치료를 중단하면 온전히 없어지지 않은 세균이 다시 살아나며 내성을 얻어 치료가 어려워질 수 있다. 이런 것은 연고를 발라 무좀을 치료할 때도 마찬가지다.

7. PTP에서 약을 꺼낼 때

약이 하나하나 포장된 PTP나 블리스터 포장에서 약을 꺼내 먹을 때 알루미늄 포일(은박지) 조각은 절대 삼키지 말아야 한다. 이런 알루미늄 조각을 삼키면 위 속에서 위산과 알루미늄이 반응하여 녹으면서 위장이 상할 수 있기 때문이다.

눈이 어두운 노인들은 특히 주의해야 한다. 우리도 예외는 아니다.

31. 약사는 왜?

우스갯소리에 이란 게 있더라. TV에도 나왔다며?

어느 초등학교 2학년 학생의 글이란다.

[아빠는 왜]

엄마가 있어 좋다.

나를 이뻐해주어서.

냉장고가 있어 좋다.

나에게 먹을 것을 주어서.

강아지가 있어 좋다.

나랑 놀아주어서.

아빠는 왜 있는지 모르겠다.

의약분업이 시행된 지 벌써 24년이 되었으니 이제 거의 정착되었다고 볼 수 있다. 의약분업 전에는 병원에서도 약을 조제해 주고 약국에서도 약을 조제해 주었는데, 그런 것을 경험했던 우리 같은 구세대는. 의약분업 초기에 처방전을 받아서 약국에 가서 약을 조제받는 것이 아주 번거롭고 불편하다고 느꼈다. 다들 그랬지?

그러나 지금 젊은이들은 그런 것을 당연하다고 생각하며 불편하거나 번거롭다고 생각하지 않는다. 물론 우리 같은 구세대도 이제는 이런 제도에 적응됐지.

요즘 젊은이가 편의점에서 약사가 아닌 사람이 주는 약(안전상비약)도 자신의 판단으로 사서 먹고 있지?

약국에 처방전을 가지고 가면 약사가 약을 조제해주고 환자는 그 약을 받아서 집으로 간다. 물론 약사에게 여러 복약지도를 듣고 가겠지.

그런데 이런 생각을 하는 사람은 없는지 모르겠다.

'약은 의사가 처방전에 적어주는 대로 주고, 또 포장은 기계가 다 해주고, 설명은 약 봉투나 종이에 따로 프린트해주는데 약사가 왜 필요하지?'라고 생각하는 사람이 있을 것 같아서 한마디 하려고 키보드를 두드린다.

아빠는 왜 있는지 모르겠다는 저 꼬마처럼 약사는 왜 있는지 모르겠다고 생각하는 사람이 있을 것 같아서 그러는 거다. 청소년들 사이에서는 약사라는 직업은 이제 없어질 거라는 이야기도 도는 모양이다.

약사는, 약국에서 약을 조제할 때 처방전을 보고 기계처럼 처방전대로 포장만 하려고 있는 사람이 아니다. 사실 처방전대로 포장만 하는 것은 기계가 더 정확하고 빠르게 할 수 있다. 그런 포장기계를 ATC(Automatic Tablet Counting and Dispensing) 기계라고 한다. 은행의 자동 입출금기는 ATM(Automated Teller Machine)이라고 하지? 이것 때문에 은행원이 많이 줄기는 했지? 그러니 약사도 일자리가 줄어야 한다고 보는 것도 무리는 아닐 수 있겠다.

그런데 약사가 하는 일이 저렇게 처방전대로 약을 포장하는 일에만 국한되는 것은 아니다.

얼마 전에 우리 약국에서 이런 일이 있었다.

10달을 채우지 못하고 일찍 태어난 어느 미숙아의 처방전을 그 아빠가 가지고 왔는데, 물약으로 된 빈혈약을 한 번에 30ml씩 하루 두 번 먹이도록 처방된 거였다.

이 약은 한 병이 60ml 짜리로, 저 처방대로 먹인다면 한 병을 하루에 다 먹이게 되는 거다. 저 약 한 병에는 철분이 10.71g 즉 10,710mg 들었다. 저 약은 어른도 하루에 철분으로 100mg인 0.56mL만 먹어야 하는 건데 60ml 짜리 한 병을 하루에 다 먹이라고 처방이 나온 거였다.

뭔가 이상해서 병원에 전화했지. 전화를 받은 간호사에게 처방이 잘못된 것 아니냐고 말했더니 처방한 교수에게 확인 후 전화하겠다고 하더라.

간호사를 통해 답변이 오기를, 0.3mL씩 하루 한 번 200일간 먹이도록 처방하려고 했던 거라더라.

만일 저런 것을 미처 걸러내지 못하고 처방된 대로 그 아빠에게 약을 주어서 아기에게 저 약을 하루에 다 먹였다면 그 아기는 200일 동안 나눠 먹었어야 할 약을 하루에 다 먹었을 거다. 게다가 미숙아로 태어난 아기인데 말이지.

만일 정말 처방대로 그렇게 주고 그렇게 먹였다가 아기에게 이상이 생겨서 문제가 불거지면 잘못 처방한 의사에게도 책임이 있겠지만, 저런 오류를 찾아내지 못한 약사에게도 책임이 있다.

책임지는 것이 문제가 아니다. 그런 불상사가 생기지 않도록 항상 신경을 써야 한다. 이런 사소한 것을 기계가 다 할 수 있겠니?

밥 하루 분량을 한꺼번에 먹어도 탈이 날 텐데 약이라면 어땠을까? 그것도 200일 치를 하루에 다 먹이라니…

이런 일이 우리 약국에서만 있는 일이겠니?

다른 약국에서는 특정 약에 알레르기를 일으키는 환자에게 그런 약이 처방되어서 그것을 미리 안 약사가 병원에 연락해서 약을 바꿔서 새로 처방한 적도 있고, 병에 맞지 않는 약이 잘못 처방되어 처방전을 새로 받은 적도 있다고 한다.

물론 이렇게 처방이 잘못 나오는 일이 자주 일어나지는 않는다. 이런 일이 자주 일어난다면 큰일이지. 어딘가에서 조사해보니 0.5% 정도의 확률로 저런 일이 있었다는 설문 조사 결과가 나왔너라. 0.5%니까 큰 확률은 아니라고 할 수도 있겠지만, 그것이 목숨에까지 영향을 줄 수 있는 일이라면 결코 작은 확률이라고 할 수 없다.

교통사고가 매번 일어나니까 차 탈 때 안전벨트를 매는 것은 아니지? 언제 사고가 나는지 모르니까 미리 대비하려고 안전벨트를 하는 것 아니겠니?

만에 아니 백만에 하나라도 잘못된 처방 때문에 문제가 되는 일이 없도록 미리 바로잡으려고 약사가 의사의 처방을 이중으로 검토하라고 의약분업을 하는 것이고, 그러려고 약사가 있다고 생각할 수 있다.

같이 먹으면 약효가 떨어질 수 있는 약을 같이 먹도록 처방되었을 때 그걸 제대로 고쳐서 복약지도하는 일은 하루에도 여러 번 있기도 하다. 이런 사소한 것을 바로잡아 약효를 제대로 보게 하는 것도 약사의 역할이라고 할 수 있다.

'조제'가 처방된 약을 단순하게 처방전대로 '포장'하는 행위에만 그치는 것은 아니다.

약사가 약을 조제하기 전에는 여러 가지를 살펴봐야 한다.

포장하기 전에 처방된 약 중에 엉뚱하게 처방된 것은 없는지, 환자의 나이와 성별에 맞게 약이 처방됐는지, 같이 먹으면 안 될 약이 처방되지는 않았는지 등을 먼저 검토한다. 환자가 먹고 있는 음식이나 다른 약과의 상호작용에 문제는 없는지 등도 살펴보고 복약지도해야 한다. 이런 걸 하려고 DUR이 있는 거지. 하기는 DUR은 약만 검토하고, 음식과의 상호작용은 거르지 못하니까 그런 것은 약사가 별도로 검토해야 한다.

또 가루로 하면 안 될 약을 빈으로 자르거나 가루로 만들도록 처방하지는 않았는지, 그리고 환자가 잊지 않고 약을 잘 먹게 하려면 어떻게 포장해야 하는지 등 처방전을 보면서도 고민할 부분이 많다. 이런 것을 잘 살펴서 환자가 약을 잘 먹도록 하는 것도 약사의 역할이다. 이처럼 처방된 약을 환자가 잘 먹게 하는 것을 '복약순응도를 높인다.'리고 한다.

전에 먹던 처방약과 달라진 것은 없는지도 보고, 달라졌다면 그에 관해서도 환자에게 복약지도 해주어야 한다.

이런 것도 사실은 사람보다는 기계가 더 정확하고 똑똑하게 할 수도 있겠다. 앞으로 AI 기술이 더 발전하면 모든 것을 기계가 다 대신할 수 있다며?

자율주행차가 나오면 교통사고도 없을 거라고 하기는 하더라. 요즈음에는 'ChatGPT'도 한몫을 하는 것 같더라.

그런데 아무리 AI나 ChatGPT가 발달해도 그런 것이 절대 못 하는 것이 있다. 사람의 마음을 읽어주고 달래주는 것은 아무리 AI나 ChatGPT 아니라 그 할아버지도 못 할 거다.

의사 중에서도 정신건강의학과 의사가 앞으로 가장 오래 남을 거라고 한다더라. 환자의 마음을 달래줄 수 있는 의사이기 때문이지.

정신건강의학과 의사는 약만으로 환자를 치료하는 게 아니고 환자와 상담하면서 그 마음을 달래주면서 치료하기 때문이다

앞으로 약사의 역할도 단순히 약을 주는 것에만 그치지는 않으리라고 본다. 이런 건 저런 기계가 더 정확하고 빠르고 완벽하게 할 수 있기 때문이지.

그러나 약사가 그렇게 약을 주는 것만으로 할 일을 다 했다고 보면 안 된다. 환자와 상담을 통해 그의 아픔에 공감하고 그를 위로해 줄 수 있는 약사가 앞으로는 더 필요할 것이다.

지식만 가지고 환자를 대하는 것이 아니고, 그 환자의 고통을 얼마나 잘 이해해 주는지가 약사의 능력이 될 수도 있겠다. 지금도 이

런 것을 잘하는 약사도 물론 있을 거다.

사실 약사의 이런 중요한 역할이 제대로 인정받지 못하는 현실이 좀 아쉽기는 하다.

결론은 약사의 역할이 처방전에 따라 약을 조제하는 것에만 그치지는 않는다는 거다.

환자가 약국에 와서 자신의 증상을 이야기하며 약을 달라고 할 때도 약사가 아무 생각 없이 아무거나 집어준다고 생각하는 사람이 있는 것 같기도 하다.

가전제품 AS 기사들이 고장 난 기계 고치는 것을 보면 금방 뚝딱 고치니까 소비자들은 대부분 그들이 쉽게 고친다고 생각한다. 그러나 그렇지 않다는 것은 알지?

그게 다 그 사람의 경험과 실력, Know-How 등을 바탕으로 해서 그렇게 쉽게 고치는 것처럼 보이는 거잖아?

또 병원에서 의사가 진료할 때도 2시간 대기 2분 진료라고 불평하는 환자가 많지?

의사마다 자신의 경험과 실력과 지식, Know-How 등을 바탕으로 그 2분간 환자의 상태를 다 파악했으니까 진료를 끝내는 거잖아? 의사 친구들아! 그렇지?

이런 일은 약사가 환자의 이야기를 듣고 약을 골라줄 때도 흔하게 일어난다. 환자가 증상을 호소하면 환자의 성별, 나이, 증상의 정도 등을 보고 그에 맞는 약을 머릿속으로 생각하며 환자에게 맞는 약을 선택해주게 된다.

환자가 약국에 와서 약을 찾을 때 약사가 아무 생각 없이 마구잡이로 약을 골라주는 것 같아도 절대 아무 약이나 환자에게 주는 게 아니라는 이야기다. 환자의 상황과 증상에 맞는 약을 심사숙고해서 선택하는 것이다.

또 특별히 진찰이 필요하거나 약만으로 안 되겠으면 병원으로 안내하는 일도 약사가 할 일이다. 약만 먹으며 버티겠다는 환자를 설득해서 병원으로 보내는 일도 자주 있다.

역사가 왜 있는지 모를 존재는 절대 아니라는 거다.

32. 약의 보관

약을 사거나 조제약을 받으면서 이렇게 묻는 환자가 많다.

"이 약 먹고 남으면 냉장고에 두면 되나요?"

먹다 남은 음식물을 냉장고에 두듯이 약도 그렇게 두면 될 것으로 생각하는 사람이 많다.

약은 보관 조건을 엄격하게 지켜야 하는 물질이다. 약을 보관하는 환경의 기본 조건은 '건조하고 서늘하며 직사광선이 닿지 않는 곳'이다.

냉장고는 다른 조건에는 맞지만, 건조한 장소가 아니어서 실상은 약을 보관하기에 적합한 장소가 아니다.

약은 처음에 공장에서 생산된 상태로 보관하는 것이 가장 좋다. 알약 종류는 다음과 같이 개별포장 되어 생산되는 것이 많다.

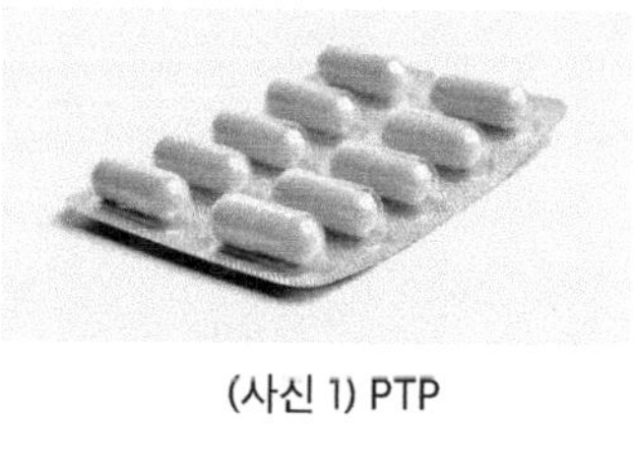

(사신 1) PTP

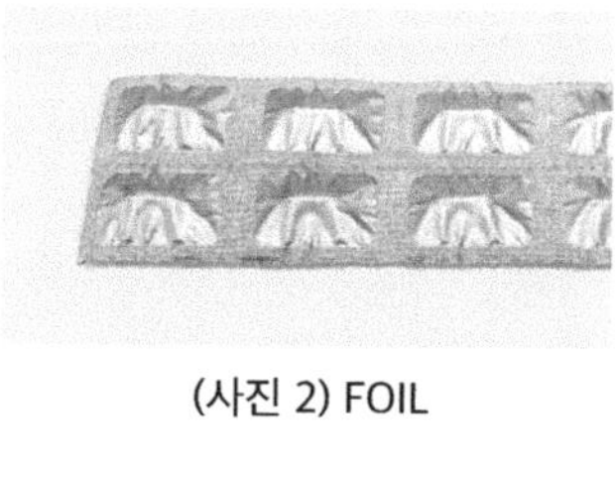

(사진 2) FOIL

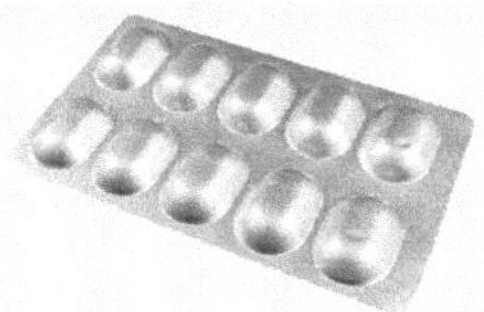

(사진 3) 블리스터

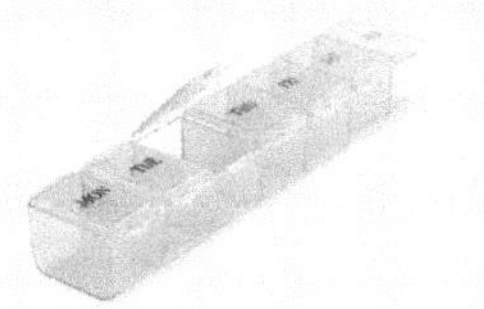

(사진 4) 휴대용 약상자

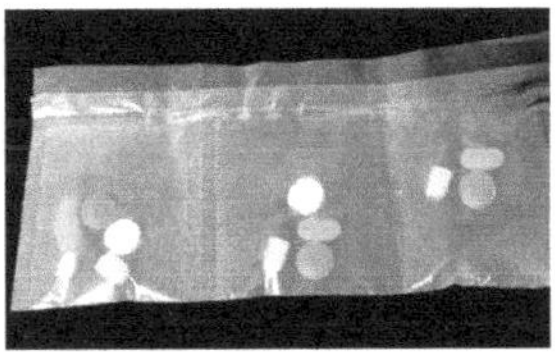

(사진 5) 약포지

위의 (사진 1)처럼 포장된 것을 'PTP 포장'이라고 한다. 'Press Through Package'의 약자다.

또 (사진 2)처럼 포장된 것은 '포일(Foil) 포장'이라고 하며,

(사진 3)처럼 약 모양에 맞게 틀을 만든 것은 특별히 '블리스터(Blister) 포장'이라고 부른다. 건전지를 개별포장한 것이 블리스터 포장의 예다.

예를 들어 PTP 포장이나 포일 포장 또는 블리스터 포장 형태로 판매되는 약은 그 상태로 보관해 두었다가 약을 먹을 때 포장에서 꺼내 먹어야 약효가 가장 잘 유지된 채로 먹을 수 있다. 이런 약을 미리 저런 PTP 포장 등에서 꺼내거나, (사진 5) 같은 약포지에 개별포장된 약을 뜯어서 (사진 4) 같은 케이스에 넣어두고 다니는 사람이 있으나, 좋은 방법은 아니다.

PTP나 블리스터 형태로 개별포장된 약은 그 상태로 보관해야 약효 유지에 가장 유리하다. 이런 약을 가지고 다니며 편하게 먹으려고 약을 빼서 휴대용 약상자(사진 4)나 작은 병에 넣고 다니는 사람이 있다.

저런 휴대용 약상자에 약을 넣어두고 다니며 먹으려면 PTP나 블리스터에서 빼지 말고 PTP나 블리스터에 든 채로 잘라서 저런 케이스에 넣어서 가지고 다녀야 안전하다. 또 가장 흔한 조제약 포장 도구인 약포지(사진 5)로 포장된 것은 습기에 매우 약하다.

이 상태로 6개월 이상 지나면 약에 습기가 들어갈 우려가 있으니 너무 오래 보관하는 것은 좋지 않다. 특히 가루약을 이런 약포지에 보관하면 습기가 많이 스며들어 약이 굳을 우려가 있다.

특히 가루약은 냉장고에 두면 습기를 머금어서 굳기 쉬우니 냉장고는 피해야 한다. 또 시럽제 종류도 냉장고에 두면 약 성분이 녹지 못하고, 결정의 형태로 밑에 가라앉을 수 있어 좋지 않다. 단 건조 시럽 종류 중에는 냉장고에 두어야 하는 것이 있다. 그러나 이때에도 냉장고에 1주일 이상 둔 건조 시럽은 버려야 한다. 이에 관해서는 약사의 복약지도에 따라야 한다.

항문이나 질에 넣는 좌약 제형의 약을 더운 곳에 두면 약이 녹아 사용이 곤란할 수 있으니 주의해야 한다. 이럴 때는 냉장고에 얼마간 두어 약을 굳힌 뒤에 사용해야 한다.

여름철에는 연질캡슐 제형의 약이 말랑말랑해지기 쉬우니 너무 더운 곳에는 두지 말아야 한다.

집에서 약을 보관할 때는 약 포장 상자, 설명서와 함께 보관해야 하고, 약 보관함 등에 둘 때는 그 안에 실리카겔 등 방습제를 같이 넣어서 보관해야 한다. 사용기한이 지난 약은 사용하지 말아야 한다.

33. 약의 사용설명서 이해하기

예전에는 약국에서 '진통제 한 번 먹을 것', '소화제 한 번 먹을 것' 등 낱알로 약을 살 수 있었다.

그런데 의약분업 이후 약사가 임의로 약을 조제하는 것과 의사가 약을 투여하는 것이 금지되고, 의사의 처방전에 의해서만 약사가 약을 조제할 수 있게 되면서 약을 이것저것 같이 투여하는 것도 조제 행위일 수 있다고 의사협회 측에서 문제를 제기하는 바람에 약국에서의 의약품 낱알 판매가 금지되고 모든 약은 약의 설명서가 첨부된 포장째로만 판매하도록 하는 규정이 생겼다.

그 결과 약을 살 때 원하든 원치 않든 약 설명서를 같이 받게 된다. 그런데 실제로는 많은 사람이 설명서는 보지도 않고 바로 버리곤 한다.

그러나 약의 겉 포장에는 약의 사용기한도 적혀 있으니 약은 포장 상자에 넣어 설명서와 함께 보관하는 것이 가장 바람직하다. 약의 설명서에는 약에 관해 중요한 내용이 많이 들었기 때문이다.

약 설명서를 보면 공통적으로 다음과 같은 내용이 있다.

먼저 설명서의 윗부분에는 약 이름과 의약품 분류와 약효 분류기호가 적혀 있고, 이어서

원료 약품 및 그 분량(성분 함량)

성상

효능·효과

용법·용량

사용상의 주의사항

저장 방법

포장 단위

등이 적혀 있다.

원료 약품과 그 분량(성분, 함량)을 보면 약을 중복해서 사용하지 않을 수 있다. 특히 연고류 중에는 성분과 함량이 같은 것이 여러 가지 있어 성분을 잘 살펴볼 필요가 있다. 그래야 종류가 같은 약을 중복해서 사지 않을 수 있다.

성상에는 약의 생김새와 색깔, 제형 등이 나타나 있어 이것을 보면 약이 바뀌거나 변질 여부를 알 수 있고, 제형을 보면 먹는 방법도 알 수 있다.

효능·효과를 보면 어떤 병에 사용되는 약인지 알 수 있는데, 여기에 '증상의 개선', '증상의 완화' 등의 표현이 있는 약은 약을 끊을 수 있게 하는 치료약이라기보다는 증상을 가라앉히는 대증요법제이므로 증상을 가라앉혀 몸을 잘 추스르면서 병이 낫기를 기다리게 하는 약이라고 보면 된다.

그러므로 이런 약으로 증상이 가라앉는 것에만 만족하지 말고 원인 치료에도 신경을 써야 한다. 약을 먹을 때만 증상이 나아지고 자꾸 재발한다면 반드시 원인을 치료해야 한다.

용법·용량을 보면 먹는 양과 횟수를 알 수 있는데, 약효가 가장 잘 나타나게 하는 방법이므로 맘대로 양이나 횟수를 변경하지 말아야 한다. 단 의사의 처방을 받았거나 약사의 복약지도를 따로 받았다면 그에 따르는 것이 원칙이다.

설명서에 있는 복용법은 가장 기본적인 내용으로, 실제 개인에게 맞춰진 것이 아니므로 의사가 진단했거나 약사가 별도로 복약 지도 했다면 그에 따라야 한다.

사용상의 주의사항에는 같이 먹으면 안 될 약이나 음식도 나타나 있다.

저장 방법도 참고할 만한데, 냉장 보관으로 된 것 이외에는 냉장고에 둘 필요가 없다.

설명서 끝부분에 날짜가 적혀 있기도 한데, 이 날짜는 이런 약 설명서 문구를 작성한 날짜이며. 이것이 약의 사용기한은 아니다. 간혹 이 날짜를 약의 사용기한으로 오해해서 약사에게 항의하는 일도 있다.

사용하고 남은 약은 겉 포장에 넣어 설명서와 함께 보관하는 것이 가장 좋다. 약의 겉 포장에는 약의 사용기한이 있는데 사용기한이 지난 약은 약국이나 보건소의 폐의약품 수거함에 버려야 한다.

요즈음에는 약의 설명서를 꼼꼼하게 보는 사람이 많이 있다. 그런데 그중에는 그 내용을 오해하는 사람도 적지 않다.

예를 들어 감기약 중에는 졸린 것이 많은데, 그런 것의 주의사항에 삼환계 항우울제와 같이 먹지 말라는 내용이 있다. 삼환계 항우울제가 졸리는 부작용이 있기 때문이지. 그런데 이것을 모든 항우울제를 다 먹지 말라는 것으로 오해하는 사람도 있다.

진통제가 간을 상하게 할 수 있다는 것은 주로 아세트아미노펜 성분 때문인데, 모든 진통제가 다 그런 줄 알고 꺼리는 사람도 있다.

자몽과 같이 먹지 말아야 할 약이 있다는 것을 알고 다른 것도 모두 자몽과는 같이 먹으면 안 된다고 오해하는 사람도 있다. 어떤 사람은 Grapefruit인 자몽을 포도로 잘못 번역한 것을 보고 포도 주스를 먹으면 약을 못 먹는다고 오해하기도 한다.

또 어떤 뇌전증 환자는 설명서에 간질환자는 먹지 말라는 내용을 보고, 간질 환자는 못 먹느냐고 묻기도 해서 간질이 아니고 간에 병이 있는 사람을 말한다고 한 적이 있다.

약의 설명서에 이상한 점이 있거나 이해가 안 되는 부분은 약사에게 도움을 받아 오해를 풀어야 한다.

34. 대소변 색을 변하게 하는 약

약을 먹은 뒤 대변이나 소변의 색이 평소와 달라 놀란 적이 있을 것이다. 어떤 약을 먹을 때 그런 일이 생기는지 알면 놀라지 않을 수 있겠다.

1. 소변 색을 바꾸는 약

약국에 와서 다음과 같이 걱정스럽게 묻는 환자가 있다. 친구들아! 이런 건 많이 경험했지?

환자: 아침에 소변 색이 진하게 나왔는데 몸에 문제가 생겼을까요?

약사: 요즈음 무슨 영양제 드시나요?

환자: 영양제 먹는 것은 없는데요.

약사: 혹시 어제 무슨 드링크 마시지 않으셨어요?

환자: 드링크? 아! 맞다. 누가 드링크 한 병 줘서 마셨네요.

약사: 그 드링크에 비타민 B_2가 들어서 소변이 노래졌을 거예요.

환자: 그럼 그 비타민 때문에 색이 노랗다면 비타민이 다 빠져버린 거니까 먹으나 마나 한 것 아닌가요?

피로할 때 마시는 드링크제에는 대부분 리보플라빈이라는 성분이 들었다. 이것은 비타민 B_2인데, 이것의 색이 노란색이어서 이런 드링크제 자체의 색도 노랗다. 이런 드링크제를 마신 뒤 소변을 보면 이 비타민이 소변에 섞여 나와서 소변 색도 노랗게 된다.

이렇게 비타민이 빠져나와서 소변 색이 노랗다고 해서 그런 비타민을 먹으나 마나 한 것은 아니다.

화장을 지울 때 클렌징크림을 바른 뒤에 클렌징크림을 다 닦아내고, 비누칠한 뒤에는 비누를 다 씻어내잖아? 그렇다고 이런 클렌징크림이나 비누를 쓸데없는 것으로 생각하지는 않지? 나름 할 일은 다 한 뒤에 닦아내는 것이잖아?

마찬가지로 비타민 B_2가 밖으로 나오지만, 이는 이 비타민 B_2가 물에 녹는 수용성이라서 몸에서 할 일을 다 하고 남은 나머지가 소변에 녹아서 밖으로 나오는 것이므로 먹으나 마나 한 것은 아니다.

그 외에 결핵약인 리팜피신을 먹으면 소변, 대변, 심지어 땀까지 붉은색으로 나올 수 있다. 또 디아세레인이란 성분의 관절염약을 먹어도 소변이나 대변 색이 노랗게 변했다가 차츰 붉어지기도 한다. 어떤 사암은 이 약을 먹고 소변이 붉어져서 병이 난 줄 알고 비뇨기과에도 갔다더라.

메트로니다졸 성분의 항원충약을 먹으면 소변 색이 짙어질 수 있다.

설사약으로 쓰이는 노르믹스정을 먹어도 소변 색이 붉어지는 수가 있다.

항생제인 옴니세프는 소변 색을 붉어지게 하고, 철분과 만나면 대변 색이 적색이 될 수 있다.

파킨슨병 치료제인 레보도파도 소변, 땀, 침의 색을 붉어지게 할 수 있다.

반면 비타민 C를 고용량으로 먹으면 소변 색이 옅어지기도 한다. 그래서 이런 비타민 C를 먹으면서 "비타민을 먹는데 왜 소변이 노래지지 않느냐?"고 물으며 약을 잘못 줬다고 항의하는 사람도 있었다.

2. 대변 색을 바꾸는 약

그 외에 대변의 색을 변화시키는 약도 있는데,

위에서 이야기한 관절염약인 디아세레인 성분이나 결핵약인 리팜피신 성분은 대변 색도 붉어지게 할 수 있다.

철 결핍성 빈혈치료제인 철분제를 먹으면 대변이 굳어져 변비가 되기 쉽고 대변 색도 검게 변한다.

위장약 중 비스무트 이온이 든 약을 먹을 때도 대변 색이 검어질 수 있으니 약사에게 복약지도를 받아야 한다.

또 선짓국 등 선지가 들어간 음식을 먹고 대변 색이 검어지는 것을 경험했을 거다. 선지가 돼지 피니까 그 핏속의 철분 때문에 대변 색이 검어지는 거다.

위가 헐어 위에서 피가 나도 대변이 검어질 수 있는데, 이때는 대변 색이 짜장처럼 까맣게 나온다. 그래서 철분제(빈혈약)나 비스무트가 든 위장약을 먹지 않는데도 대변 색이 검은색을 넘어 짜장처럼 새까맣다면 바로 병원에서 진찰받아야 한다. 위나 장에서 피가 나서 저럴 수 있기 때문이다.

특히 소염진통제를 오래 먹으면 위장장애로 속이 쓰리면서 심해지면 위장에서 피가 나올 수 있는데, 이럴 때도 대변이 새까맣게 나올 수 있으며, 이때 혈전 억제제를 먹는 사람에게서 저렇게 위장에서 출혈이 생기면 피가 쉽게 멎지 않으므로 더 위험할 수 있다. 오메가3를 먹어도 피가 잘 멎지 않을 수 있다.

어떤 사람은 대변이 까맣게 나오기에 짜장면을 많이 먹어서 대변이 그렇게 나오는 줄 알았는데, 알고 보니 위암이었다고 하더라.

35. 원인요법제(原因療法劑), 대증요법제(對症療法劑)

약에는 병의 원인을 없애서 병을 치료하는 약(원인요법제)과 증상만을 가라앉히는 약(대증요법제)이 있다. 각각을 원인 치료제, 증상 완화제라고도 부른다.

원인요법제는 병의 원인을 없애는 약인데, 감염증을 일으키는 각종 미생물을 없애는 항생제나 화학요법제(세균)와 항진균제(곰팡이), 항바이러스제(바이러스) 등처럼 병의 원인을 치료하는 약이고, 대증요법제는 병에 따르는 증상만 가라앉히는 약을 말하는데, 감기약, 진통제, 해열제, 소화제, 위장약, 변비약, 지사제 등 흔히 알려진 약은 대부분 대증요법제라고 봐도 틀린 말이 아니다.

심지어 혈압약, 당뇨약조차도 혈압을 내리고 혈당을 낮추는 대증요법제라고 할 수 있다. 혈압이나 혈당 수치를 내리는 데만 집중하기 때문이지. 정신과 즉 정신건강의학과에서 처방하는 약도 대부분 증상 완화제라고 할 수 있다.

원인을 치료하거나 증상을 가라앉히거나 그게 그거 아니냐고 할 친구도 있겠다. 다음과 같이 설명할 수 있다.

물컵이 넘어지며 방바닥에 물이 쏟아졌을 때는 그 물을 걸레로만 닦아내도 문제가 되지 않겠지? 그런데 수도꼭지를 계속 틀어놓아서 욕조에 물이 넘쳐서 욕실 바닥에 물이 흥건하게 고일 때 양동이나 바가지 같은 것으로 물을 퍼내기만 하는 것은 대증요법이고, 수도꼭지를 잠가 물이 넘치지 않게 하는 것은 원인요법이라고 비유할 수 있겠다.

그러니까 대증요법만으로 해결할 수 있는 병이 있고, 원인요법으로 치료해야 할 병이 있는 거다.

이렇게 수도꼭지를 잠가 원인을 치료하더라도 이미 욕실 바닥에 고인 물은 퍼내거나 닦아내야 하므로 대증요법도 같이 사용해야 할 것이다. 물컵을 엎은 것은 증상만 가라앉혀도 쉽게 원상복구가 되지만, 욕조 물이 넘치면 원인요법을 같이 써야겠지? 이처럼 병에 따라 증상만 완화하면서 치료할지 원인요법으로 치료할지를 결정할 필요가 있다.

또 신발 속에 모래가 들어가 발바닥이 아플 때 진통제로 아프지 않게 하는 것(안 아파질까?)은 대증요법이고, 신발 속의 모래를 빼 버리는 것은 원인요법이 되겠다.

원인을 고치지도 못하는 약이 약으로 사용되는 것은, 증상을 가라앉혀 몸을 편하게 한 뒤 시간이 지나 병의 원인이 해소되고 몸의 원상회복 능력이 잘 발휘되면 병을 극복할 수 있는 치료법이기 때문이다. 전에 '약은 우산이다.'라고 이야기한 적 있지? 비가 그칠 때까지 비를 맞지 않게 하는 게 약이라고 했잖아? 즉 이렇게 증상만 가라앉히면서 시간만 보내도 몸이 자연히 회복되면서 나아질 수 있는 병은 이런 대증요법제로 치료할 수 있다.

그런데 '원인을 없애지도 못하는 약이 몸에 무슨 도움이 될까?' 생각하는 사람도 있겠다. 거듭 이야기하지만, 약으로 증상만 가라앉히는 것은 비가 올 때 우산으로 비를 피하면서 비가 그치기를 기다리는 것과 같다고 비유할 수 있다.

즉 이런 약을 먹어서 병을 치료한다는 것은 저렇게 약으로 몸을 편하게 하고, 차츰 원인이 해결되어 증상이 나타나지 않기를 기다리는 치료법이기 때문이다. 이런 대증요법으로 증상을 가라앉힐 수 있는 병은 대부분 증상이 더 심해지지 않도록 환자도 노력해야 약의 효과가 더 잘 나타난다. 시간이 약인 병이 이런 대증요법제로 효과를 볼 수 있는 병이다.

그렇다면 원인은 고치지 못하고 증상만 가라앉히는 대증요법제는 아무 쓸모가 없을까?

이렇게 생각할 수 있다.

바람이 불면 나뭇가지가 흔들릴 것이다. 이때 나뭇가지를 다른 곳에 묶어두면 바람이 불어도 나뭇가지가 흔들리지 않을 것이다. 흔들리는 증상을 가라앉힌다는 뜻이 되겠지.

그런데 바람만 그치면 될 거라면서 나뭇가지가 흔들리는 것을 내버려 두었다면 즉 흔들리는 증상을 가라앉히지 않았다면 나뭇가지가 계속 흔들리다가 부러질 수도 있을 것이다.

따라서 증상을 가라앉히는 것은 다른 이상이 생기는 것을 미리 막는 방법이 될 수 있다.

몸이 여기저기 아픈 것을 내버려 두다 보면 우울증이 생길 수도 있는데, 적당한 진통제로 통증을 잘 관리하는 것이 다른 합병증을 예방하는 데도 도움이 될 수 있고, 몸 상태가 더 나빠지는 것도 막을 수 있다.

앞에서 혈압약이나 당뇨약도 대증요법제라고 했는데, 그렇게 약의 도움으로 혈압이나 혈당을 정상 수치로 조절하여 다른 합병증이 생기지 않게 하는 것이다. 만일 혈압이나 혈당을 조절하지 않고 내버려 두면 합병증 때문에 많이 힘들 수 있다.

당뇨병을 오래 앓아 합병증 때문에 눈이 멀거나 발가락을 잘라내는 사람이 있다는 거 알지? 혈압이나 혈당이 높다면 약으로라도 혈압이나 혈당을 조절하며 합병증을 예방하도록 운동이나 식이요법에도 힘써야 한다.

대증요법제가 병을 완치하지는 못해도 나름대로 쓸데가 있다고 볼 수 있는 이유다.

또 요즈음 나오는 약은 그 작용이 강력해서 원인은 치료하지 못하면서 증상을 잘 가라앉히기도 하니 증상이 가라앉은 것만 보고 안심해서는 안 된다.

이런 예로는 열이 나서 해열제를 먹어서 열을 내릴 수 있는데, 약을 먹으면 잠깐 열이 내렸다가 열이 다시 오른다면 열이 나게 하는 다른 원인이 있다는 뜻이니 그것을 진찰받아 찾아야 한다. 흔한 것은 몸 어딘가가 곪을 때 열이 잘 안 내리고, 요즈음은 코로나19에 걸려도 열이 쉽게 내리지 않는다. 해열제로 잠깐 열이 내렸다가 금방 오른다. 잠깐이라는 기준은 하루 세 번 먹는 해열제라면 그 약효가 4~6시간 정도 이어져서 열도 그 정도는 오르지 말아야 하는데 1시간도 안 되어 다시 열이 오른다면 원인이 있다는 뜻이니 다시 진찰을 받아 원인을 치료해야 한다는 거다.

그리고 속이 아프거나 쓰려서 위장약을 먹는 사람도 약을 14일 이상 계속 먹어도 속이 불편하다면 다른 병이 있지는 않은지 진찰을 받아야 한다. 요즈음 위장약 종류는 암 때문에 생긴 증상도 가라앉힐 수 있을 만큼 효과가 강력하기 때문이다. 증상을 잠깐은 가라앉힐 수 있으나, 원인 질환이 해결되지 않으니 증상이 잘 개선되지 않는 거다.

이런 것이 증상만을 목표로 해서 약만 먹다가 다른 병이 있음을 몰라 더 큰 일을 당할 수 있는 예가 되겠다.

36. 임신 중 주의할 약

임신 중에는 누구나 약 먹기를 꺼린다. 그런데 약을 먹는 도중 임신한 걸 알게 됐다면 어떻게 할까? 언제 임신할지도 모르는데 임신을 계획하는 여성은 아무 약도 못 먹나? 그럼 그런 사람은 언제 약을 먹을 수 있을까?

인체는 그렇게 만만하고 허술하게 생기지 않았다.

전에 피임약 편에서 임신 주 수는 마지막 월경 시작일부터 계산한다고 이야기했지? 그래서 임신 주 수에서 첫 2주간은 수정란이 생기기도 전이라 임신과는 관계가 없다고도 했잖아?

그런데 만일 수정란이 막 생겼을 때 수정란에 해로운 약을 엄마가 먹었다면?

이때는 아예 유산되어 수정란이 태아로 자라지도 않는다. 이런 것을 'All or Nothing'이라고 부른다고 한다. 충청도 사투리로 '기면 기고 아니면 말고'가 된다. 즉 어떤 이상이 생길 것 같으면 아예 유산되어 버리므로 유산되지 않았으면 아무 이상이 없다는 뜻이다.

이 시기는 월경 예정일에 월경이 없어 임신진단시약(임테기)으로 임신을 확인할 수 있는 때다. 즉 월경 예정일 이전까지 먹은 약은 태아에게 영향을 줄 가능성이 거의 없다. 임신인 줄 모르고 먹은 약 때문에 걱정할 필요는 없다는 뜻이 되겠다.

그렇다고 모든 약에 대해 안심할 수 있는 것은 아니다. 약이 몸에서 쉽게 빠져나가지 않는 것(비타민 A나 비타민 A 계열 여드름약, 일부 건선약, 와파린 등)은 임신 계획 1달 전부터 먹지 말아야 한다.

그리고 이 시기가 지나 태아의 장기나 기관이 만들어지는 시기인 임신 4~7주에는 약을 대부분 주의해야 한다.

이제 임신 중에 주의할 약에 관해 적으려고 한다.

임신 중에는 누구나 약 먹기를 꺼린다. 그러다 보니 꼭 필요한 약을 먹는 것도 겁내는 사람이 있다. 그래서 임신 중에 먹어도 되는 약, 먹으면 안 될 약을 정리해보았다.

임신 중에 약을 먹어도 될까?

산모가 임신 중에 먹은 약은 혈액 속에 녹아들어 태반을 통과, 아기의 혈액으로 들어간다. 임신 중 약 먹는 것을 생각할 때 생길 수 있는 문제는 크게 두 가지로 요약된다.

임신인 줄 모르고 먹었는데 아기에게 영향이 있지 않을지,

지병이 있는데 임신 중에 약을 계속 먹어도 될지에 대한 것이다.

아기는 수정란에서 출발하여 점차 인간의 신체로 성장해간다. 신체의 부분이나 장기에 따라 형성되는 시기가 다르다. 약의 내용도 그렇지만 임신 중에는 약을 먹을 시기가 더 중요하다.

임신 4주 미만의 경우는 'All or Nothing(전부 혹은 아무것도 아니다)'이다.

이 말은 이 시기에 엄마가 먹은 약이 태아에게 영향을 줄 것 같으면 아예 유산되어 버린다는 뜻이다. 앞에서도 말했듯 이상이 있을 것 같으면 유산되고, 그렇지 않으면 수정란으로 자라난다. 그러니 유산되지 않았다면 약물의 영향은 없다고 생각해도 좋다.

임신 4~7주째는 기관 형성기라 하여 중요한 장기가 생기는 시기로, 약의 영향을 보다 강하게 받기 쉽고, 약을 가장 피해야 할 시기이다. 단, 기형을 유발한다고 알려진 약은 탈리도마이드나 와파린 등 많지 않고, 이 약물들도 수일 먹었다고 해서 기형이 되거나 하는 것은 아니다.

이 시기에 임신인 줄 모르고 감기약이나 두통약을 먹었다가 나중에 임신 사실을 알고 걱정하는 사람이 많다. 하지만 수일간 일반의 약품을 정상적인 양 먹었다면 기본적으로는 문제 없다.

임신 8~11주에는 큰 기관 등의 주요 장기의 형성은 끝나지만, 구개 및 성기의 형성이 계속되고 있고 위험성은 떨어지지만, 이 시기에도 형태 이상을 일으킬 수 있는 약물이 소수 있다.

임신 12주 이후는 태아의 장기가 모두 형성되고 약 때문에 기형은 발생하지 않는다. 하지만 태아 장애를 일으킬 수 있는 약이 약간 있다.

약을 먹어버렸지만 괜찮은지 의사와 상담하면 대부분은 절대적으로 괜찮다고는 말할 수 없다는 대답을 듣게 된다. 이것은 우선 걱정할 필요는 없지만 100% 안전하다고 할 수는 없다는 뜻이다.

하지만 이 말에 불안해서 중절하거나 하는 사람도 있다. 괜찮은지 묻는 것보다는 위험성이 높냐고 묻는다면 의사도 위험성은 높지 않다, 일단 괜찮다고 대답하기 쉽고 듣는 쪽도 더 안심할 수 있다.

한편 아기에게 좋지 않을 수 있으니 임신 중에는 약을 먹으면 절대 안 된다는 것은 잘못된 생각이다.

약이 태아에게 미치는 영향과 약물을 먹지 않았을 때의 결과를 비교하여, 약이라도 먹는 장점이 더 크다고 생각되면 가장 안전한 약으로 바꾸더라도 약은 계속 먹어야 하는 것이 원칙이다.

예를 들어 엄마가 천식, 간질, 갑상선 이상, 공황 장애 등 때문에 약을 먹고 있는 경우가 그렇다. 개인차가 있으므로 의사와 상담하여 약을 계속 먹을지 말지를 결정하도록 한다. 치료 목적의 약을 먹는다면 스스로 판단하여 함부로 중지하지 않도록 한다.

임신 중에 시판 중인 약을 먹게 될 때는 반드시 산부인과 의사와 상담하는 것이 원칙이다. 산부인과로부터 처방받은 약은 안심해도 되지만 임신 후반기의 두통이나 발열로 인한 진통 해열제, 요통에 바르는 연고 등을 자기 판단으로 사용하면 아기의 심장에 영향을 줄 수 있으므로 주의해야 한다. 소염진통제 종류가 주의해야 할 약이다. 파스에도 소염진통제 성분이 든 것이 많으니 확인해야 한다.

임신 중이라고 아무 약도 안 먹고 버티는 것보다는 적당한 약으로 증상을 가라앉히는 것이 태아와 엄마의 건강을 위해 도움이 된다. 약이라고 무작정 거부해서 증상 때문에 고생하면 엄마는 물론 태아에게도 나쁜 영향이 갈 수 있기 때문이다.

감기 증상에는 종합감기약 종류보다는 각 증상에 맞게 안전한 약을 골라 먹는 것이 좋다. 종합감기약은 성분을 골라 먹을 수 없기 때문이다.

임신 중에 주의할 약

약효군	약물 성분
비타민 A계 약물	이소트레티노인(여드름), 아시트레인(선선)
항진균제	플루코나졸
다발성골수종 치료제	탈리도마이드, 레날리도마이드
안드로젠 성 호르몬제	다나졸
위십이지장궤양 치료제	미소프로스톨
항응고제	와파린
지질저하제(HMG-CoA 환원효소 저해제)	스타틴류 고지혈증약
단백 동화 스테로이드제	옥시메톨론
항생제	테트라사이클린, 아미노글리코사이드 계열
신경안정제, 수면제 등	로라제팜, 디아제팜, 졸피뎀

FDA에서는 다음과 같이 임신 중 약의 안전도를 5가지로 분류했다.

Category	내용
A	**태아에 대한 통제된 연구에서는 위험성 없음.** 임부에 대해 적절하고 잘 통제된 연구를 시행한 결과, 임신 기간 전체에 걸쳐 태아에 대한 위험성이 나타나지 않은 경우.
B	**태아에 대해 위험성을 나타낸다는 증거가 없음.** 1) 동물에 대한 연구에서는 독성이 나타났으나, 임부에 대한 적절하고 잘 통제된 연구에서는 태아에 대한 위험성이 증가하지 않은 경우. 또는,2) 임부에 대한 연구 자료는 없지만, 동물에 대한 연구에서는 태자에 대한 위험성이 없는 것으로 나타난 경우.태아에게 독성이 있을 가능성은 희박하지만, 전혀 없다고 할 수는 없다.

Category	내용
C	**태아에 대한 위험성을 완전히 배제할 수 없음.** 1) 사람과 동물 모두에서 적절하고 잘 통제된 연구 자료가 없는 경우. 또는, 2) 사람에 대해 적절하고 잘 통제된 연구 자료는 없으나, 동물에 대한 연구 결과 태자에 대한 위험성이 나타난 경우. 해당 약물이 임부에게 투여될 경우 태아에게 위험할 가능성은 있으나, 약물투여로 인한 치료적 이득이 위험을 상회할 가능성이 있다.
D	**태아에 대한 위험성이 증가한다는 증거가 있음.** 사람에 대한 연구, 또는 임상 시험, 또는 시판 후 조사 자료에서 태아에 대한 위험성이 나타난 경우.그러나 약물 투여로 인한 치료적 이득이 태아에 대한 위험성을 상회할 수 있음. 예를 들어 중증 질환이거나 생명이 위협받는 상황이고, 더 안전한 약물은 효과가 없거나 사용할 수 없는 경우라면 약물투여로 인한 치료적 이득이 위험성을 상회할 수 있다.
X	**임부에게 투여 금기임.** 사람이나 동물에 대한 연구, 또는 임상 시험, 또는 시판 후 조사 보고에서 태아에 대한 위험성의 증거가 나타났으며, 해당 약물 투여로 인해 태아에 미치는 위험성이 임부에 대한 치료적 이득의 가능성보다 더 큰 경우.

이렇게 볼 때 A, B 등급은 암산 중에도 태아에게 비교적 안전하게 사용할 수 있는 약으로, 아스피린, 아세트아미노펜, 페니실린이나 세파 계열 항생제 등은 A등급이다.

C, D 등급은 100% 안전하다고 볼 수는 없어도 치료상의 유익이 크다면 전문가의 판단 아래 사용할 수 있는 등급이다.

X 등급은 임신 중에는 금지되는 약으로, 비타민 A, 이소트레티노인 성분 여드름약, 피임약, 스타틴계 고지혈증약 등이 있다.

임신인 걸 모르고 약을 먹었는데 괜찮을까?

임신 중 약물을 먹는 여성의 수는 지속해서 증가하고 있다. 임산부의 나이가 많을수록 임신 전 진단된 만성 질환 때문에 임신 중에도 약을 먹어야 하는 경우가 많아지고, 고령 임신으로 인한 조기진통, 임신성 당뇨, 임신 중독증과 같은 임신 합병증이 많이 생겨서 그런 치료 약을 먹는 경우도 늘어나고 있기 때문이다.

건강에 관심이 많은 사람일수록 다양한 비타민, 허브 제제, 한약이나 다이어트 약제 등을 먹는 경우가 많다. 하지만 임신 초기인 줄 모르고 약을 먹었음을 나중에 알게 되기도 한다. 임신 초기인 5~10주 사이는 태아에 주요 장기가 형성되는 시기라 자칫 먹은 약에 따라 태아 기형의 위험이 증가할 수 있다.

하지만 약아 태아에 나쁜 영향을 미치는 데는 약의 종류와 먹는 양, 먹는 시기와 방법 등이 다양하게 관련된다. 또한, 월경 주기가 불규칙한 여성이라면 본인이 생각하는 임신 주 수가 정확하지 않을 수 있다. 따라서 임신이 확인됐고, 최근 먹은 약이 있다면 현재 임신 상태와 같이 약물 상담을 받는 것이 무엇보다 중요하겠다.

임신 중 약을 먹으면 위험할까?

모두 그런 것은 아니다. 임신 중에는 약을 먹으면 안 된다고 생각하는 것이 더욱 위험할 때가 있다. 예를 들면 평소 천식, 고혈압, 당뇨, 경련성 질환, 염증성 장염 등으로 약을 투약하던 여성이 임신했다고 의사와 상의 없이 약을 임의로 중단하면 오히려 병이 재발하거나 심해져서 본인은 물론 태아에까지 해가 미칠 수 있기 때문이다.

이러한 만성 질환이 재발하거나 악화하면 자칫 태아 기형이나 조산으로 이어질 수 있으므로 먹던 약제의 지속 여부 혹은 다른 약제로 바꿔야 하는지를 주치의와 꼭 상담해야 한다. 임신 중 만성 질환을 적절하게 관리하면 임신부와 태아 모두가 건강해질 수 있다.

임신 중 커피는 어떨까?

임신 중 하루 2잔 정도의 커피는 마셔도 괜찮다고 알려졌다. 우리나라 식품의약품안전처(KFDA)와 유럽식품안전청(EFSA)에서는 각각 임신부는 하루에 카페인을 300㎎, 200㎎ 이하로 먹도록 권장한다.

그런데 최근 임산부가 카페인을 먹으면 유산·사산을 겪을 위험이 커져 아예 카페인을 먹지 않는 게 좋다는 연구 결과가 나오기도 했다.

아이슬란드 레이캬비크대학 연구팀은 임산부를 대상으로 20년 동안 진행된 48건의 연구를 통해 태아의 건강과 임신 중에 먹는 카페인의 관계를 조사했다.

그 결과, 임산부가 매일 카페인 100㎎씩 먹을 때마다 유산 또는 사산할 위험이 각각 최대 14%, 19%까지 커졌다. 심지어 하루에 카페인 150㎎ 이상 먹으면 유산할 확률이 최대 36%였다. 연구팀은 임신 중엔 카페인을 먹은 뒤 높아진 혈중 카페인 농도가 다시 낮아지기까지 걸리는 시간이 길다고 말했다.

따라서 산모가 카페인을 먹으면 자궁 속 태아가 카페인에 노출되는 시간 역시 늘어난다. 연구팀은 태아가 카페인에 노출되면 태아의 심박 수가 올라가고 뇌혈관이 수축하는 등 건강에 악영향을 끼친다고 분석했다.

연구를 진행한 잭 제임스 교수는 "카페인을 먹으면 태아의 건강이 나빠질 수 있다는 연구 결과가 나왔다."라며 "임신 중이면 되도록 커피·홍차 등 카페인이 든 음료를 마시지 않는 게 좋다."고 말했다. 콜라에도 카페인이 있으니 피하는 것이 좋겠다.

임신 중에 먹어도 될 약

가려움증은 임신 중에 나타나는 흔한 피부 증상이다. 피부가 건조해지지 않도록 로션으로 보습 관리를 하거나 가습기를 틀어놓는 것이 좋다. 다만 증상이 심한 경우, 경구용 스테로이드를 먹기도 하는데 스테로이드 성분을 오래 먹으면 태아에 나쁜 영향을 미칠 수 있으니 주의해야 한다.

백신 접종

임신 중 적응 증상에 따라 접종을 고려할 수 있는 백신에는 B형간염, 파상풍·디프테리아, 수막염구균, 광견병, 소아마비, 일본뇌염, 황열 등이 있다.

코로나19 백신은 임신 중에 맞아도 안전한 것으로 알려졌다. 한편 생백신(MMR, 수두, 대상포진, 인플루엔자 생백신) 접종은 하지 않는다.

가임기 여성이 생백신 접종을 했다면 접종 후 4주간은 임신을 피하는 것이 좋다.

임신 중 변비

임신 중 분비되는 프로게스테론이라는 호르몬은 대장 내벽의 근육을 이완시켜 변비 증상을 일으키는 경우가 많다. 이때 락툴로스나 차전자피, 비사코딜 등 약을 먹으면 장의 연동운동을 촉진해 배변을 도와준다. 또 수분과 지방을 잘 혼합하여 변 덩어리를 부드럽게 하는 도큐세이트소듐과 같은 완하성 하제를 먹을 수도 있다.

감기 두통이나 발열

아세트아미노펜 성분의 해열제를 먹는 것이 좋다.

입덧

피리독신(비타민 B_6), 메토클로프라마이드

변비

락툴로스, 차전자피, 비사코딜, 도큐세이트소듐 등

복통

수크랄페이트, 라니티딘

요통

아세트아미노펜 성분의 진통제가 좋고, 소염진통제 종류는 임신

20주 이후는 주의, 소염진통제 성분의 파스도 주의해야 하며, 소염진통제 성분이 없는 파스 종류가 비교적 안전하다.

가려움증

보습제

세균 감염증

페니실린 또는 세팔로스포린 계열 항생제

기타 주의할 것

사우나·온천욕

사우나, 욕탕에 들어가거나 사우나를 해서 임신부의 체내 온도가 38.9℃ 이상 올라가면 뱃속 태아에게서 중추신경계 이상, 식도폐쇄증, 배꼽탈장이 나타날 수 있다.

파마, 염색

태아의 기관이 모두 형성된 후인 임신 12주 이후에 파마나 염색을 하는 것이 안전하다. 파마나 염색약이 임신부에게 흡수되는 양은 아주 소량이며 여러 연구에서 태아 기형을 증가시키지 않는 것으로 알려져 있으나 보다 충분한 연구가 필요한 상황이다.

치과 치료

임신 중 치과 치료는 유산이나 조산, 저체중아 출산과 관계없고 치료에 따른 마취, 방사선 촬영 등도 태아에게 미치는 영향이 거의 없다.

임산부가 치과 치료를 받을 수 있는 가장 편한 시기는 임신 12주부터 26주 이내지만 임신 12주 전이나 26주 이후라도 필요에 따라 치료를 받는 것이 바람직하다. 다만 임플란트나 발치의 경우 12주~26주 사이에 하는 것이 좋다.

비행기 탑승

공항의 승객용 검색대는 금속탐지기로, X-ray를 사용하지 않아 안심해도 된다. 금속탐지기에서 발생하는 저주파 전자기장은 가전제품에서 발생하는 것과 비슷하며 태아에게 안전하다.

음주

임신 중엔 '맥주 한잔'도 절대 금해야 한다.

술은 태아에게 안전한 양이 알려지지 않았다. 술은 태아의 중추신경계 손상을 가져와 지능 저하뿐만 아니라 청소년기 학습장애, 주의력 결핍-과잉행동 장애 등의 태아 알코올스펙트럼 장애를 유발할 수 있다.

37. 수유 중 주의할 약

수유 시 약물을 조심해야 하는 이유

수유 중인 엄마가 약을 먹으면 그 약 성분은 엄마의 핏속으로 들어가고 모유 속에도 들어가 아기가 먹게 된다. 물론 대부분은 모유 속에 포함된 약의 농도가 낮아 아기가 먹은 약의 양이 아기에게 영향을 미칠 정도의 양은 아니다.

그러나 적은 양이라 하더라도 독성이나 위험성이 보고되었거나 그런 가능성이 조금이라도 있는 약물들은 수유 기간에 피하는 것이 좋다.

특히 신생아는 간과 신장의 기능이 아직 완전하지 않으므로 약물이 적은 양 몸에 들어왔더라도 이 약물을 제대로 대사하고 배설하지 못할 수 있고, 뇌 혈액 관문이 완성되어 있지 않으므로 더 많이 주의해야 한다.

수유 시 아기에게 위험한 약물

아미오다론(Amiodarone), 부정맥약

브로모크립틴(Bromocriptine), 젖 떼는 약

시클로포스파마이드(Cyclophosphamide), 항암제

사이클로스포린(Cyclosporin), 면역 억제제

에르고타민(Ergotamine), 자궁수축제
헤로인(Heroine), 마약
이소트레티노인(Isotretinoin), 여드름약
리튬(Lithium) 조울증약

모유를 통한 약물의 영향을 줄이는 방법

심각한 부작용이 보고된 약물이나 안전성에 대한 자료가 확립되어 있지 않은 약물을 엄마가 먹고 있다면 약을 중단하거나 아니면 약을 먹는 동안에는 젖을 먹이지 말아야 한다.

만약 엄마가 꼭 먹어야 하는 약이라면 약은 계속 먹되 약을 먹는 동안에는 아기에게 젖을 먹이지 말고, 잠깐 또는 계속해서 분유로 바꾸어 먹여야 한다.

엄마가 먹는 약이 비교적 안전한 것이라도 젖을 먹인 직후에 약을 먹고, 약을 먹었다면 4시간 이상 지난 뒤에 젖을 먹이는 것이 좋다. 이렇게 하면 그 시간 동안 대부분의 약제가 엄마의 핏속에서 없어지므로 모유 중에는 약이 거의 섞이지 않기 때문이다.

엄마가 꼭 먹어야 하는 약 중 하루에 한 번 먹는 약(항전간제, 항결핵제 등)을 먹고 있다면 약은 취침 전에 먹고, 자는 동안에는 아기에게 분유를 먹여야 아기에게 미칠 약의 영향을 최소화할 수 있다.

수유부가 약물 먹을 때 고려할 것

엄마에게 꼭 필요한 약이라면 젖을 먹인 직후에 약을 먹는 것이 좋다. 그리고 약을 먹고 4시간 이상 지난 뒤에 젖을 먹이는 것이 좋다.

약물 제형의 선택에 있어서 서방형 제제(약물이 일정한 속도로 천천히 몸속으로 퍼지는 Sustained-Release 제형)는 피하는 것이 좋다.

수용성 약물이 대체로 몸에서 빨리 사라지므로 지용성 약물보다 안전한 편이다.

약물 선택 시 신생아에게 미칠 영향을 고려하려면 현재 신생아에게 치료제로 사용되는 약물이거나 금기 약물은 아닌가 검토해 보는 것이 좋다.

약을 먹은 뒤에는 신생아에게 나타나는 증상들을 자세히 살핀다.

수유기에 엄마 몸에 투여한 약물이 신생아, 영아에게 미치는 영향은 약물의 특성과 아기의 대사 능력에 따라 다르며 이러한 영향을 최소화하려면 필요한 경우에 가장 안전한 약물을 선택한다.

수유부가 먹는 약이 신생아, 유아에게 직간접적으로 영향을 줄 수 있다는 사실은 많은 연구로 확인되고 있다. 그리고 회복이 어려운 영구적인 장애가 일어나는 수도 드물지는 않으므로 수유부에게 약을 투여할 때는 여러 보고된 자료를 종합하여 약의 안전성을 먼저 확인해야 한다.

수유부의 약물사용은 아기와도 관련이 크고 위험도 따르므로 특별히 주의해야 한다. 따라서 약물 선택에 있어 그 안전성 여부를 충분히 고려해야 한다. 그러려면 전문가와 충분히 상의하여 무분별하게 약을 먹지 않도록 해야 한다.

Part 2

약국 현장에서 약을 파헤친다

38. 약을 한 번 적게(많이) 먹었는데

네이버 지식iN에 올라온 질문을 보면 정해진 용량보다 약을 적게 또는 많이 먹었다며 걱정하는 사람이 있다. 지난번에도 말했던 것처럼 인체는 디지털이 아니므로 어쩌다 실수한 것 때문에 크게 문제되는 일이 흔한 것은 아니다.

물론 저런 실수를 반복한다면 문제가 될 수도 있겠으나, 한 번 덜 먹거나 많이 먹었어도 그 뒤에 제대로 먹으면 대부분 문제가 되지 않는다. 물론 그런 것이 생명과 직결되는 약이었다면 한두 번의 실수도 용납되지 않을 수는 있겠다.

도로를 어쩌다 한 번 무단횡단한다고 모두 교통사고 당하는 것은 아닌 것과 같다고 할까? 무단횡단했는데 한 번 괜찮았다고 또 무단횡단하면 안 되겠지?

물론 약은 정해진 용법대로 정확하게 먹는 것이 중요하기는 하지만, 한두 번 잘못 먹은 것 때문에 겁낼 필요는 없다는 것이 내 의견이다.

약을 한 번 잘못 먹은 것 때문에 너무 걱정하며 겁을 내면 건강회복에 방해가 될 수도 있으니 안심하라는 의미로 적어봤다.

39. 실리카겔

정제나 캡슐제 약이 담긴 약병 안에는 작은 종이팩 등이 들었다. 이 팩 안에 있는 투명하고 작은 알갱이가 실리카겔이다. 이것은 공기 중의 습기를 빨아들여 약병 안을 건조한 상태로 유지하게 하는 물질이다.

이것을 방습제라고 하는데, 약병 안에 있는 습기를 빨아들여 약병 안이 건조한 상태를 유지하게 하는 목적으로 넣어두는 것이다. 약을 보관하는 데 있어 가장 큰 적으로 습기, 자외선 등을 들 수 있으므로 그런 습기를 조금이나마 막으려고 넣어두는 것이다. 물론 약병에 이게 들었다고 습기를 100% 완벽하게 막을 수 있는 것은 아니다.

가끔 이 실리카겔을 방부제라고 부르는 사람이 있다. 방부제란 썩지 않게 하는 물질로 산화방지제라고도 하는 것이며, 방습제와는 엄연히 다르다.

또 이 실리카겔 팩이 터져서 약과 섞인 것을 모르고 약과 함께 삼켰다며 걱정하는 사람이 있기도 하다. 이런 실리카겔 팩에는 "인체에 무해하나 먹지 마시오."라고 적혀 있다. 먹어서 크게 해롭지는 않겠으나 먹을 필요는 없다는 뜻이지.

이런 실리카겔은 과자 포장 안에도 들었지?

이런 약이나 과자의 포장을 뜯자마자 실리카겔을 버리는 사람이 많을 것이다. 그걸 모아두면 나름대로 쓸 곳이 있다.

실리카겔의 활용

약이나 과자를 습기가 안 차게 보관하는 용도 외에 실리카겔을 활용할 수 있는 팁이 있어 찾아봤다.

실리카겔을 모아서 운동화나 구두 속 또는 신발장에 넣어두면 신발의 냄새를 없앨 수 있다.

꽃을 실리카겔과 같이 보관하면 잘 말린 드라이플라워가 된다.

은 제품을 보관할 때 실리카겔을 같이 두면 습기를 막아 은 제품의 광택을 유지할 수 있다.

금속과 보관할 때 실리카겔과 같이 두면 녹을 방지할 수 있다.

젖은 옷을 말릴 때 실리카겔과 함께 두면 냄새도 방지할 수 있다.

40. 수면제 vs 수면유도제

대학병원 앞에서 약국을 하면서 처방전을 받아 보며 느끼는 것 중의 하나는 잠을 못 자서 힘들어하는 사람이 매우 많다는 점이다. 그래서 그럴 때 먹는 약인 수면제와 수면유도제에 관해 아는 척하려고 한다.

먼저 수면제는 대부분 습관성과 중독성이 있어 전문의약품, 그중에서도 향정신성의약품으로 되어있어 마약은 아니지만, 마약류로 규정하여 마약처럼 엄격하게 관리하는 약이다. 전문의약품이니 당연히 처방전이 필요하지.

반면 수면유도제는 대부분 일반의약품이므로 약국에서 처방전 없이 살 수 있다. 우선 이렇게 간단하게 시작하고 좀 더 자세하게 이야기하련다.

수면제

수면제는 뇌를 잠을 자는 상태처럼 만들어주는 약이라고 간단하게 비유할 수 있겠다. 예를 들어 공부를 못하는 사람도 시험 볼 때 공부 잘하는 사람의 답안지를 그대로 베껴 쓰면 시험성적은 잘 나오겠지? 그러나 그게 진짜 실력은 아닐 테니까 그런 점수를 계속 유지하지는 못할 것이다.

이렇게 한 번 좋은 성적을 받은 뒤 그 뒤로 열심히 노력해서 그 뒤로도 계속 그렇게 좋은 성적이 나오게 하면 좋은 방향으로 가게 되는 거라고 볼 수 있을 거다.

수면제도 그런 약으로 생각할 수 있다. 잠잘 때 우리 몸의 상태를 연구해서 그런 상태처럼 만들어주는 약이 수면제다. 물론 이렇게 해서 그 뒤로 정상적으로 잘 잔다면 문제가 없겠지만, 너무 습관적으로 수면제에 의존하는 것은 좋지 않을 수 있다. 전에 피임약 이야기할 때 피임약이 몸을 임신한 상태처럼 만들어서 뇌를 속이는 약이라고 했지? 수면제도 그런 약이라는 뜻이다.

수면유도제

반면 수면유도제는 졸리게 해서 잠이 들게 하는 약이다. 수면제는 몸을 잠자는 상태처럼 만들어주지만, 수면유도제는 잠자는 상태가 계속 유지되게 하는 약은 아니다. 그저 졸리게만 하고, 잠을 자는 것에는 작용하지 않는다.

수면유도제는 감기약, 멀미약, 피부약, 알레르기약 등을 먹으면 졸리는 현상(이런 현상이 사실은 저런 약들의 부작용이다.)을 이용한 약이다. 저런 약을 먹으면 졸리는 것은 감기약에서 이야기했던 항히스타민제라는 성분이 들었기 때문이다.

그래서 항히스타민제 성분 중 졸리는 부작용이 강한 것으로 수면유도제를 만들었다. 그렇다 보니 저런 감기약 등을 먹어도 졸리지 않는 사람에게는 수면유도제의 효과가 약할 수밖에 없다. 항히스타민제를 먹고 졸린 것은 사람의 체질에 따라 다르기 때문이다.

수면유도제 말고 저런 감기약, 멀미약 등으로 수면유도제의 효과를 얻을 수 있지 않을까 생각하는 사람도 있을 수 있다. 그런데 저런 약 중에는 너무 졸리지 않도록 카페인이 같이 든 것이 많아서 카페인에 예민한 사람은 오히려 잠이 안 올 수 있다. 또 카페인 대신 교감신경을 흥분시키는 성분이 든 것도 있어서 역시 잠이 안 올 수 있다. 알레르기약 종류를 먹어서 수면유도제 효과를 얻을 수도 있겠다.

이런 항히스타민제 성분으로 된 수면유도제를 먹으면 대개 입이 마르고 눈도 마를 수 있고, 전립선비대증이 있는 사람은 소변은 마려운데 요도괄약근이 열리지 않아서 오줌을 누기가 어려워지고 녹내장 환자는 녹내장 증상이 심해질 수 있다.

수면유도제 중에 이런 항히스타민제 성분 말고 생약재로 된 것도 있는데, 이런 것은 저런 전립선비대증이나 녹내장 관련 부작용은 덜할 수 있다.

이런 약을 먹지 않고 잠을 잘 자면 좋겠지만, 잠이 영 안 와서 힘들 때 수면유도제나 수면제를 이용하는 것이 어느 정도는 도움이 될 수 있겠다.

명심할 것은 이런 약은 단기간 사용해야 한다는 점이다. 잠이 부족하거나 못 잘 때 잠깐 사용해서 효과를 보는 약이라고 보면 된다.

잠이 안 오는 원인을 찾아 그런 원인을 없애는 것이 가장 좋겠지.

낮에 햇볕을 많이 쬐면 멜라토닌이 많이 나오므로 밤에 잠을 자는

데 도움이 된다. 잠을 잘 자지 못한다면 커피처럼 카페인이 든 것은 피하는 게 좋겠지. 초콜릿, 콜라, 홍차, 녹차, 코코아, 에너지드링크 등에도 카페인이 들었으니 피해야 한다. 낮에 땀을 너무 많이 흘려도 밤에 잠이 오는 것이 방해될 수 있다.

낮잠을 자도 밤잠이 방해될 수 있으니 불면증이 있는 사람은 낮잠을 잘 자격도 없다고 생각해야 한다.

비교 요약

화살을 쏠 때 활시위를 당겨서 화살이 시위를 떠나게 하는 약을 수면유도제라고 비유한다면, 화살이 활시위를 떠난 뒤 더 멀리 날아가게 하는 약은 수면제라고 볼 수 있겠다. 이런 뜻에서 수면제와 수면유도제는 좀 다르다.

수면유도제를 먹은 뒤 잠을 자는 패턴은 평소의 잠자는 패턴을 그대로 따른다. 평소에 깊은 잠을 자던 사람은 수면유도제를 먹고도 깊은 잠을 잘 수 있지만, 평소에 깊은 잠을 못 자던 사람은 수면유도제를 먹어서는 깊은 잠을 자지 못한다. 반면 수면제는 잠자는 상태가 좀 더 이어지게 하는 약이라고 말할 수 있겠다.

수면제와 수면유도제를 이렇게 요약해서 비교할 수도 있겠다.

수면유도제는 졸리게 해서 잠이 들게만 하는 약이다. 반면 수면제는 졸리게 해서 잠이 들게 한 뒤에 그 잠이 계속 이어지게까지 할 수 있다.

수면유도제를 먹고 일단 잠이 든 뒤에는 평소 잠자는 패턴으로 잠을 자지만, 수면제를 먹으면 잠을 자는 상태가 더 길게 이어지게 된다.

야구공을 배트로 칠 때 일단 쳐서 날려 보내고 지켜보기만 하는 것은 수면유도제고, 공에 엔진 같은 것을 달아서 더 오래 날아갈 수 있게 하는 것은 수면제라고 비유할 수 있겠다.

수면유도제는 습관성이 적으나, 수면제는 대부분 습관성, 중독성이 있어 반드시 전문가의 진단과 처방에 따라 필요할 때만 사용해야 한다.

졸피뎀, 벤조디아제핀 계열 신경안정제

수면제 중 졸피뎀 성분의 약이 유명(?)한데, 이 약은 효과가 빨리 나타나며 반감기가 짧아서 약효도 길게 유지되지는 않는다. 반감기가 짧다는 것은 약효가 빨리 사라진다는 뜻이다. 즉 다음날까지 계속 졸리지는 않게 한다는 뜻이다. 이 약을 먹고 문제가 생겼다면 대부분 약을 함부로 많이 먹었기 때문일 것이다.

몇 년 전에 SBS TV 다큐멘터리에서 이 졸피뎀 성분의 수면제를 먹으며 술을 마신 사람이 아침에 일어났더니 천정에 목에 거는 고리가 매달려 있었다는 경험을 말하는 인터뷰 내용을 방송한 적이 있다. 이처럼 이 약을 술과 같이 먹으면 자다 깨서 엉뚱한 행동을 하는데, 일어난 뒤에는 기억을 못 하는 일이 생기기도 한단다. 어떤 사람은 자다 깨서 요리도 했다더라. 몽유병 환자처럼 행동했던 거지. 깨고 나서는 그런 것을 기억하지 못한다고 한다. 따라서 이런 약을 먹을 때 술은 절대 금물이라는 거나.

이런 졸피뎀 말고 신경안정제 종류 중에도 잠이 오게 하는 용도로 처방되는 약이 있다. 이런 약 중에 벤조디아제핀계 약이라고 하는 것이 있는데, 이런 종류의 약은 근육을 풀어주는 근육 이완제의 역할도 하므로 정형외과에서도 처방한다.

이런 졸피뎀이나 벤조디아제핀계 약은 대부분 습관성이 있어 향정신성의약품으로 분류되어 있다. 심하면 중독되기도 한다. 내성이 생겨 점점 양을 늘려 먹어야 할 수도 있다.

멜라토닌

이런 것 말고 멜라토닌이 주성분인 약도 있는데, 이는 습관성은 없다. 외국에서는 식품류로 분류하기도 하는데, 우리나라에서는 전문의약품이다. 식품류 멜라토닌은 그 효과가 금방 떨어진다. 그래서 이런 식품류 멜라토닌을 외국 여행 시 시차 적응 목적으로 먹기도 한다.

멜라토닌이 사실은 뇌에서 분비되는 물질인데, 수면호르몬이라고도 불린다. 이런 멜라토닌은 나이가 들수록 덜 나온다. 나이가 들면 잠이 줄어드는 것은 이런 멜라토닌이 감소하기 때문일 것 같다.

미국이나 유럽에서는 이런 멜라토닌을 편의점에서도 살 수 있는데, 이런 곳에서 취급하는 멜라토닌은 그 효과가 금방 사라진다.

이런 멜라토닌은 장기간 먹는 것이 아니고, 시차 등으로 잠자기가 어려울 때 잠깐씩 도움을 받을 만한 물질이다.

우리나라에서 멜라토닌을 주성분으로 해서 나오는 것은 전문의약품인데, 약효가 오래 이어지도록 특수하게 만든다(서방정).

기타

또 향정신성의약품이 아닌 것 중에 수면제 역할을 하는 것도 있는데, 항우울제 중에 잠을 잘 수 있게 도움을 줄 수 있는 약이 있다. 이런 약을 다른 수면제나 신경안정제 종류의 효과를 높이기 위해 같이 처방하기도 한다.

이런 종류의 항우울제는 삼환계 항우울제라고 한다. 항히스타민제 성분이 든 감기약의 주의사항에는 삼환계 항우울제와 같이 먹지 말라고 되어있는데, 졸리는 부작용이 심해질 수 있기 때문이다. 저 주의사항을 보고 모든 항우울제를 다 주의해야 하는 줄 오해하는 사람도 있더라.

정신건강의학과 전문의이신 선배님 한 분은 이런 이야기를 하신다.

"맛없는 밥을 먹어도 사는 데 아무 지장이 없고, 살도 찌는 것처럼 반드시 누가 업어 가도 모를 정도로 잠을 깊게 자야만 잠을 제대로 잤다고 말할 수 있는 것은 아니다.

잠이란 뇌를 쉬게 하는 것이므로 깊게 자지 않고 눈을 감은 채 아무 생각 없이 가만히 누워만 있어도 뇌가 쉬는 것이니 결과는 자는 것과 같다. 반드시 깊게 자야만 하는 것은 아니다. 잠이 안 온다고 걱정만 하면 잠은 더 안 온다. '잠아! 올 테면 와라. 나는 자련다.' 하는 심정으로 눈을 감고 있다 보면 잠에 빠질 수 있다. 잠이 안 온다고 거정만 하면 잠온 더 인 온다."

그런데 이렇게 눈만 감고 누워있는 것과 잠을 자는 것에는 다른 점이 있다.

잠을 자는 동안에는 ADH(Anti Diuretic Hormone 항이뇨호르몬)란 호르몬이 나온다. 이 호르몬은 소변이 생기지 않게 하는 호르몬이다. 실은 소변이 생기지 않게 한다기보다는 소변을 농축해서 소변의 부피를 줄이는 거다. 이렇게 되면 자는 동안에는 방광에 소변이 덜 차니까 낮에보다 화장실에 덜 간다. 물론 전립선비대증이 있으면 별로 다르지 않겠지만.

그런데 눈만 감고 누워있으면 ADH가 안 나오니까 낮과 마찬가지로 화장실에 가게 된다.

요즈음 네이버 지식iN에서는 수면제를 몇 개나 먹으면 죽느냐는 질문이 많이 올라온다.

여기에 나는 "수면제는 하나만 먹어도 200년 살면 죽습니다." 또는 "수면제는 하나 먹어도 죽을 때가 되면 죽습니다."라고 답변하고는 농담입니다. 라고 덧붙인다.

이러면

"개념 없는 답변이다. 이러려면 답변하지 마라."

등등의 댓글과

"재치 있다,"

"누가 저런 질문에 제대로 답변하겠냐?"

"저런 농담도 이해하지 못하냐?"

등등의 댓글이 죽 달린다.

요즈음에는 저런 질문에

"차를 몇 km/h로 달려야 사고가 나느냐? 라는 질문과 같다."

라고 답하기도 한다.

그런데 이런 수면제를 먹는 사람이 주의할 일이 있는데, 잠자다가 숨이 멈추는 사람 있지? 수면무호흡증이라고 하는데, 창문을 날려버릴 듯이 요란하게 코를 고는 사람 중에 갑자기 숨이 멎었다가 다시 "푸~" 하며 숨을 내쉬는 사람 있지? 이런 사람은 수면제 종류를 먹지 말아야 한다. 그 외에 중증 근무력증 환자나 숨쉬기 힘들어하는 환자, 기관지천식 환자도 수면제는 주의해야 한다. 멜라토닌에는 이런 주의사항이 없다.

41. 피임약 보충

피임약에 관해 전에 썼던 내용에서 몇 가지를 보충하려고 한다.

피임약을 많이 먹으면 사후피임약이 될까?

사후피임약에는 일반 피임약보다 황체호르몬 성분이 10배 더 많이 들었다는 내용을 지난번에 적었다. 기억하지?

이걸 알고 일반 피임약 10개를 한꺼번에 먹어서 사후피임약의 효과를 내려는 사람이 있는 것 같다.

물론 그렇게 하면 처방받아 사후피임약을 먹는 효과를 낼 수도 있겠다고 생각할 수도 있겠지만, 우리 몸이 그렇게 호락호락하지는 않다.

일반 피임약 10알을 한꺼번에 먹으면 황체호르몬 성분은 사후피임약만큼 먹게 되지만, 황체호르몬 말고 난포호르몬 성분도 10배나 많이 먹게 된다는 점을 생각해야 한다.

앞서 올렸던 피임약에 관한 글에서 1세대 피임약에는 난포호르몬 성분의 함량이 많아서 혈전이 생겨서 심장마비가 생길 수 있다고 했지? 그런 위험 때문에 1세대 피임약은 없어졌다고도 했잖아?.

피임약을 10알 먹으면 저렇게 난포호르몬 성분도 10배나 먹게 되어 혈전의 위험이 커질 수 있다. 코로나19 백신에서도 혈전 부작용이 문제가 되고 있지 않니?

난포호르몬 성분이 많이 들었던 1세대 피임약을 먹고 혈전 때문에 사망한 예도 있다고 했지? 그래서 1세대 피임약이 지금은 나오지 않는다고도 했잖아?

그러니까 일반 피임약을 많이 먹어서 사후피임약의 효과를 얻고 싶다는 생각은 절대 하지 말아야 하는 거다. 이건 우리에게 필요한 내용도 아닌데 사족은 아닐까 한다. 그래도 알아두어서 나쁘진 않겠지?

피임약을 월경 시작일부터 먹는 이유

피임약은 여성의 몸을 호르몬상으로 임신한 상태처럼 만들어서 배란하지 않게 해서 임신을 방지하는 약이다. 앞서 썼던 피임약에 관한 글에 있는 내용이지?

이런 목적을 위해서 피임약은 월경 시작 5일 이내부터 먹어야 한다. 피임약을 월경 시작일부터 먹으라고 이야기하는 것은 임신하지 않았음을 확인하기 위해서다. 임신 중에는 피임약을 먹지 말아야 하기 때문이지.

또 월경 시작 5일 이내부터 먹어야 하는 것은 여성의 월경 주기 중 이때가 아직 배란 과정이 시작되기 전이기 때문이다.

배란 과정이 시작된 뒤에는 약으로는 그 진행을 막을 수 없기 때문이다.

야구에서 투수가 일단 셋 포지션에 들어가 움직이기 시작하면 투구동작을 멈추거나 공을 다른 방향으로 던질 수 없는 것과 같다고 할까? 롤러코스터가 궤도의 꼭대기에서 내려오기 시작하면 그것을 세울 수 없는 것과 같다고 보면 된다.

또 피임약을 먹으면 배란 억제 작용 말고도 자궁경부를 끈적거리게 해서 정자가 제대로 움직이지 못하게 해서 피임 효과를 내기도 하는데, 배란 억제만큼 확실한 피임 방법이라고 할 수는 없을 것이다. 그래도 이렇게라도 피임 효과가 나타나게 하려면 약을 1주일 이상은 계속 먹어야 한다. 그래야 호르몬이 제대로 작용해서 저런 작용이 나타나기 때문이다.

피임약으로 월경 미루기

피임 목적이 아니고 다른 목적으로 피임약을 사용할 수도 있다.

그중 가장 흔한 것은 월경을 미루기 위해서 피임약을 먹는 것이다. 그러나 이런 목적으로 피임약을 먹는 것이 피임약의 공인된 효과라고 말할 수는 없다. 피임약의 부작용을 이용해서 월경을 미루는 하나의 편법이기 때문이다.

그래서 피임약의 설명서에 있는 피임약의 효능에는 피임이라는 말만 있고, 월경 주기 조절이란 내용은 없다. 이처럼 공인된 효능에는 없으면서도 널리 이용되는 효능을 허가 외 목적(Off-Label)이라고 한다.

이처럼 피임약으로 월경을 미루려면 월경 예정일보다 1주일 전(물론 더 미리 먹기 시작해도 된다.)부터 미루고 싶은 날까지 매일 하나씩 피임약을 먹으면 된다. 미루고 싶은 날까지 피임약을 먹어서 월경을 미루고 난 뒤 약을 끊으면 2~3일 뒤에 월경이 나올 것이다.

이렇게 할 수 있는 것은 피임약에 든 프로게스테론이 자궁내막을 떨어지지 않게 하면 월경 출혈이 방지되기 때문이다. 이렇게 피임약으로 월경 주기를 바꾸려면 피임약을 1주일 이상 먹어야 하므로 월경 예정일 1주일 전부터 피임약을 먹어야 한다.

피임약은 적어도 1주일은 먹어야 호르몬이 충분히 몸에 남아 제 기능을 하므로 피임약을 1주일 이상 계속 먹어야 월경 주기를 바꿀 수 있다. 피임약을 1주일 미만 먹어서는 호르몬의 기능이 제대로 나타나지 못해 월경 주기가 바뀌지 않는다, 밑에서 조금 더 자세하게 설명할게.

만일 피임을 목적으로 피임약을 먹는 중에 월경을 미룰 일이 생겼다면 휴약기가 되어도 약을 끊지 말고 바로 이어서 피임약 새 팩을 먹으면 된다. 그렇게 약을 먹어서 월경을 미룬 뒤에 약을 끊고 1주일 쉬면(휴약기) 역시 약을 끊고 2~3일 지난 뒤 월경이 나온다.

이렇게 월경을 미뤄도 미루는 동안에도 피임 효과는 계속 이어진다.

이렇게 한 번 피임약으로 월경을 미루면 그 뒤로도 그 날짜만큼씩 월경이 미뤄지는데, 이렇게 휴약기 없이 피임약을 계속 연달아 먹으면 월경을 건너뛸 수도 있다. 이런 방법으로 피임약을 연달아 먹어서 월경을 미룰 때, 피임약을 세 팩까지 연달아 먹어서 월경을 두 번 건너뛰어도 여성의 몸에는 지장이 없는 것으로 알려졌다.

피임약으로 월경을 앞당길 수 있을까?

바로 앞에서 말했듯, 피임약을 먹어서 월경을 미룬 뒤에 약을 끊으면 2~3일 뒤에 월경이 나오는 것이 일반적인 일이다. 이걸 보고 피임약을 먹다가 아무 때나 약 먹기를 중단하고 2~3일만 지나면 월경이 나오는 것으로 오해해서 필요에 따라 아무 때나 피임약을 중단해서 월경을 앞당기려고 하는 사람도 있는 것 같다.

그러나 저렇게 피임약을 먹다가 중단한다고 아무 때나 월경이 나오거나 앞당겨지는 것은 아니다. 월경은 나올 때(두꺼운 상태로 있을 필요가 없어진 자궁내막이 자연적으로 떨어질 때)가 되어야 나오기 때문이다. 아무 때나 피임약을 중단한 뒤에 나오는 하혈은 월경이 아니고 부정출혈일 가능성이 더 크다. 피임약을 불규칙하게 먹어도 부정출혈이 나오기 쉽다.

피임약을 중단하고 2~3일 뒤에 월경이 나오는 것은 월경 예정일을 지나서까지 피임약을 먹어서 월경을 미뤘다가 중단했을 때 나타나는 현상일 뿐이다. 두꺼워져 있던 자궁내막이 떨어지지 않게 피임약으로 월경을 미뤘다가 피임약을 중단하면 그제야 자궁내막이 떨어지면서 월경이 나오는 것이다.

따라서 월경을 앞당기고 싶으면 앞당기고 싶은 날보다 2달 전부터 미리 피임약을 먹어서 월경을 한 번 미뤄 놓으면 그 날짜를 새로운 시작일로 인식하므로 그다음 달에도 그날에 맞춰서 월경이 나올 것이다.

이런 방법으로 날짜를 잘 계산해서 월경을 미리 미뤄두는 것이 피임약을 먹다 아무 때나 중단하는 것보다 월경 날짜를 바꾸는 확실한 방법이 된다.

피임 효과가 나타나거나 월경 주기를 바꾸는 등 피임약의 작용이 제대로 나타나려면 피임약을 1주일 이상 계속 먹어야 한다. 따라서 1주일도 안 되게 며칠 먹다 중단하면 피임약의 피임작용이나 월경 주기 조절작용은 제대로 나타나지 않는다.

월경 시작일에 피임약을 먹기 시작하지 못했는데…

피임약의 피임 효과는 배란하지 않게 해서 나타나는 거라고 했지?

네이버 지식iN 질문을 보면 피임약을 아무 때나 먹으면 피임이 되는 줄 아는 사람이 많은 것 같더라.

그러면 피임약 시작 시기를 놓치면 절대 피임이 안 될까?

시기를 맞춰서 월경 시작 5일 이내부터 먹는 것만큼 확실하지는 않지만, 어느 정도는 피임 효과를 보는 방법이 있다.

피임약을 먹으면 배란 억제 효과 말고도 다른 방법으로도 피임 효과가 나타날 수 있다. 피임약을 먹으면 배란이 억제되지만. 그 외에 자궁경부가 끈적끈적해져서 정자가 그곳을 제대로 헤엄쳐서 지나가지 못해 난자와 제대로 결합하지 못하게 하는 효과도 나타난다.

이런 방법으로도 피임 효과는 나타날 수 있다. 단 이런 효과는 피임약을 1주일 이상 계속 먹어야 나타난다.

그래서 월경 시작과 함께 피임약을 못 먹었다면 위와 같은 편법을 쓸 수 있다, 콘돔 등 다른 방법으로 철저하게 피임하면서 1주일 이상 피임약을 계속 먹으면 적으나마 자궁경부를 변화시켜서 정자를 움직이지 못하게 하는 피임 효과를 기대할 수 있다.

피임약에서 일주일의 의미

피임약으로 월경을 미루거나 피임 효과를 보려면 약을 각각 월경 예정일 1주일 전부터 먹거나(월경 미루기), 또 1주일 이상 먹어야 한다(피임)고 이야기했지?

그 이유는 다음과 같다.

피임약에는 합성 여성호르몬 성분이 들었다고 했는데, 비록 합성 호르몬이지만 몸 특히 뇌에서는 그것이 진짜 호르몬인 줄 알고 임신한 것으로 착각해서 몸을 그렇게 변화시킨다. 그런데 이렇게 되려면 피임약을 1주일 이상 먹어야 한다. 그래야 그 합성 호르몬 성분의 핏속 농도가 적당히 유지되어 호르몬의 기능을 나타낼 수 있기 때문이다.

따라서 피임약을 하루 이틀 먹다가 중단해서는 월경이 미뤄지지도, 또 피임 효과가 나타나지도 않는다. 즉 몸에서도 아무 변화가 일어나지 않을 것이다. 적어도 1주일 이상은 피임약을 계속 먹어야 원하는 작용을 볼 수 있다.

피임약 먹기를 잊었는데…

피임약이 효과를 내는 것은 약으로 먹은 합성 여성호르몬 성분이 핏속에 일정 농도 남아있어 임신한 것처럼 뇌를 속이기 때문이다.

따라서 피임약은 하루에 한 번씩 꾸준히 먹어야 그런 호르몬의 농도가 핏속에 일정 수준 유지되며 피임약의 작용이 유지된다. 그런데 사람이 기계가 아닌 이상 하루도 안 빼먹고 매일 먹는 것은 거의 불가능하다고 할 수 있다. 그래서 피임약 먹기를 잊었으면 어떻게 할까?

1. 약 먹을 시간으로부터 12시간이 지나지 않은 경우

피임 효과는 유지된다. 생각난 즉시 1정을 먹고 평상시대로 피임약을 먹던 시간에 다음 정제를 먹는다. 즉 12시간 이내로 시간이 어긋났을 때는 피임작용 유지에 지장이 없다.

2. 약을 먹을 시간으로부터 12시간이 지난 경우

피임 효과가 감소할 수 있으므로 다음의 두 가지 원칙에 따라 아래의 지시대로 따른다.

1) 약을 안 먹는 기간이 7일을 넘으면 안 된다.
2) 시상하부-뇌하수체-난소-축이 적절히 억제되기 위해서는 7일간 지속해서 먹어야 한다.

- 1주 차

생각난 즉시 잊은 마지막 정제를 먹는다. 그로 인해 한꺼번에 2정을 먹을 수도 있다. 그리고 평상시대로 정해진 시간에 다음 정제를 먹는다. 먹고 첫 7일 동안 콘돔과 같은 격막 피임법을 병행해야 한다. 만약 이전 7일 동안에 성관계가 이루어졌을 경우 임신의 가능성이 있다. 못 먹은 약의 수가 많아지고 못 먹은 시점이 정상적인 휴약기간에 가까울수록 임신의 위험성은 더 높아진다.

• 2주차

생각난 즉시 잊은 마지막 정제를 먹는다. 그로 인해 한꺼번에 2정을 먹을 수도 있다. 그리고 평상시대로 정해진 시간에 다음 정제를 먹는다. 첫 번째 정제를 잊기 전 7일 동안 계속 이 약을 먹었다면, 추가적인 피임 방법을 병행하지 않아도 된다. 그러나 그렇지 않으면 또는 먹지 못한 정제가 두 정 이상이면, 먹고 첫 7일간 추가적인 피임을 병행해야 한다.

• 3주차

휴약 기간이 가까워지기 때문에 피임 효과가 줄어들 위험성이 높다. 다음의 지시대로 따르면 피임 효과 감소를 막을 수 있다.

첫 번째 정제를 잊기 직전 7일 동안 지속해서 이 약을 먹었다면, 다음의 두 방법의 하나를 선택함으로써 추가적인 피임 방법을 병행할 필요가 없다. 그렇지 않으면 다음의 두 가지 방법 중 첫 번째 방법을 따르고, 첫 7일 동안 추가적인 피임 방법을 병행해야 한다.

① 생각난 즉시 잊은 마지막 정제를 먹는다. 그로 인해 한꺼번에 2정을 먹을 수도 있다. 그리고 평상시대로 정해진 시간에 다음 정제를 먹는다. 현재의 포장이 끝나자마자 휴약 기간 없이 다음 포장을 시작해야 한다. 두 번째 포장의 정제를 다 먹을 때까지 소퇴성 출혈이 나타나지 않을 수 있으나, 먹는 동안 파탄 출혈 또는 점상 출혈이 나타날 수 있다.

② 현재의 포장에서 약 먹기를 중단하고 약을 못 먹은 날을 포함

하여 7일 동안 휴약 기간을 가진 후 새로운 포장으로 약을 먹기 시작한다.

약을 안 먹은 이후 첫 번째 정상적인 휴약 기간 동안 소퇴성 출혈이 나타나지 않는다면 임신의 가능성을 고려해야 한다.

3. 구토나 위장장애가 있을 때

심한 위장장애가 있는 경우 이 약의 흡수가 불완전하므로 다른 피임법을 같이 써야 한다.

만약 약을 먹고 3~4시간 이내에 구토할 경우, 먹지 않은 것으로 간주하여 "2. 먹지 못했을 경우" 항에 따라 먹는다. 만약 약 먹는 패턴을 바꾸고 싶으면 새로운 포장에서 필요한 여분의 정제를 먹으면 된다.

4. 예기치 않은 출혈이 있는 경우

주로 처음 3개월 동안 부정기적인 출혈(점상 혹은 파괴성 출혈)이 나타날 수 있으나 이 경우 무시하고 계속 먹는다. 보통 3개월 후에는 증상이 사라지나 출혈이 계속되거나 양이 많아지면 의사와 상의한다.

5. 분만 및 유산 후

1) 임신 첫 3개월 이내에 유산 후

즉시 먹기 시작할 수 있다. 그런 경우, 부가적인 피임법은 필요하지 않다.

2) 임신 4~6개월 사이에 유산 후 또는 분만 후

유산 후 또는 분만 후 21일~28일 사이에 먹기 시작할 수 있다. 더 늦게 시작할 경우 먹기 시작한 첫 7일 동안 피임약이 아닌 다른 피임 방법을 병행해야 한다. 그러나 이미 성관계를 했다면 임신 여부를 확인 후 경구피임약을 시작하거나 정상적인 월경이 시작되기 기다렸다가 월경이 시작하는 첫날부터 먹어야 한다.

6. 주기를 변경하거나 연장할 경우

주기를 연장하기 위해서는 휴약 기간 없이 이 약의 새 포장을 순서대로 먹는다. 두 번째 포장을 다 먹을 때까지 원하는 기간만큼 연장할 수 있다. 연장 기간 파탄 출혈 또는 점상 출혈을 경험할 수 있다. 그런 다음 7일간의 휴약 기간 후 이 약을 정상적으로 다시 먹기 시작한다.

현재의 일정이 아닌 다른 날로 주기를 바꾸려면 원하는 날짜만큼 다가올 휴약 기간을 줄일 수 있다. 휴약 기간이 짧아질수록 소퇴성 출혈이 나타나고 두 번째 포장을 먹는 동안 파탄 출혈 및 점상 출혈을 경험할 위험성이 높아진다. 이 말은 휴약기를 꼭 1주일이 아니고, 그 이하로 가져서 새 팩을 일정보다 일찍 먹기 시작하면 다음 휴약기를 좀 앞당길 수도 있다는 뜻이며 이렇게 되면 다음 주기의 월경이 좀 일찍 나올 수도 있다.

남자가 피임약을 먹으면 여자로 바뀔까?

결론을 말하면 호박에 줄 긋는다고 수박이 되지는 않는다고 비유할 수 있다.

한마디로 어림 반 푼어치도 없는 말이라는 거다. 피임약에는 여성호르몬 그것도 합성한 호르몬 성분이 두 가지만 들었다고 했지?

그 복잡한 여자와 남자가 다른 점이 저 두 호르몬뿐이겠니? 오죽하면 호킹 박사가 우주는 연구할 수 있어도 여자는 연구할 수 없다고 했잖아?

인체에 작용해서 아주 적은 양으로 큰 생리활성을 일으키는 물질에 크게 두 가지가 있다고 했지?

하나는 호르몬이고 하나는 비타민이다. 이중 호르몬은 몸에서 만들어내므로 따로 먹을 필요가 없지만, 비타민은 몸에서 만들어지지 않으므로 음식이나 약으로 먹어야 한다고 했던 거 기억하지?

몸에서 비타민 C를 만들어내지 못하므로 사람에게는 비타민 C가 약이나 음식으로 따로 먹어야 하는 '비타민'이지만, 몇 동물은 비타민 C를 몸에서 만들므로 비타민 C가 그런 동물에게는 '호르몬'인 셈이다.

호르몬도 종류가 매우 여러 가지인데, 대표적인 것 중 하나로 남성호르몬, 여성호르몬 같은 성호르몬을 들 수 있다. 남성호르몬은 남자를 남자답게 만들고, 여성호르몬은 여자를 여자답게 만드는 호르몬이다.

전에도 말했듯 피임약은 여성호르몬 역할을 하도록 합성된 합성 여성호르몬 성분이 든 약이다. 이론적으로는 남자가 이런 피임약을 먹으면 남자로서의 특징이 사라져야 맞다. 그러나 인체가 그렇게 만만하고 단순하게 만들어지지 않아서 저런 여성호르몬 역할을 하는 약을 먹어도 간에서 대부분 파괴해버리므로 남자가 여자처럼 변하는 일은 생기지 않는다.

남자가 피임약을 먹으면 처음엔 좀 이상 반응이 나타날 수도 있지만, 결국엔 무슨 심각한 일이 생기거나 하지는 않는다.

피임약에 여성호르몬이 있기는 하지만, 피임약에는 여성의 몸에서 만들어지는 여성호르몬 중 두 가지인 난포호르몬과 황체호르몬만 그것도 합성품이 들었다.

여성의 몸에서, 피임약에 있는 두 가지 호르몬만 나오는 것은 아니다. 아직 그 기능이 제대로 밝혀지지 않은 호르몬이 훨씬 더 여러 가지가 나온다.

피임약에는 수많은 호르몬 중 임신에 관여하는 두 가지 호르몬만 있다. 그것은 에스트로겐(난포호르몬)과 프로게스테론(황체호르몬)이다.

이 두 가지는 임신에 관여하는 대표적인 호르몬일 뿐, 여성호르몬 전부는 아니다. 따라서 피임약을 남자가 아무리 먹어도 여자처럼 변할 수는 없다. 호박에 아무리 줄을 그어도 수박이 되지 않는 것과 같다. 먹는 동안 잠깐은 어떤 변화가 있을 수도 있다.

네이버 지식iN에서

Q 현재 고2인 남학생입니다. 제가 여성스러워지고 싶은데 인터넷에서 찾아보니 피임약을 먹으면 여성호르몬이 분비돼서 여성의 신체로 변한다는데 약을 먹어도 부작용은 없나요? 또 얼마나 먹어야 하나요?

A. 안녕하세요. 네이버 지식iN 상담 약사 정일영입니다.

인체에 작용해서 아주 적은 양으로 큰 생리활성을 일으키는 물질에 크게 두 가지가 있습니다. 하나는 호르몬이고 하나는 비타민입니다. 이중 호르몬은 몸에서 만들어내므로 따로 먹을 필요가 없지만, 비타민은 몸에서 만들어지지 않으므로 음식이나 약으로 먹어야 합니다.

비타민 C는 사람의 몸에서 만들어지지 않으므로 따로 먹어야 하는 비타민이지만, 몇 동물은 비타민 C를 몸에서 만들므로 동물에게는 호르몬이 되는 셈입니다.

호르몬도 종류가 매우 여러 가지인데, 대표적인 것 중 하나로 남성호르몬, 여성호르몬 같은 성호르몬을 들 수 있습니다. 남성호르몬은 남자를 남자답게 만들고, 여성호르몬은 여자를 여자답게 만드는 호르몬입니다.

피임약에는 여성호르몬 역할을 하도록 합성된 성분이 들었습니다. 이론적으로는 남자가 이런 피임약을 먹으면 남자로서의 특징이 사라져야 맞습니다. 그러나 인체가 그렇게 만만하고 단순하게 만들어지지 않았습니다. 그래서 저런 여성호르몬 역할을 하는 약을 먹어도 간에서 대부분 파괴해버리므로 남자가 여자처럼 변하는 일은 생기지 않습니다.

남자가 피임약을 먹으면 처음엔 좀 이상 반응이 나타날 수도 있겠지만, 결국엔 무슨 심각한 일이 생기거나 하지는 않습니다.

피임약에 여성호르몬이 들었지만, 여기에는 여성호르몬 중 두 가지(난포호르몬, 황체호르몬)만 들었습니다.

여성의 몸에서 만들어내는 여성호르몬이, 피임약에 있는 두 가지가 다는 아닙니다. 아직 그 기능이 제대로 밝혀지지 않은 호르몬이 훨씬 더 많이 만들어집니다.

피임약에는 수많은 여성호르몬 중 임신에 관여하는 두 가지 호르몬만 들었습니다. 그것은 에스트로겐(난포호르몬)과 프로게스테론(황체호르몬)입니다.

이 두 가지는 임신에 관여하는 대표적인 호르몬일 뿐, 여성호르몬 전부가 아닙니다. 따라서 피임약을 남자가 아무리 먹어도 여자처럼 변할 수는 없습니다.

인체가 그렇게 단순하게 만들어지지 않았기 때문입니다. 다음 내용을 참고해보세요.

사람은 기계가 아닙니다. 기계라면 이것 아니면 저것 이렇게 딱 떨어지게 결론이 나오고 결과도 정확하게 나오는 것이 많지만, 사람은 그렇게 딱 떨어지지 않게 답이 나오는 것이 많지요.

피임약은 여성호르몬이 주성분인 약입니다. 진짜 여성호르몬은 아니고 여성호르몬처럼 생기도록 화학적으로 합성한 에스트로겐과 프로게스테론이 합쳐진 약이지요.

남자에게서는 남성호르몬이 나오고, 여자에게서는 여성호르몬이 나온다는 것은 상식입니다. 그러나 사실 남자에게 처음에는 여성호르몬도 나오고 여자에게서 처음에는 남성호르몬도 나옵니다.

다만 남자는 여성호르몬을, 여자는 남성호르몬을 각각 대부분 파괴합니다. 다른 성의 호르몬을 파괴하는 장기는 간입니다. 그래서 간에 큰 병이 있는 사람은 반대 성의 성호르몬이 파괴되지 않아 남자가 가슴이 나오거나 여자가 수염이 나는 등의 이상 현상이 나타나기도 합니다.

우리가 음식이나 약을 먹으면 그 영양분이나 약 성분은 소화기관을 거쳐 핏속으로 흡수된 뒤 간을 지나면서 대사 과정을 거치고, 그 뒤에 대사된 물질이 피를 타고 온몸에 퍼집니다. 이 과정에서 몸에 해로울 수 있는 것은 대부분 파괴됩니다(간의 해독작용).

호르몬은 단백질로 이루어져 있습니다. 그래서 호르몬 자체를 먹으면 위액의 산성 때문에 위에서 다 파괴되어 버립니다. 그래서 피임약은 단백질이 아니고 여성호르몬 성분(에스트로겐, 프로게스테론)만 화학적으로 합성한 것입니다. 호르몬 자체가 필요한 환자에게는 위에서 호르몬이 파괴되지 않도록 먹는 호르몬이 아닌 호르몬 주사약을 투여합니다.

그래서 남자가 피임약을 먹으면 간에서 모두 파괴되어 피임약의 효과가 거의 다 사라진다는 이야기이지요.

제가 아는 의사 한 사람이 의대 다닐 때 장난삼아 여성호르몬 주사를 맞아본 적이 있다고 합니다. 그랬더니 물 같은 정액이 나왔다고 합니다. 정자가 만들어지지 못했단 이야기이지요. 그래도 그 뒤에는 결혼 후 아들도 둘이나 낳고 잘 지냅니다. 즉 남자가 여자로 변하지 않았다는 것입니다.

트랜스젠더인 하리수 씨 아시지요? 남성호르몬이 나오는 고환을 없앴으니 트랜스젠더인 이 사람이야말로 남성호르몬이 아예 안 나오는 사람입니다. 난소가 없어서 여성호르몬도 안 나오니 이런 사람은 계속 여성호르몬 주사를 맞아야 합니다. 먹어서는 소용없으므로 주사로 여성호르몬을 주사해야 합니다. 여성호르몬 주사를 맞았다고 그 사람이 피부가 여자처럼 좋던가요?

유전적으로는 이 사람이 남자이므로 이 사람에게는 남성의 특징이 있을 수밖에 없습니다. 그렇게 계속 주사를 맞아도 목소리는 여전히 남자 목소리입니다.

이미 사춘기 이후 남성호르몬 때문에 성대가 두꺼워져서 목소리가 굵어졌기 때문에 나중에 아무리 여성호르몬 주사를 맞아도 두꺼워진 성대는 다시 얇아지지 않습니다. 목소리가 여자처럼 변하지 않는다는 거지요.

한 번 두꺼워진 성대도 얇아지지 않는데, 체형이나 얼굴형이 여자처럼 변할 수는 없습니다.

옛날 내시들은 어릴 때부터 거세해서 남성호르몬이 그 기능을 발휘하지도 못하고 사라졌기 때문에 성대가 두꺼워질 기회가 없어서 성인이 되어서도 목소리는 소프라노 목소리입니다(중세 시대의 카운터테너).

결론은 남자가 피임약을 아무리 먹어도 여자처럼 변할 수 없습니다. 호박에 줄을 그어도 수박으로 바뀌지 않는 것과 같습니다.

라이트필(Light pill)

피임약에는 합성 난포호르몬 성분과 합성 황체호르몬 성분이 들었다고 했지?

그런데 합성 황체호르몬 성분만 가지고 만든 피임약이 새로 나왔다. 성분이 간단하다고 해서 라이트필이라는 별명이 붙었다. 그렇다고 일반 피임약이 헤비필(Heavy Pill)은 아닌데…. 난포호르몬 성분이 없으니 유방암이 생길 염려가 적고, 또 혈전의 염려가 적어 35세 이상의 흡연여성에게도 금기는 아니다. 그래도 주의사항에 금연하라고는 되어있다.

42. 약을 먹는 중에 임신했다면

임신 중에 약을 먹지 말아야 하는 것은 기본 상식이다.

그런데 약을 먹는 중에 임신이 확인되어 걱정하는 사람이 있다. 아니 그것도 많은 것 같다.

그럼 임신을 준비하는 사람은 어떤 약도 먹지 못할까?

만일 약을 먹는 도중 덜컥 임신한 것을 확인했다면 어떻게 해야 하나?

대부분은 이럴 때 걱정하지 않아도 된다. 인체가 그렇게 호락호락하지는 않기 때문이다.

그 이유는 다음과 같다.

임신이 처음 확인되는 것은 월경 예정일에 임테기에서 양성 결과가 나왔을 때라고 할 수 있다. 이때는 대개 임신 4주 차가 된다.

전에 피임약에 관한 글에 썼듯, 이 임신 4주 차 중 전반부 2주는 아직 배란하지도 않았을 때라 실제 수정란이 생긴 지는 아직 2주밖에 안 된 때라고 생각할 수 있다.

또 수정란이 생겼어도, 첫 2주간인 임신 3주~4주 차는 이 수정란이 세포분열을 거듭하는 시기이니 아직 자궁에 착상하기도 전이라고 할 수 있다.

엄마가 먹은 음식의 영양소나 약의 성분은 모두 피를 타고 태아에게 공급되는데, 수정란이 자궁에 착상하기 전에는 아직 수정란이 엄마로부터 피를 공급받지 않는다.

이렇게 본다면 임신 5주 차 이전은 수정란이 자궁에 착상하기 전이니 아직 수정란에 엄마의 피가 본격적으로 공급되지 않는다고 볼 수 있다. 따라서 이때까지 엄마가 먹은 약은 태아에 거의 영향을 주지 않는다고 생각할 수 있다.

그러나 5주 차 이후 즉 월경 예정일이 지나 임테기에서 임신이 확인된 뒤에는 약을 주의해서 가려 먹어야 한다. 엄마가 먹는 영양소나 약 성분이 태아에게 고스란히 공급될 수 있기 때문이다.

그러나 이렇더라도 임신 5주 차까지 먹은 모든 약이 다 안전하다고 볼 수 있는 것은 아니다.

약이 몸속에서 쉽게 빠져나가지 않고 더 오래 머무는 비타민 A나 연질캡슐 제형의 여드름약, 먹는 건선약, 먹는 무좀약 등 중에는 임신을 준비하기 전부터 1개월 이상 미리 중단해야 하는 것이 있다. 따라서 만일 저런 약을 먹는 중에 임신이 확인되었다면 반드시 의사와 상의해야 한다.

43. 염색약

우리도 그렇지만, 요즘 젊은이들도 머리(Head가 아니고 Hair인 것은 알지? 외국인들은 Head로 알아들을 수도 있을 것 같다.)염색을 좋아한다. 우리야 흰 머리를 검게 물들이느라 바쁘지만, 젊은이들은 패션으로 머리카락 색을 바꾸기 좋아한다. 젊은이들은 노랗게 또는 빨갛거나 회색으로 개성 넘치게 머리카락을 마구 물들이곤 한다.

그런데 머리카락을 염색하고 싶어도 못 하는 사람도 있지? 알레르기 때문에 두피가 가려워져서 염색을 못 하는 사람이지. 이런 것을 염색약 때문에 옻이 탄다고 말하지?

머리 염색약의 기본 원리는 발색제 성분을 산화제로 산화해서 색을 내게 하는 것이다. 이때 쓰이는 산화제로는 대개 과산화수소(Hydrogen Peroxide)가 쓰인다. 이 과산화수소는 옥시풀이라고도 하는, 상처에 바르면 거품이 나는 소독약 성분이다. 소독용으로 쓸 때는 3%짜리를 쓰는데, 염색약에는 좀 더 짙은 농도를 쓰기도 한다.

또 염색약 중에는 옻이 타지 않는 염색약이라고 나오는 것도 있다.

어떤 염색약은 옻을 타고 어떤 것은 또 옻을 타지 않을까?

염색약의 내용물을 보면 대개 약이 담긴 병이나 튜브가 두 개 들어서 각각 1과 2라고 쓰여 있다. 대개 병이나 튜브에 든 약 두 가지를 섞어서 염색하게 되어있다.

저런 병이나 튜브 두 개에 든 약품을 미리 섞어서 염색하는 염색약 중에는 위에서 말한 것처럼 염색에 걸리는 시간이 짧은 것이 많다. 대신 이런 염색약 중에는 피부 트러블이 생기는 것이 많다.

반면 옻이 타지 않는다고 하는 염색약은 두 가지를 미리 섞지 않고 하나(1번 약품)를 먼저 머리에 바른 뒤 정해진 시간(이건 염색약마다 조금씩 다르다)이 지난 뒤 2번 약품을 바른다. 그래서 이런 것은 다른 것보다 염색 시간이 오래 걸리는 편이다. 멋을 내려면 이런 불편쯤은 감수해야겠지?

옻을 타게 하는 성분 중 대표적인 것은 파라페닐렌디아민(Paraphenylenediamine: PPD)이라는 성분이다. 이 성분이 들어간 염색약을 쓰면 대부분 염색 시간이 짧다. 이 성분과 산화제 성분인 과산화수소가 화학 반응을 일으켜서 머리카락의 색을 바꾸는 것이다.

그래서 두 약제를 미리 섞어서 염색하는 것은 옻을 탈 가능성이 크고, 미리 섞지 않고 하나를 바른 뒤 다른 것을 또 바르는 염색약은 옻을 타지 않을 가능성이 크다.

또 성분표에 저런 PPD 성분이 있으면 옻을 타기 쉽고, 없으면 옻을 타지 않을 가능성이 있다. 그래서 염색약 겉 포장에 PPD 성분이 없다고 강조하고 있다면 옻을 타지 않는다는 것을 나타내려는 것이다.

44. 산삼이 인삼보다 효과가 더 좋은 이유

흔히들 스트레스를 만병의 근원이라고 한다. 특히 현대인들은 스트레스 때문에 병이 생기고 또 오래 가고, 쉽게 낫지 않는다고도 한다. 그럼 스트레스는 나쁘기만 할까?

물론 스트레스가 몸에 나쁘게 작용하는 수도 많이 있다.

예전 어느 동물(개였나?)을 우리에 가둔 뒤, 우리 앞에서 사자가 어슬렁거리게 했다고 한다. 우리 밖에서 움직이는 사자를 보기만 했는데도 그 개가 죽었는데 해부해보니 위가 헐어 있더라는 실험 결과를 본 적이 있다. 극심한 공포, 스트레스 때문에 병이 생긴 거겠지.

그러면 스트레스는 없어야 좋을까?

친구들아! 인형 뽑기 게임 해봤지? 레버를 잘 조절해서 인형을 집은 뒤에 잘 물고 올라오다가 집게가 힘없이 벌어지면서 금방 인형을 놓치곤 했지?

집게가 인형을 끝까지 잘 물고 있으면 인형을 다 꺼낼 수 있겠는데, 사실 그게 맘대로 잘 안 된다.

우리 몸의 근육도 마찬가지다. 자는 동안에는 우리 몸의 근육이 다 풀린다. 그래서 자고 깬 직후에는 주먹이 꽉 쥐어지지도 않잖아?

손으로 뭔가를 잡으려면 근육이 제대로 수축하고 또 이완해야 한다. 이때 근육이 너무 이완하기만 하면 주먹을 힘있게 쥘 수 없어서 뭔가를 집어 올릴 수도 없다. 인형 뽑기에서 집게가 풀리는 것과 같은 결과지.

반면 근육이 너무 수축만 하면 주먹을 꽉 쥔 상태가 되므로 역시 뭔가를 잡을 수 없다. 이처럼 근육이 적당히 수축과 이완을 반복해야 근육을 잘 움직일 수 있다.

이때 근육이 수축하려면 뭔가가 근육을 자극해야 한다. 이런 자극도 스트레스가 된다. 그런 것을 연구해보니 근육이 수축하고 이완할 때는 전기가 생겨서 근육을 자극한다는 것이 밝혀졌다.

이런 전기신호는 심장이 박동할 때도 작용한다. 심전도라는 말 들어봤지? 병원에 입원해 있는 환자의 머리맡에 모니터에서 어떤 그래프가 표시되는 모니터가 드라마나 영화에서도 나오지 않니?

이게 바로 심장에 흐르는 전류를 측정하는 거다. 그런 전류에 이상이 생기면 심장 박동이 불규칙해질 수 있다. 심장이 제대로 수축, 이완을 반복해야 펌프질도 잘해서 온몸으로 피를 잘 보내줄 수 있지.

제대로 알지도 못하는 약사가 좀 아는 척해봤다. 이런 전기자극도 심장을 움직이게 하는 자극 즉 스트레스가 된다. 이런 전기자극이 없으면 심장은 움직이지 않는다.

이처럼 스트레스가 없으면 근육이 힘을 줄 수 없고 그냥 풀어져 버린다. 인형 하나도 잡지 못하는 상태가 될 수 있다는 거다.

인생의 양념 스트레스

정신건강의학과 전문의 이시형 박사의 칼럼을 하나 소개한다.

여러분, 애리조나에 선밸리(Sun Valley)라는 도시가 있습니다. 여기는 미국의 억만장자들이 모여서 사는 은퇴 촌입니다. 그런데 얼마 전 거기가 시내 사는 사람들보다 치매 발병률이 더 높다는 충격적인 보고가 나왔습니다. 조사하러 갔습니다. 깜짝 놀랄 일 아닙니까? 도대체 세상 지상낙원을 만들어놓은 도시에 치매 발병률이 더 높다니.

여러분, 조사해보니까 세 가지가 없습니다. 하나는 스트레스가 없고, 변화가 없고, 걱정이 없고. 이것이 바로 치매 발병률이 높은 이유라고 밝혀졌습니다.

저도 사실은 그 도시에 견학하러 간 적이 있습니다. 거기는 55세 이하는 이사도 갈 수가 없습니다. 입주 자격이 아예 없는 것이죠. 길을 나서 보면 온통 노인들입니다. '어거정~ 어거정~' 저는 보기만 해도 우울증이 딱 걸릴 것 같더라고요. 그것은 사는 게 아닙니다. 살아갈 때 아이들 재잘거리는 소리가 얼마나 우리에게 큰 기쁨을 줍니까? 아이들에게서 뭔가 모르게 한국의 밝은 장래, 또 성장 미래를 볼 수도 있는 거죠.

여러분, 거기는 자동차 속도가 15마일입니다. 걸어가는 것보다 더 느린 거죠. 왜? 길가는 노인들 놀랄까 싶어서. 이렇게 완벽한 시설을 갖춰놨습니다. 정말 최신 의료 기구에 최고의 의료진까지 완벽하게 갖춰놨습니다. 그러나 문제는 이게 병을 만들었다는 사실입니다.

여러분, 산다는 것은 걱정도 있고, 갈등도 있어야 합니다. 그것을 헤쳐나가고 풀어나가는 게 바로 인생의 묘미입니다. 변화도 있어야 합니다. 정말 내일을 알 수 없는. 우리는 얼마 전에 큰 장마도 만나고, 요즘 같은 여름 한더위를 만나기도 하고, 또 가을이면 시원한 바람이 불겠죠. 이런 사계절의 변화가 우리에게는 신선한 회로를 만들어줘서 이거 바로 신선한 활력소가 될 수가 있습니다.

최근 신문 보도로는 애리조나 지상낙원에 사는 사람들이 다시 유턴(U-Turn)한다는 보고가 있습니다. 다시 옛날 사는 마을로 돌아온다는 이야기입니다. 스트레스 없는 세상이라는 것은 상상할 수가 없습니다. 부딪치며, 그렇게 뒹굴며, 갈등하면서, 고뇌하면서 그렇게 사는 게 바로 우리 생활입니다.

이런 이야기도 있다.

청어와 숭어

런던에 사는 영국 시민들은 북해도에서 잡은 신선한 청어 고기를 아주 좋아했다.

그런데 이 청어를 저 북해도에서 잡아 큰 물탱크에 넣어 먹이를 주면서 런던까지 가지고 오면 청어가 살아있기는 하는데 기진맥진해서 탈진상태에 있는 청어를 받게 된다는 것이다. 그래서 청어를 사는 사람들이 그 신선도가 좋지 않아 잘 사지 않으려고 하고 또 청어를 파는 사람들도 별로 재미를 못 보았다고 한다.

그런데 오직 한 사람만이 북해도에서 잡은 청어를 아주 신선하게 런던에까지 가지고 와서 활력이 넘치는 싱싱한 청어를 팔아 돈을 많이 벌었다.

그래서 하루는 다른 어부들이 "당신은 어떻게 해서 항상 그 많은 청어를 싱싱하게 잘 보관해서 가져오느냐? 그 비결이 무엇이냐"고 물었다. 그러자 그 어부는 궁금해하는 비결은 알려주었다. 그런데 그 비결은 너무도 간단했다.

물탱크마다 많은 청어를 잡아넣고 그 청어 무리 속에 커다란 숭어 한두 마리씩을 넣어두면 된다는 것이었다. 숭어는 청어의 천적이라고 한다.

그렇게 청어와 숭어를 같이 넣어두면 숭어가 청어를 다 잡아먹지 않느냐고 다른 어부가 묻자, 숭어가 청어를 잡아먹어 보았자 과연 몇 마리나 잡아먹겠냐는 답변이었다.

결국, 청어를 싱싱하게 북해도에서 런던까지 운송한 비결은 바로 숭어에게 있었다.

숭어가 청어를 잡아먹으려고 하면 청어들이 잡히지 않으려고 어떻게 해서든 통 안에서 막 도망을 치는데 이때, 청어들이 긴장하고 쉴 새 없이 운동하기 때문에 청어의 신선도를 그대로 유지할 수 있게 되었다는 것이다.

똑같은 이야기로 이런 이야기도 있다.

열대어와 뱀장어

열대어를 유난히도 좋아하는 사람이, 필리핀의 보라카이를 여행하게 되었다.

어느 날 분유보다 더 곱다는 보라카이의 화이트 비치에서 배를 타고 나와 스노클링을 하며 바닷속을 바라보다가 그 바닷속을 무리 지어 다니는 형형색색의 열대어들을 보게 되는데, 그것은 그에게 가히 경이로움처럼 다가왔다고 한다.

자기가 그렇게 좋아하던 열대어들, 또한 지금껏 듣지도 보지도 못한, 강물 속을 유유히 헤엄쳐 다니는 열대어들의 그 현란한 색깔에 도취하여, '저 노란 녀석, 아니 하늘색같이 저 파란 녀석, 아휴! 저놈들만 잡아가도 얼마나 좋을까?'하고 있는데 갑자기 좋은 아이디어가 떠올라 무릎을 쳤다고 한다.

'그래 저 열대어들을 아예 대량으로 잡아다가 대도시로 나가서 열대어를 좋아하는 사람들에게 팔면 큰돈을 벌 수 있을 거야.'

그는 이 좋은 아이디어를 즉각 행동에 옮겼다.

보라카이의 현지인들을 얼마 안 되는 푼돈을 주고 고용해서 그 형형색색의 열대어들을, 마구 잡아들이기 시작하는데, 얼마 안 가 깨끗한 물을 채운 커다란 수족관에 열대어들은 가득 담겼다.

또한, 신선한 산소를 그 수족관에 계속 공급해주면서 화물선에 실어 대도시까지 약 두 달의 항해를 통해 운반하는데…

모든 일은 순조롭게 잘 풀리는 것 같았다.

불과 몇 마리의 열대어만 가져도 좋겠다던 그의 소박한 꿈은 이제 일확천금의 야망으로 부풀고 그의 야망도 곧 성취될 것 같았던 거지.

드디어 항구에 도착해서 얼굴에 희색이 가득하여 수족관의 뚜껑을 열고 열대어들을 살펴보던 그는 갑자기 아연실색하여 그 자리에 주저앉고 말았다.

왜일까?

그 팔팔하고 아름답던 수족관 속의 열대어들은 대부분 죽어 있고 살아남은 놈들도 색깔이 바래거나 거의 죽기 직전이기 때문이다.

그는 몇 마리의 열대어는커녕 아예, 빈털터리가 되고 말았다.

얼마 후, 또다시 보라카이를 찾은 이 사람은, 자신의 지나친 욕심을 후회하며 그저, 바닷속을 유유히 헤엄쳐 다니는 열대어들을 그윽한 눈으로 바라보고 있는데 갑자기 그 열대어들이, 무언가에 쫓기는 듯, 필사적으로 그러나 생동감 넘치게 움직이기 시작했다.

'아니! 왜 저러지?'

그때, 시커먼 뱀장어 한 마리가 열대어들 사이로 헤엄쳐 오고 있는 모습을 봤다.

바로 그 뱀장어 때문에, 그 뱀장어에게 잡아먹히지 않으려고 열대어들은 필사적으로 살길을 찾아 내달리기 시작한 것이다.

"찾았다. 찾았어!"

그는 그 장면에서 자신이 실패하게 된 이유를 알아차린 거다.

그는 다시 현지인들을 고용해서 열대어들을 수족관에 잡아넣으면서 깨끗한 물과 신선한 산소뿐 아니라 한 가지를 더 넣었다.

뱀장어 몇 마리를…

또 긴 항해 끝에 항구에 도착하여 수족관의 뚜껑을 열어보니 모든 열대어가 너무도 팔팔하게 살아있었다.

뱀장어에게 잡아먹힌 얼마 안 되는 놈들을 제외하곤, 모든 열대어가, 그 화려한 색깔과 싱싱한 건강을 여전히 유지하고 있는 거였다.

결국, 뱀장어가 주는 공포와 긴장감이 열대어들의 생명을 구하고 삶을 싱싱하게 만드는 비결이라는 이야기다.

이런 두 이야기를 통해 적당한 긴장감과 스트레스는 도움이 될 수 있다는 뜻이다. 그걸 이겨내지 못하면 이야기가 달라지겠다. 첨에 말한 사자를 보기만 했는데 병난 동물처럼…

지금 내가 무슨 이야기를 하려다가 이런 이야기를 하는 건지 아니? '산삼이 인삼보다 효과가 더 좋은 이유'라고 제목은 붙이고 무슨 엉뚱한 이야기만 하는 것 같지?

이왕 시작한 것 조금 더

중력도 스트레스

이런 것도 예가 되지 않을까 한다. 우주선을 타고 우주에 다녀온 사람들이 많이 걸리는 병 중 하나가 골다공증이라고 한다. 우주는 무중력상태이기 때문에 뼈에 몸무게의 자극이 주어지질 않아서 뼈가 약해진다는 거다. 중력조차도 우리 몸에 유익한 자극이 되는 중거라고 볼 수 있지.

여자가 중년이 되어 폐경이 되면 뼈에서 칼슘이 빠져나가는 골다공증이 오기 쉽다. 이것을 예방하는 운동 방법의 하나가 조깅이다. 또 웨이트트레이닝도 좋다고 한다. 뼈에 어느 정도의 자극을 주어야 뼈가 약해지지 않기 때문인 거지.

병원에 오래 누워있던 사람도 퇴원해서 처음 걸으려고 하면 다리에 힘이 없고, 또 다리나 팔에 오랫동안 깁스를 했던 사람도 팔다리에 살이 빠지고 근육도 없어지며 힘도 없어지는 것도 같은 맥락으로 이해할 수 있을 것 같다.

내가 병원 생활을 오래 했을 때 종아리의 근육이 다 빠졌던 기억도 난다.

아토피와 기생충

이것은 어느 TV프로에서 본 기억이 나는 내용이다.

일본에서 연구해보니, 기생충에 감염된 사람의 수와 아토피 피부병 환자의 수가 반비례하더란다.

기생충이 우리 몸에서 자라면 몸에서는 그 기생충과 싸우기 위해 뭔가를 만들어내는데, 기생충이 없어지니까 그것을 만들어낼 필요가 없어지니 그런 것을 안 만들어내다 보니까 이제는 노리어 아토피 피부병이 늘어났다는 이론을 세웠다고 하더라.

요즈음 너무 깨끗한 환경에서 생활하니까 사람들의 면역력이 그만큼 더 약해지는 거라는 거지. 우리 어릴 때는 아토피란 병은 있지도 않았잖아?

산소통

우리가 숨을 쉬는 것은 몸속에 산소를 넣어주기 위해서다. 연탄가스 즉 일산화탄소에 중독되어 숨을 못 쉬는 사람에게 쓰이는 산소호흡기, 이 산소호흡기의 산소통 안에는 산소가 들었다.

그런데 그 안에 산소만 든 것은 아니다. 산소 외에 질소나 이산화탄소 등도 같이 들었다. 산소만 허파 속에 불어넣으면 허파 근육을 자극할 수 없어서 오히려 제대로 호흡할 수 없다. 그래서 산소 말고 질소 같은 것들도 같이 허파 속으로 불어넣는다.

산삼이 인삼보다 효과가 좋은 이유

를 이렇게 설명한 글을 어디선가 읽은 적이 있다.

이제야 제목에 있는 산삼 이야기를 하려고 한다. 돌고 돌아 지금에야 제자리를 찾았다.

산삼은 야생으로 산에서 그냥 자라는 삼이고 인삼은 사람이 재배하는 삼이라는 것은 다들 잘 알 거다.

그러니까 산삼은 더위나 추위 등 기온의 변화, 바람, 가뭄, 홍수, 눈 등 날씨의 변화, 게다가 동물이나 사람에게 밟혀 죽는 것 등 여러 스트레스를 몸소 이기며 살아가야 한다.

반면 인삼은 모든 조건을 사람이 조절해주고 지켜주니 그런 스트레스를 거의 받지 않으며 자란다고 짐작할 수 있다.

산삼은 그런 스트레스를 견디면서 자라는 동안 그 안에 약효 성분이 인삼보다 훨씬 많이 쌓인다는 거다. 사람도 어려움을 겪은 사람이 어지간한 풍파도 잘 견뎌내듯 약초도 그런가 보다.

이런 이야기도 들은 적이 있다.

한약재와 스트레스

한방에서 쓰이는 한약재는 약재를 말려서 약으로 쓰는데, 약으로 쓸 때 사용되는 1회분의 약의 기본 무게를 한 돈(1錢)이라고 부른다. 이 한 돈이란 무게는 한 근(600g)의 1/16, 그러니까 한 돈이란 정확하게는 3.75g이다.

모든 한약재를 산에서 직접 캐서 약으로 먹었던 옛날에는 3.75g만 가지고 약을 지어도 효과가 났을 거다. 그런데 사람이 직접 재배한 한약재가 대부분인 요즈음은 약재 3.75g 가지고는 효과가 약해서 1돈이라고 하고는 아예 4g을 가지고 약을 짓는다.

이것도 역시 야생 약초는 산삼처럼 여러 스트레스를 몸소 견디다 보니 그 안에 약효 성분이 더 많았고, 지금은 사람이 재배하니까 여러 스트레스를 받을 일이 없어서 약효 성분이 예전만큼 많지 않다고 생각해도 되지 않겠니?

회도 자연산이 양식보다 더 맛이 좋다고 하지 않니?

요즈음 청소년들은 너무 좋은 환경에서 자라다 보니까 정신적인 병도 더 많고, 또 참을성도 약한 것이 아닌가 생각한다. 내가 세종에 와서 종합병원 앞에서 약국을 하며 소위 문전약국을 해 보니 청소년 우울증 환자가 무척 많다는 것을 알겠더라. 물론 어른 중에도 그런 사람이 많지.

아내의 바가지

아내에게 바가지를 긁히는 것이 유쾌한 일은 절대 아니다. 다들 공감하지? 이런 것도 충분히 스트레스가 될 수 있다 아내를 먼저 여의신 어느 어르신이 돌아가신 아내에게 이런 편지를 썼더라.

"당신의 잔소리가 보약이었다는 것을 이제야 절감하고 있소."

아내의 바가지는 "당신을 사랑해요."라는 표현으로 생각해야 한다는 칼럼을 본 적이 있다. 아내와의 갈등 때문에 힘들어하지 않을 수 있는 Know-How가 되겠다. 그러니께 있을 때 잘 혀야 혀.

산삼과 인삼 이야기를 제목으로 붙여놓고 엉뚱하게 스트레스 이야기를 더 길게 했다.

45. 아스피린을 먹을까 말까?

환자: 아스피린 있나요?

약사: (어떤 용도로 먹으려는 건지 물으려고) 왜 드시려는 거지요?

환자: 매일 먹으면 좋다던데요?

약사: (100mg 함량 제품을 찾는 건 줄 알고 약을 건네며) 아! 이걸 찾으시는군요.

환자: 이건 일반의약품이니까 아무나 먹어도 되는 거 아닌가요?

광고의 영향으로, 심장병을 예방하려고 아스피린을 찾는 사람이 있다.

아스피린은 버드나무 껍질에 해열 효과가 있다는 히포크라테스의 발견을 토대로 연구, 개발되고 합성되었다. 인류가 개발한 약 중 최고의 의약품으로 불리는 약 중 하나가 아스피린이다. 해열진통제인 아스피린은 진통, 해열 효과 외에 소염효과도 있어서 류머티스성 관절염 등에도 효과가 있고, 뇌졸중, 심근경색, 치매와 암을 예방한다는 연구결과도 나오고 있다.

이런 효능 외에, 아스피린에는 상처에서 피가 날 때 피가 멎는 것을 방해하는 부작용이 있다.

혈소판이 엉겨야 피가 멎는데, 아스피린을 먹으면 혈소판이 잘 엉기지 않아 피가 묽어지면서 잘 멎지 않게 된다. 이 부작용을 심장병 예방에 이용하고 있다. 혈소판은 상처에서 피가 나올 때 말고 핏줄 속에서도 엉길 수 있다.

상처에서 피가 날 때 혈소판이 엉기면 피가 멎지만, 핏줄 속에서 엉기면 핏줄이 막힐 수 있다. 이런 게 가장 문제가 되는 곳은 심장이다. 심장에 피를 보내는 핏줄이 막히면 심장이 설 수 있고, 뇌혈관이 막히면 뇌졸중(중풍)이 될 수도 있다.

해열 진통의 목적으로는 아스피린을 500~1,500mg씩 하루 세 번 먹고, 류머티스성 관절염에는 더 많은 양을 먹는다. 반면 핏줄이 막히지 않게 하려면 저용량의 제품(우리나라는 100mg, 외국에는 81mg 제품도 있는 모양이다.)을 하루 한 번씩 먹는다.

그러나 이 약이 누구에게나 필요하지는 않다.

이 약을 먹어도 좋을 사람은 피가 굳어 핏줄이 막힐 위험이 큰 사람이다. 자신이나 부모 또는 형제 중 누가 심장병이나 뇌졸중을 앓았던 적이 있다면 핏줄이 막힐 위험이 크므로 이 약을 꾸준히 먹어서 재발을 막을 만하다. 이 약의 광고 모델인 한 사람은 실제로 심근경색으로 쓰러졌던 적이 있다. 이 약은 이런 사람에게 도움이 된다.

이렇지 않은 사람이 구태여 이 약을 계속 먹을 필요는 없다.

이 약을 오래 먹으면 잇몸에서 피가 잘 나고 쉬 멎지 않을 수 있으며, 한방 침이나 주사를 맞은 뒤에도 피가 잘 멎지 않을 수 있다.

또 통풍 환자도 이런 저용량 아스피린은 먹지 말아야 한다.

치과 치료나 외과 수술을 받기 전엔 일주일 정도 이 약을 끊어야 한다. 이 약을 먹는 사람은 응급 수술이 필요할 때 수술이 곤란할 수도 있다.

와파린 등의 혈액응고 억제제를 먹는 사람은 아스피린을 먹지 말아야 하며, 몸에 상처가 자주 나거나 멍이 잘 드는 사람, 또 평소에 술을 많이 마시거나 소염진통제를 자주 먹는 사람, 임신부나 수유부에게도 이 약은 좋지 않다.

술이나 소염진통제를 먹는 사람에게 안 좋은 이유는 저런 것은 위장장애를 일으켜 속이 쓰리고 심해지면 위장에서 피가 날 수도 있으니 주의하라는 거다.

이 약을 먹는 도중 대변 색이 짜장처럼 까매지면 바로 병원에 가야 한다. 위나 장에서 피가 나면 대변 색이 이렇게 나오기 때문이다.

앞에서 말한 저용량 아스피린은 위장장애를 줄이기 위해 장에서 녹도록 만들었으므로 씹어 삼키거나 우유로 삼키면 안 된다. 진통제로 먹을 때는 잠깐 먹지만, 심장병을 예방하기 위해 먹을 때는 오래 먹어야 하므로 적은 양을 먹어도 오래 먹다 보면 위장장애가 생길 수 있어서 위에서 녹지 않고 장에서 녹도록 장용성 제제로 만들기 때문이다.

이 약이 비록 의사의 처방 없이 약국에서 살 수 있는 일반의약품이지만, 반드시 의사와 상담 후 먹어야 한다.

심장병을 예방하고 싶다면 이런 약을 먹기에 앞서 담배부터 끊어라.

금연을 권하면서 썼던 글에 등장하셨던 ○ 선배님처럼 핏줄이 막

혔던 경험이 있던 사람에게는 이런 약이 필요할 수도 있다.

그런데도 ○ 선배님은 아스피린을 드시지 않는다. 어떤 응급상황이 닥쳤을 때 지혈이 안 되면 더 위험해질 수 있기 때문이다.

아스피린, 요즈음에는

예전에는 이렇게 심장병 예방을 위해 아스피린울 먹도록 권장하곤 했으나, 최근의 연구애서는 다른 결과가 나오기도 했다. 언론에 보도된 내용들을 모아봤다.

미국질병예방서비스기획단(USPSTF)도 심혈관 질환 1차 예방을 위해 아스피린을 먹어야 하는 성인의 나이를 제한했다. 60세 이상의 고령은 심혈관 질환 1차 예방 목적으로는 아스피린 먹기를 권하지 않으며, 40~59세인 심혈관 질환 고위험군은 개별적으로 치료 결정을 내리도록 권고했다. 메디컬업저버에 실린 내용을 인용한다.

아스피린이 심혈관 질환 1차 예방약으로서 지위를 잃었다.

USPSTF는 60세 이상의 고령은 심혈관 질환 1차 예방을 목적으로 아스피린을 먹기 시작하면 안 된다고 최종 결론 내렸다(Grade D).

40~59세는 10년 심혈관 질환 위험도가 10% 이상인 고위험군이라면 심혈관 질환 1차 예방을 위해 아스피린을 고려할 수 있으나 치료 결정은 개별적으로 하도록 주문했다(Grade C).

이들 성인에서 아스피린을 먹는 이점이 적고, 출혈 위험이 큰 성인이라면 아스피린으로 도움을 받지 못할 가능성이 있다고 판단한다.

USPSTF는 이 같은 권고안을 담은 '심혈관 질환 예방을 위한 아스피린 사용' 성명을 JAMA 4월 26일 자 온라인판을 통해 발표했다. 지난해 10월 초안 공개 후 의견 수렴을 거쳐 마련된 최종 권고안이다.

저용량 아스피린, 1차 예방 혜택 적고 출혈 위험 커

이번 권고안은 심혈관 질환 징후·증상 또는 병력이 없고 출혈 위험이 크며 매일 아스피린을 먹지 않고 있는 40세 이상 성인이 적용 대상이다. 즉 심혈관 질환 1차 예방 목적으로 아스피린을 먹는 성인은 해당하지 않는다.

USPSTF는 아스피린 이익 측면에서 심혈관 질환 병력이 없으나, 그럴 위험이 큰 40세 이상 성인이 저용량 아스피린을 먹으면 비치명적 심근경색·뇌졸중 등 심혈관계 사건 위험을 줄일 수 있다고 판단했다. 근거에 따르면 절대 이익 정도는 10년 내 심혈관 질환 위험도가 높거나 젊은 나이에 먹기 시작할 때 이익이 컸다.

그러나 아스피린이 위장관 출혈, 두개내출혈, 출혈성 뇌졸중 등 위험을 높인다는 근거가 충분하다고 명시했다. 게다가 아스피린을 먹을 때 위험 정도가 작더라도 고령, 특히 60세 이상에서는 높다는 게 USPSTF 설명이다.

이에 따라 USPSTF는 중간 정도의 확실성(Moderate Certainty)으로 심혈관 질환 위험도가 10% 이상인 40~59세 성인은 심혈관 질환 1차 예방을 위한 아스피린 치료의 순이익이 적다고 결론 내렸다.

또 60세 이상 고령은 심혈관 질환 1차 예방을 위해 아스피린 먹는 것은 순이익이 없다고 중간 정도의 확실성으로 정리했다.

심혈관 질환 1차 예방을 위해 아스피린 치료를 결정한 성인이라면 매일 81mg씩 먹도록 했다. 심혈관 질환 예방에 아스피린 100mg 이하로도 충분하다는 근거가 쌓였고 저용량은 출혈 위험이 낮다는 이유다.

이와 함께 아스피린을 먹을 필요가 있다고 판단되어 아스피린을 먹기 시작한 성인도 나이가 들수록 출혈 위험이 커지면서 아스피린의 혜택이 작아져 75세 전후에는 아스피린을 먹지 말라고 제안했다.

아울러 심혈관 질환 위험요인 동반 여부와 관계없이 심혈관 질환 예방을 위해 스타틴을 먹으면서 금연, 건강한 식습관, 신체활동 등을 진행하도록 제시했다.

USTPSTF 부회장인 미국 매사추세츠 종합병원 Michael Barry 박사는 "아스피린은 심근경색 위험을 12% 낮추는 것과 관련이 있지만, 스타틴은 25~30% 낮춘다고 보고됐다.

스타틴은 아스피린보다 심혈관 질환 위험을 더 낮출 수 있는 강력한 도구이므로 스타틴을 첫 번째로 고려해야 한다."라며 "이미 스타틴을 먹고 있다면 아스피린의 혜택이 작을 수 있어 의료진은 전체적 상황을 생각하고 치료를 결정해야 한다."라고 밝혔다.

이어 Barry 박사는 "의료진은 개별 환자의 심혈관 질환 및 출혈 위험을 평가해야 한다."라면서 "심혈관 질환 위험 평가에 일반적으로 사용하는 도구가 있지만, 출혈 위험 평가에 쉬운 도구는 없다. 그러므로 의료진은 환자의 소화 궤양 병력 등 임상 요인을 고려해야 할 것"이라고 덧붙였다.

"혈소판 표현형으로 저용량 아스피린이 필요한지 판단할 수 있을 것"

성명은 심혈관 질환 위험이 큰 환자의 경우 1차 예방 목적으로 아스피린 치료를 진행할지는 개별화된 접근을 통해 결정해야 한다는 것으로 정리된다.

미국 뉴욕의대 Jeffrey S. Berger 교수는 논평을 통해 아스피린 투약 시 심혈관 질환 1차 예방 혜택을 얻을 수 있는 개별 환자를 식별하기 위해 정밀의학적 접근이 이뤄져야 한다고 제언했다.

개별 환자의 전체 심혈관 질환 위험을 평가하기보단 혈소판 표현형(Platelet Phenotype)을 고려하면 아스피린 치료를 시작해야 하는 환자를 판단할 수 있다는 생각이다.

혈소판 활성이 증가했다면 심혈관 질환 위험이 크고 아스피린은 혈소판 활성을 낮출 수 있으므로, 심혈관 질환이 없는 성인의 혈소판 활성 또는 혈소판 전사체(Platelet Transcriptome)를 평가해 아스피린으로 심혈관 질환 1차 예방 혜택을 얻을 수 있는 고위험군 여부를 판단할 수 있다는 것.

Berger 교수는 "현재 혈소판 활성에 따라 개별화된 아스피린 치료를 고려하지 않는다."라면서 "하지만 의료진이 혈소판 활성 증가와 혈소판 매개 사건(Platelet-Mediated Event)을 경험할 가능성을 확인한다면, 식별된 환자에게 심근경색 또는 뇌졸중 1차 예방을 위한 아스피린 및 항혈소판제 치료를 진행할 수 있을 것"이라고 밝혔다.

대장암 발생·사망 위험 감소 근거 불충분

심혈관 질환 1차 예방에 이어 USPSTF는 대장암 예방을 위해 아스피린을 먹도록 권고하지 않았다. 2016년 아스피린이 대장암 예방에 잠재적 혜택이 있다고 판단해 50~59세 성인에게 저용량 아스피린 치료를 주문했던 권고안을 뒤집은 것이다.

아스피린이 대장암 발생 또는 사망 위험을 줄인다는 근거가 불충분하다는 이유다.

심혈관 질환 1차 예방 관련 네 가지 연구를 통합 분석한 결과, 약 10년 추적관찰 동안 아스피린과 대장암 발생 사이의 연관성은 관찰되지 않았다.

저용량 아스피린이 대장암 발생에 미치는 영향을 17.5년간 추적관찰한 여성건강연구(WHS)에서는 대장암 위험 감소가 확인됐지만, 17.5~26년 추적관찰하는 동안에는 같은 결과가 계속 이어지지 않았다.

또 아스피린과 대장암 관련 사망 위험의 연관성을 조사한 연구들은 상반된 결과를 보고했다.

어느 연구에서는 아스피린을 먹는 사람을 4.7년째 지켜봤을 때 대장암 관련 사망 위험이 통계적으로 유의하게 증가한 것으로 나타났다. 이 연구는 아스피린이 대장암 관련 사망 위험과 연관됐다는 확실한 근거는 아니지만, 대장암 예방에 효과적인지에 대한 의문을 품게 했다.

이와 달리 다른 연구에서는 10년째 아스피린을 먹었어도 대장암 관련 사망 위험이 의미 있게 증가하지 않는 것으로 나타났다. 17.5년 추적관찰에서는 아스피린을 먹었을 때 대장암 관련 사망 위험이 감소하는 경향을 보였으나 26년까지 장기간 관찰하변 그 감소 폭이 작아졌다.

이 같은 연구를 근거로 USPSTF는 대장암에 대한 아스피린의 혜택 근거가 제한적이고 추적관찰 기간에 따라 결과가 다양하다고 판단했다.

이에 무작위 분류 후 저용량 아스피린이 대장암 발생 및 사망에 미치는 영향을 10~20년 동안 장기적으로 평가하는 연구가 이뤄져야 할 것으로 제안했다.

통계분석에서 95% 신뢰구간(CI)의 신뢰 한계를 보면, 상한은 넓은 범위의 치매가 1.02, 좁은 범위의 치매가 1.06이며, 하한은 각 0.81과 0.75다. 즉, 상한을 본다면 아스피린을 먹은 그룹에서 넓은 범위의 치매 위험은 2%, 좁은 범위는 6% 증가하지만, 하한에 주목하면 각 19%와 25% 상대적 위험 감소가 관찰된다.

Armitage 교수는 "이번 연구에서 매일 저용량 아스피린 치료가 치매 발생에 미치는 영향이 명확하게 나타나았다. 통계적 유의성 없이 치매 위험이 9% 감소하는 경향만 관찰됐다."라며 "하지만 9%의 예방 혜택은 치매 위험 19% 감소부터 2% 증가까지 범위로 나타나 불확실성이 있다."라고 설명했다.

이어 Armitage 교수는 "전 세계적으로 치매가 많이 생기는 것을 생각한다면 상대 위험도가 15% 감소하는 것도 의미가 있다."라며

"이번 결과는 심혈관 질환 예방을 위해 주기적으로 저용량 아스피린을 먹으면 치매 예방에 혜택이 약간 있음을 시사한다."라고 강조했다.

저용량 아스피린이 치매에 미치는 영향을 명확하게 정리하기 위한 추가 연구가 필요하다는 의견도 나온다.

연구에 참여하는 미국 서던캘리포니아대학 Amytis Towfighi 교수는 "더 많은 참가자와 더 긴 추적관찰 그리고 선별된 고위험군을 대상으로 연구가 이뤄진다면 아스피린의 잠재적인 신경학적 혜택을 확인할 수 있을 것"이라고 전망했다.

연구팀은 참가자들의 추적관찰을 계속 진행할 예정이라는 계획을 전했다.

Armitage 교수는 "더 많은 치매 사례를 바탕으로 한 대규모 연구를 통해 저용량 아스피린의 혜택 또는 위험을 감지할 수 있을 것"이라며 "치매 사례가 더 나타나는지 확인하고자 참가자들을 계속 추적관찰할 계획"이라고 밝혔다.

다시 한 번 강조한다. 아스피린을 먹을까 말까 고민하기 전에 담배부터 끊어라.

46. 여드름약

여드름은 흔히 청춘의 꽃이라 불린다.

우리가 고등학교 다닐 때 재밌게 읽었던 소설 얄개전에는, 이마에 난 여드름은 남이 나를 사모해서 나는 것이고, 뺨에 나는 여드름은 내가 다른 사람을 사모해서 나는 것이라며 주인공 얄개가 이마에 난 여드름은 애지중지하고 뺨에 난 여드름은 구박한다는 내용도 있었던 기억이 난다.

사실 사춘기에는 성호르몬이 활발하게 분비되면서 여러 현상이 생긴다. 이때는 남자나 여자나 각 성호르몬의 작용이 강해지면서 남자에게서는 남성의 특징, 여자에게서는 여성의 특징이 뚜렷하게 나타나 남자의 목소리가 굵어지고, 수염이 나며, 골격도 굵어지고 등등 남자다운 특징이 몸에 나타나지. 여자도 마찬가지다. 가슴이 나오고 허리도 들어가며 월경도 시작하며 골반도 발달하지.

이는 각각 남성호르몬, 여성호르몬의 정상적인 작용이다.

그런데 남자에게서도 여성호르몬이, 여자에게서도 남성호르몬이 각각 만들어진다. 다만 간에서 남자는 여성호르몬을, 여자는 남성호르몬을 대부분 파괴한다.

사춘기에는 이런 성호르몬이 많이 나오므로, 그 작용도 강하게 나타난다. 그러다 보니 반대 성의 성호르몬도 많이 나오므로 그런 반대 성호르몬의 작용이 나타나기도 하는데, 특징적인 것이 여드름이다. 이 여드름은 남성호르몬인 안드로겐의 작용으로 생기는 수가 많은데. 여자에게서도 남성호르몬이 나오기 때문에 여자에게도 여드름이 생기는 것이다.

그래서 이런 남성호르몬을 억제하면 여드름이 좀 줄기도 한다. 그래서 여성호르몬 약인 피임약 중에 여드름 치료에 사용되는 것도 있다. 반대로 피임약 중에 남성호르몬과 비슷한 화학구조를 가진 황체호르몬 성분(레보노르게스트렐)이 든 2세대 피임약은 여드름이 생기는 부작용이 있기도 하다. 반면 2세대 피임약 중에 여드름 치료 효과가 있는 것도 있다.

반면 3세대, 4세대 피임약은 여드름이 생길 가능성은 적은 편이다. 대신 이런 3세대, 4세대 피임약을 먹으면 혈전이 생길 우려가 더 커진다.

이제 여드름약에 관해서 적으려고 한다.

피부과에서 많이 처방하는 여드름약 중 연질캡슐 제형으로 된 약이 있다. 대개 이소트레티노인이 주성분인 약이다.

이 이소트레티노인 성분은 앞에서 말한 남성호르몬이나 여성호르몬 등 호르몬에 작용하는 것은 아니고, 피부에서 기름을 만들어내는 피지선의 활성을 억제해서 피지가 덜 생기게 한다. 그러다 보니 기름이 덜 올라오니까 피지도 덜 생기면서 여드름이 줄어든다.

이 이소트레티노인이 실은 비타민 A와 사촌 관계다. 비타민 A를 많이 먹어서 생기는 과잉증에 피부가 건조해지는 것이 있는데, 이 이소트레티노인이 비타민 A의 저런 피부 건조 작용을 더 크게 나타내는 성분이라 여드름 치료제로 사용된다.

이 이소트레티노인은 비타민 A와 분자식도 같고 분자량 등 물리적인 성질이 같은 물질이다. 다만 이 두 물질은 광학적인 특징만 다른 광학이성질체 관계다.

생김새, 분자량 등 물리적인 성질은 같은데 대신 생리적인 작용이 좀 다르다. 이소트레티노인은 피지선에서 기름기인 피지를 덜 나오게 하는 작용이 강하므로 여드름을 줄일 목적으로 주로 사용된다.

그렇다고 이런 작용이 여드름을 완치시키는 것은 아니다. 사춘기가 지나 여드름이 생기지 않을 때까지 여드름을 억제하여 그때까지 여드름이 덜 생기게 하는 약이라고 생각하면 된다. 비가 올 때 우산으로 비를 가리는 것처럼 여드름이 사라질 때까지 여드름을 막아주는 약으로 보면 된다.

이런 비타민 A나 이소트레티노인 성분은 공통점이 있다.

이 두 물질을 임신부가 먹으면 기형아를 출산할 우려가 크다. 그래서 임신 중에는 절대 먹지 말아야 하고, 또 반드시 임신이 아닌 것을 확인한 뒤에 먹기 시작해야 하며, 이 약을 먹는 동안에는 철저하게 피임해야 한다.

이 약을 먹는 중에는 헌혈도 하지 말아야 하고, 이런 약을 먹었으면 1달이 지난 뒤에 헌혈해야 하고 또 임신도 그 이후에 시도해야 한다.

비타민 A나 이소트레티노인을 먹으면 피부가 건조해지고 각질이 생기는 것은 물론 안구건조증도 심해지고, 두통이 생길 수도 있으며 탈모 현상도 생길 수 있다. 그러나 약을 중단하면 회복된다.

이런 비타민 A나 이소트레티노인을 먹을 때 테트라사이클린 계열 성분의 항생제는 같이 먹지 말아야 한다. 가성 뇌종양이 생길 수 있다고 알려졌다.

비타민 A와 이소트레티노인은 같이 먹지 말아야 한다. 초록이 동색인 것처럼 서로 비슷한 물질이므로 비타민 A 과잉증이 나타날 수 있기 때문이다.

피지가 많은 여드름에는 이런 피지 억제제가 처방되고, 피지가 곪아서 여드름이 화농성이면 화농성 세균을 치료하는 항생제가 처방되기도 한다. 또 남성호르몬이 너무 많아서 여드름이 생기는 것이라면 피임약을 처방하기도 한다.

화농성 여드름에 많이 처방되는 독시사이클린이나 미노사이클린 성분의 항생제가 테트라사이클린 계열의 항생제이므로 이런 것은 저런 이소트레티노인 성분의 여드름약과 같이 먹지 말아야 한다.

이소트레티노인 성분은 몸에서 쉽게 빠져나가지도 않으므로 이소트레티노인을 먹다가 저런 테트라사이클린 계열의 항생제로 바꿔 먹으려면 1주일은 지난 뒤에 먹어야 한다.

47. 통풍약

오늘은 통풍약에 관해서 아는 척하려고 한다.

통풍(通風)이란 바람이 통한다는 뜻이지? 요즘처럼 더울 때 통풍이 잘되면 좋은 건데 왜 약이 필요하지?

그러나 여기에서 말하려고 하는 통풍은 通風이 아니고 痛風이다. 아플 통자와 바람 풍자가 합쳐진 단어로, 바람만 불어도 아프다는 뜻을 가진 병명이다. 영어로는 Gout라고 한다.

통풍에 관해서

이 통풍이라는 병은 몸에서 음식물이 소화와 대사 과정을 거치면서 만들어진 요산이, 소변을 통해 제대로 배출되지 못하고 남았다가 결정체가 되어 몸의 관절 부위에 쌓이는 병이라고 간단하게 말할 수 있다.

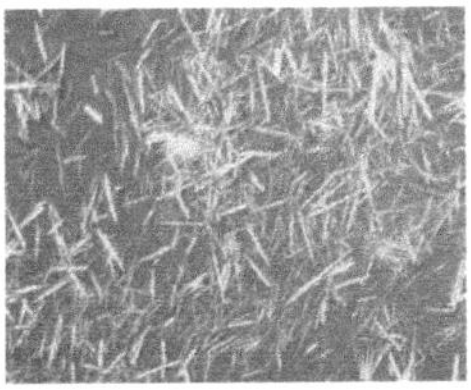

이렇게 쌓이는 요산은 발가락(특히 엄지발가락), 발목, 무릎 등 관절을 아프게(그것도 어마무지하게) 하는 병이다. 요산은 결정체인데, 신발 속의 모래처럼 저런 관절을 찔러 그 부위가 벌게지면서 아파진다. 그런데 요산 결정이 사실은 모래가 아니고 왼쪽 사진처럼 바늘같이 생겨서 엄청 아프게 찌른다고 한다.

이 통풍은 알렉산더, 징기스칸, 세종대왕, 김일성, 김정일 등 고기를 많이 먹을 수 있던 왕이나 귀족 등이 많이 앓는다고 해서 황제병 또는 귀족병이란 별명으로도 불린다.

과거에는 통풍이 육류를 많이 먹는 서구에서 주로 발생한다고 했으나, 최근 고기를 많이 먹으면서 우리나라에서도 통풍 환자가 많이 나타나고 있다. 비단 육류뿐만 아니라 여러 가지 음식들도 통풍의 원인 중의 하나라고 추측되고 있다.

의사도 아닌 내가 또 아는 척하는 거다. 어쨌건 약사가 통풍에 관해 아는 척하려니 좀 거시기하다. ← 어! 이런 말은 남발하지 말라고 했는데…^^

요산은 우리가 먹은 음식물이 소화된 뒤 대사되어 최종적으로 생기는 물질이다. 이런 요산은 잘 처리되어 소변으로 배출되어야 하는데, 배출되지 않고 남아 관절에 쌓인 요산 결정이 관절을 아프게 하는 병이 통풍이다.

요산은 원래 음식물이 소화된 뒤 생겼다가 소변을 통해 밖으로 배설되어야 하는데, 요산이 너무 많이 생기거나 제대로 배출되지 못해서 몸에 요산이 정상 수치보다 많을 때 저런 일이 생긴다. 어느 날 갑자기 요산 수치가 높아지면 발작처럼 저런 관절 부위가 붓고 아프다고 한다. 심해지면 관절 모양도 변한다. 요산이 많아지는 이유는 요산이 많이 생기거나 또 몸에서 세내로 배출되지 않기 때문이다.

비만한 사람도 통풍에 취약하고, 40~50대의 남성에서 특히 많은데, 여성은 폐경 전까지는 여성호르몬이 요산을 잘 녹여서 통풍이 별로 없지만, 폐경 이후에는 통풍이 많아진다.

그런데, 요즈음 20~30대에서도 통풍 환자가 늘고 있다. 고기를 많이 먹고, 과당이 많은 음료를 많이 마시기 때문이라고 한다. 비만도 통풍의 원인이 될 수 있다.

요산은 퓨린(Purine)이란 물질에서 만들어지므로 이런 퓨린이 많은 음식을 피해야 한다. 그에 관한 건 밑에서 차차 쓸게.

이런 통풍증상은 그야말로 갑자기 발작처럼 나타난다.

이상 통풍에 관해서 적어봤는데, 이제 약사가 쓸 만한 글을 쓸 차례다. 약에 관해 쓸 순서라는 거지.

통풍 치료에는 요산이 몸에서 생기지 않게 하는 약을 주로 처방한다. 즉 몸에서 음식물이 대사되는 과정에서 요산이 생기는데, 이 과정에서 요산이 생기지 않게 하는 거지. 통풍 발작이 나타났을 때 진통제를 먹거나, 또는 약을 안 먹어도 하루 이틀 뒤에 가라앉기도 하는데, 이것은 병이 나아서 그런 게 아니고, 잠깐 아픈 통증만 가라앉은 것이므로 제대로 진찰받아 약으로 요산 수치를 낮게 소설해야 한다.

통풍이 심해지면 관절도 뒤틀리고 심장이나 콩팥에까지 문제가 생길 수 있다. 약을 먹으면 안 아파진다고 아플 때만 약을 먹으며 지내는 것도 안 될 말이다. 통풍도 고혈압, 당뇨병 등과 같이 평생 관리해야 할 만성병이기 때문이다.

전에 당뇨약에 관해 쓴 글에서 약사 중에 당뇨 합병증으로 신부전이 되는 사람이 많다고 했지? 약으로 혈당만 낮추며 합병증을 관리하지 않다가 콩팥이 망가진 약사가 많다고 했잖아? 통풍도 아프지 않다고 안심하며 내버려 두다 보면 그렇게 될 수 있다는 거다

통풍 환자 주의점

퓨린이 많은 음식

요산은 퓨린이라는 물질에서 만들어진다. 따라서 퓨린이 많은 음식은 피해야 한다.

퓨린이 많은 음식으로는 곱창, 간 등 동물의 내장, 고깃국물(육즙), 고기 머리, 삼겹살, 고등어, 참치, 꽁치, 정어리, 멸치, 청어 등 등푸른생선, 새우, 게, 홍합 등 갑각류도 들 수 있다.

등푸른생선을 주의해야 하지만, 오메가3까지 주의해야 하는 것은 아니다. 오메가3는 지방산이므로 퓨린과는 직접 관계가 없기 때문이다.

퓨린이 많은 음식 외에 퓨린이 적은데도 피해야 하는 것으로는 술, 과당이 많은 청량음료, 저용량 아스피린도 주의해야 한다. 이것들은 요산이 배출되지 않게 하기 때문이다. 특히 맥주는 퓨린도 많으면서 알코올이 있어 퓨린이 배출되지 않게 한다.

전에 탈모약에서 말했던 효모추출물도 퓨린이 많아 통풍에는 금기이다. 여름에 땀을 많이 흘려도 몸속의 요산 농도가 올라가 통풍을 악화시킬 수 있다.

비타민 B_3

영양제 중에도 통풍 환자가 주의할 것이 있다.

영양제라고 하면 대개 비타민 영양제를 생각할 거다. 또 비타민 영양제 하면 비타민 B와 C를 생각하지? 이 두 가지는 수용성 비타민으로, 몸에서 에너지 대사를 담당하여 기운이 나게 하는 비타민이다. 나머지 비타민인 비타민 A, D, E, K는 지용성 비타민이다

비타민 B군은 면역력 향상, 식욕 증진, 피로 개선, 근육통 해소 등 여러 가지 효능이 있어 인기가 많은 영양소이지만, 통풍 환자라면 비타민 B는 주의해서 먹어야 한다. 왜 통풍 환자는 비타민 B군을 주의해서 먹어야 하는지 알아보자.

다른 비타민은 그렇지 않은데, 비타민 B는 특별히 비타민 B군(郡 비타민 B Complex)이라고 부른다. 그 이유는 비타민 B에는 종류가 여러 가지이기 때문이다. 비타민 B_1, B_2, B_3, B_5, B_6, B_7, B_9, B_{12} 등등이 비타민 B군에 속한 비타민 B 종류다.

이 비타민마다 이름(별명이지)이 따로 있다. 그래서 약이나 건강기능식품 성분표에는 비타민이란 이름 대신 다음과 같은 이름이 적혀 있을 수 있다.

B_1 Thiamine 티아민

B_2 Riboflavin 리보플라빈

B_3 Niacin 나이아신(Nicotinic Acid 니코틴산),

Niacinamide 나이아신아미드(Nicotinamide 니코틴산아미드)

B_5 Pantothenic Acid 판토텐산

B_6 Pyridoxine 피리독신

B_7 Biotin 비오틴(바이오틴)

B_9 Folic Acid 엽산(폴산)

B_1 Cyanocobalamin 시아노코발라민

비타민 C는 Ascorbic Acid 아스코르브산이라고 되어있을 수 있다. 이 비타민 C도 어떤 통풍 환자에게는 해로울 수 있다. 그래서 너무 많이 먹지는 말아야 한다.

이야기가 좀 옆으로 샜지?

그러나 통풍 환자에게 저런 여러 비타민 B가 모두 나쁜 건 아니다. 통풍 환자가 주의해야 하는 비타민 B는 비타민 B_3다. 비타민 B_3는 요산이 소변으로 배출되지 못하게 하기 때문이다.

영양제 성분표에는 비타민 B_3 대신 저 위에 있듯 나이아신(니코틴산아미드) 또는 나이아신아미드(니코틴산아미드)라고 적혀 있을 것이다. 이 모두가 비타민 B_3인데, 여기에서 나이아신=니코틴산, 그리고 나이아신아미드=니코틴산아미드이므로 결국 4가지가 아니고 2가지가 되는 거다. 여기서 니코틴산은 담배의 니코틴과는 전혀 관련이 없다.

의약품 영양제의 성분표에는 비타민 B_3가 거의 나이아신아미드(니코틴산아미드) 형태로 들었다. 나이아신을 50mg 이상 먹으면 요산이 잘 배출되지 않는데, 또한 얼굴이 화끈거리는 열감(Flushing)

이 생길 수 있다. 또 이 나이아신을 매일 500mg 이상 먹으면 간독성이 생길 수도 있다고 한다.

우리나라에서 나오는 영양제에는 비타민 B_3가 거의 니코틴산아미드 형태로 들었는데, 해외에서 직구한 영양제에 나이아신이 500mg 이상 든 제품도 있다.

우리나라에서 나오는 센트룸 종류(건강기능식품)에 나이아신이 들었다. 이게 50mg 든 건강기능식품도 있더라. 통풍 환자는 이런 것은 피하는 것이 좋다는 이야기다.

그래서 어떤 유튜버 약사는 통풍 환자는 아예 비타민 영양제를 먹지 말라고까지 이야기한다더라. 니코틴산이 많이 든 것을 먹을지도 몰라서 그러는 거겠지. 요산이 안 빠질까 봐.

그렇지만, 통풍 환자가 먹어도 되는 비타민 B도 있다. 비타민 B_9인 '엽산'은 요산이 잘 만들어지지 않게 하므로 요산 수치를 낮추는데 도움을 준다. 또한, 통풍 치료제인 콜키신을 오래 먹으면 코발라민'이 결핍될 수 있는데, 이런 사람은 비타민 B_{12}(시아노코발라민)를 먹어서 보충할 수 있다.

그러나 통풍 환자에게 비타민 B_9, B_{12}가 좋다고 해도, 통풍 환자라면 이런 걸 먹기 전에 먼저 의사, 약사와 상담부터 해야 한다. 통풍 환자는 약물에 굉장히 민감하므로 반드시 주치의나 약사의 상담을 받고 나서 영양제나 건강기능식품 등을 먹어야 할 것이다.

다시 통풍약 이야기로 돌아와서

통풍 환자는 요산이 잘 배출되지 않아서 각종 문제가 생기므로,

이들에게는 요산이 생기지 않게 하는 약이나 요산 배출을 돕는 약 등이 주로 처방된다.

통풍 치료에 처방되는 약

이제 약에 관해서 이야기하려고 한다.

통풍은 치료한다기보다는 고혈압이나 당뇨병처럼 평생 관리한다는 것이 맞는 말이다. 아무 이상 없이 잘 지내다가도 어느 순간 갑자기 통풍증상이 발작처럼 갑자기 나타나 극심하게 아프기 때문이다. 그래도 약을 사용해서 요산을 잘 관리하면 발작의 빈도를 줄일 수 있다. 통풍 관리에 사용되는 약과 어떤 음식을 주의해야 하는지 정리해보겠다.

콜키신(Colchicine)

통풍약으로 사용되는 성분에 Colchicine이란 것이 있다. 이걸 공식적으로는 콜키신으로 표기하는데, 콜히친으로 쓰기도 한다.

콜킨정이라는 약이 이 성분으로 만든 약인데, 이 약은 요산 때문에 생기는 관절에서의 염증반응을 억제해서 급성 통풍성 관절염의 통증을 가라앉힌다. 이 콜키신이 요산의 농도를 낮춰주지는 않는다. 다만 진통 효과가 있어서 통증을 빨리 가라앉히기는 한다. 극심한 통풍 통증을 가라앉히기 위해 콜킨과 소염진통제를 같이 처방하기도 한다.

이런 콜키신 성분의 통풍약의 흔한 부작용으로는 설사, 구역, 구토 등이 있다.

이 콜키신 성분의 약을 먹는 동안에는 자몽이나 자몽주스는 먹지 말아야 한다.

알로푸리놀

알로푸리놀은 요산이 생기지 않게 하는 약인데, 만성통풍 환자에게서 급성 통증이 나타나지 않게 예방하는 목적으로 주로 처방된다.

앞에서 말한 콜키신은 급성 통증을 가라앉히는 진통제 같은 약이지만, 알로푸리놀은 직접 진통 작용을 하지는 않고 만성통풍 환자에게서 급성 통증이 나타나는 것을 예방한다고 이해하면 된다. 자이로릭이라는 약이 알로푸리놀이 주성분인 약이다.

페북소스타트

신기능이 떨어져 알로푸리놀을 사용하지 못하는 환자에게는 알로푸리놀과 비슷한 방법으로 요산이 생기지 않게 하는 페북소스타트 성분의 약을 투여한다.

페북소스타트는 신장 기능이 떨어진 환자에게도 비교적 사용하기 좋기 때문이다. 페브릭, 유소릭 등이 이 페북소스타트가 주성분인 통풍약이다. 이외에도 같은 성분으로 된 약이 많이 나오고 있다. 페북소스타트는 성분 이름이고, 페브릭, 유소릭은 상품명(브랜드명)이다.

요산이 생기지 않게 하는 알로푸리놀이나 페북소스타트 같은 성분은 요산이 몸에서 많이 생기지 않도록 꾸준히 먹을 만한 약이며, 갑자기 아플 때 아픈 것을 가라앉히는 효과는 약하다. 갑자기 통풍 증상이 나타나 많이 아플 때 증상을 빨리 가라앉히려면 콜키신과 소염진통제 종류를 먹어서 통증을 가라앉힐 수 있다.

앞에서도 잠깐 언급했는데, 통풍 환자가 주의해야 할 점을 다시 정리해보겠다.

통풍에 주의할 음식

육류의 내장은 퓨린 함량이 많고 혈중 요산 수치를 높인다. 그래서 곱창, 대창, 허파 및 간 등의 내장류의 음식은 피해야 한다.

고등어, 참치, 꽁치, 정어리, 멸치, 청어 등 등푸른생선, 새우와 게 등의 해산물에는 퓨린이 많이 들었다. 일반적으로 생선을 먹으면 건강에 도움이 되지만 통풍 환자에게는 위험할 수 있다. 그리고 통풍 환자가 안심하고 먹을 수 있는 해산물은 흰살생선 및 붉은 생선이 좋다.

쇠고기, 돼지고기와 양고기

시금치와 아스파라거스 등

맥주: 모든 술을 주의해야 하는데 특히 맥주는 통풍에 매우 나쁘다. 통풍 환자는 맥주를 반드시 피해야 한다.

비타민 C: 일부 통풍 환자에게 비타민 C가 통풍 통증을 일으키는 원인 중 하나로 알려졌다. 모든 통풍 환자에게 비타민 C가 나쁜 것은 아니므로 담당 의사와 상의하는 것이 좋다.

커피 또한 일부 통풍 환자에게 통풍 발작 및 통증을 일으키는 원인 중 하나일 수 있다. 사람마다 다를 수 있으므로 적당한 양의 커피를 마시는 것은 좋을 수도 있다.

A. 퓨린이 많은 음식

약으로 요산을 조절하는 환자는 퓨린이 많은 육류는 많이 먹지 말아야 한다. 퓨린 자체는 유익한 영양소지만, 몸에서 퓨린이 요산으로 바뀌기 때문이다.

퓨린은 소나 돼지의 간, 콩팥, 염통과 같은 내장육 및 붉은 고기, 소시지와 같은 가공육, 등푸른생선, 새우나 게와 같은 갑각류 등에 많이 들었다. 그렇다고 오메가3까지 금해야 하는 것은 아니다.

B. 퓨린은 많지 않아도

퓨린은 많지 않은데도 통풍에 안 좋은 음식이 있나.

바로 당, 알코올 그리고 지질이다. 당은 요산 배출을 방해하므로 당이 많이 든 음식 및 음료는 피해야 한다.

특히 과당이 많은 과일주스나 탄산음료 등의 음료는 반드시 피해야 한다. 습관적으로 음식에 시럽을 뿌려 먹지도 말아야 한다.

위에서도 적었지만, 술 즉 알코올은 그 자체가 요산이 배출되지 않게 해서 혈액 내 요산 수치를 급격히 올려 통풍의 위험을 키우므로 피해야 한다. 우리 몸은 요산 배출보다 알코올 해독을 우선시하므로 술을 마시면 요산이 쌓인다. 특히 맥주에는 퓨린도 많고 요산도 배출시키지 않으므로 꼭 피해야 한다. 지질 역시 요산 배출을 막는 성질이 있어 지방 함량이 많은 음식도 피하는 것이 좋다.

흰 빵, 케이크 및 과자 등 정제된 탄수화물 식품도 피하는 것이 좋다. 이런 것은 퓨린이나 과당이 많지 않아도, 영양소가 적어서 요산 수치를 높일 수 있다.

통풍에 먹어도 되는 음식

주의해야 할 음식만 있는 것은 아니다. 먹어도 되는 음식도 많이 있다. 통풍 환자가 안심하고 먹어도 되는 음식도 많다.

요산 수치를 낮춰주고 통풍의 통증을 줄여주는 음식에는 저지방 요구르트, 커피(커피는 사람마다 결과가 다르다. 앞에서는 통풍에 주의해야 한다고 했지?) 그리고 사과, 바나나 등의 과일이 있다. 요구르트에 함유된 프로바이오틱스는 혈중 요산 수치를 낮춰준다. 당과 지질이 요산 배출을 막으니 요구르트 중에서도 당이 첨가되지 않은 저지방 요구르트를 고르는 것이 중요하다.

시럽이나 설탕이 없는 블랙커피는 카페인의 이뇨작용으로 요산 배출을 도와 통풍 환자에게 도움이 된다. 물론 카페인을 처리하는 능력은 사람마다 다를 수 있어서 자신에게 맞는 양이 얼마인지 확인하는 것이 좋다. 사과의 말릭산 성분은 요산을 중화하며, 바나나의 칼륨 성분은 통풍의 원인인 요산 결정체가 소변으로 배출되도록 돕는다.

이외에도 기본적으로 물을 충분히 마시는 것이 중요한데, 이는 소변을 통해 요산이 원활히 배출되게 해서 통풍을 예방해주기 때문이다. 다만 콩팥이 안 좋은 사람이 물을 많이 마시면 콩팥에 부담을 줄 수 있어 전문의와 상의해야 한다. 더불어 비만도 통풍 발생의 원인이 될 수 있으니 정상 체중을 유지하는 것 또한 중요하다.

과일은 다 통풍이 있어도 안심하고 먹을 수 있다. 특히 체리는 요산 수치를 낮추고 염증을 줄임으로써 통풍 발작을 예방할 수 있다.

버섯, 감자, 가지 및 양배추 등과 같은 녹색 채소

김, 미역 등의 해조류

대두, 완두콩, 렌틸콩 및 두부 등을 포함한 콩으로 만든 음식

호두, 아몬드. 캐슈너트 및 해바라기 씨

귀리, 현미, 통곡물빵 및 보리 등

모든 유제품 특히 저지방 유제품이 좋다.

무가당 커피, 녹차, 홍차 및 디톡스 워터

올리브유, 야자유, 카놀라유 및 아마씨유

닭고기, 계란은 먹어도 된다.

모든 허브 및 향신료

아플 때만 약을 먹으면서 지내도 될까?

그건 아니다. 아무리 주의해도 통풍 환자의 몸에는 요산이 조금씩 쌓여가고 있다. 그러다가 그것이 언제 갑자기 많아질지 모르므로 평소에도 요산 수치가 오르지 않도록 약을 꾸준히 먹어야 좋다.

요산 수치가 높아지지 않게 하려면 알로푸리놀이나 페북소스타트 성분의 약을 꾸준히 먹는 게 좋겠지. 또 갑자기 아플 때는 콜키신을 먹을 수도 있겠으나, 소염진통제만 먹으면서 증상을 가라앉히면서 지내는 사람도 있더라.

내가 아는 어떤 분이 다음과 같은 경험을 이야기해준 적이 있다.

통풍약을 먹으면 그때만 증상이 가라앉는 것을 보고, 매일 새벽마다 수영했다고 한다. 그렇게 꾸준히 운동했더니 어느 순간부터 통풍 발작 빈도가 많이 줄더라는 개인 경험을 이야기해준 적이 있다.

또 어떤 사람은 살을 많이 빼서 통풍 발작의 빈도를 좀 낮췄다는 경험담을 이야기하기도 했다.

48. 멀미약

휴가철이나 명절 등을 맞아 오랜 시간 여행할 때 필수품처럼 챙기는 약 중 하나로 멀미약을 들 수 있다.

자동차나 배 등의 교통수단을 타고 움직일 때 몸이 흔들려서 몸의 평형을 유지하는 귀의 기능이 제대로 발휘되지 못해 메스껍고 어지러우며 토하기까지 하는 것이 멀미이고, 이런 멀미 증상을 예방, 치료하는 약이 멀미약이다.

멀미약에는 물약(액제, 시럽제), 삼키는 알약(정제, 캡슐제)이나 가루약(산제) 등의 먹는 약과 귀밑 움푹한 곳에 붙이는 약(패치제) 등이 있다. 멀미약은 대부분 일반의약품이라 약국에서 직접 살 수 있다

물약이나 알약으로 된 멀미약은 차를 타기 30분 전에 미리 먹어야 효과를 제대로 볼 수 있다. 이런 약은 대개 그 효과가 4시간쯤 계속되므로 여행 중에 약효가 떨어지면 4시간 이상 지난 뒤에 약을 또 먹어도 된다.

반면 패치제는 약효가 늦게(4시간 이후) 나타나고 그 효과가 72시간 지속하므로 여행 전날 자기 전에 미리 붙이면 효과를 더 확실하게 볼 수 있다. 이 약은 한쪽 귀밑에만 붙이면 되며, 여행을 72시간

이상 계속한다면 72시간 뒤에 또 다른 패치제를 이미 붙였던 반대쪽 귀밑에 붙이면 된다.

먹는 멀미약의 공통된 부작용으로 가장 흔한 것은 졸린다는 것이다. 졸리지 않은 멀미약도 있으니 필요하면 약사에게 문의해야 한다. 졸리는 부작용 외에 입이 마르거나 눈이 마르거나 소변을 보기 어려워지거나 녹내장 증상이 심해지는 부작용도 있으니 전립선비대증 환자나 녹내장 환자는 꼭 전문가에게 문의해야 한다. 당연히 운전자는 졸리는 멀미약을 먹지 말아야 한다.

패치제 멀미약은 졸리는 부작용은 크지 않으나, 대신 입이 마르거나 눈동자의 동공이 커져서 사물이 제대로 보이지 않을 수 있고, 소변을 보기 어려워질 수 있으며, 예민한 사람은 정신이 몽롱해질 수도 있다. 따라서 전립선비대증 환자나 녹내장 환자는 반드시 의사, 약사에게 문의 후 사용해야 한다.

이 패치를 만진 손으로 눈을 비비면 안 된다. 눈의 동공이 커질 수 있기 때문이다. 그래서 이 패치를 만진 뒤에는 반드시 비누로 손을 깨끗이 씻어야 한다.

이런 패치형 멀미약이 예전에는 어린이용으로 나온 것도 있었는데, 이걸 붙이고 여행을 다닌 아이들이 발작하거나 환각을 일으키는 부작용이 나타나서 이제는 안 나온다.

어른 것을 반 잘라서 어린이에게 붙이면 안 되느냐고?

패치 제형으로 만든 약은 약 성분이 일정하게 꾸준히 나와 약효도 오래 이어지도록 만든 특수 제형인데, 잘라 붙이면 그런 특징이 사라지고 약효가 일시에 강하게 나타나면서 부작용도 심하게 나타날 수 있으니 잘라 붙이면 안 된다. 패치 제형에 관해서는 다음에 좀 더 자세하게 설명할게.

임신부는 먹는 약만 주의해야 하는 게 아니고, 패치형 멀미약도 붙이지 말아야 한다. 임신부라면 멀미약을 먹기 전에 전문가와 상의해야 한다.

운전자는 졸리는 멀미약을 먹어도 안 되지만, 패치제 멀미약도 붙이지 말아야 한다. 동공이 커지면서 사물이 어리어리하게 보일 수 있기 때문이다.

멀미가 심하다고 여러 가지 멀미약을 한꺼번에 먹으려는 사람이 있으나, 어떤 것이라도 함께 먹거나 붙이면 안 되고 한 가지만 사용해야 한다. 또 멀미약과 감기약 특히 코감기약이나 종합 감기약은 같이 먹으면 안 된다.

멀미약 하나라도 꼭 전문가에게 문의한 뒤 먹어야 한다.

멀미를 예방하려면

○ 여행 중 잠을 자거나, 가까운 경치가 아닌 먼 곳의 경치를 본다.

○ 과식하지 않는다.

○ 편안한 마음으로 여행을 즐긴다.

○ 진동이나 요동이 적은 자리에 앉는다.

○ 정 안 되면 약의 도움을 받는다.

등의 방법을 사용해본다.

49. 오메가3(ω-3)가 무엇인가?

홈쇼핑이나 인터넷에 보면 안 먹으면 마치 큰일이라도 날 것처럼 호들갑을 떨면서 광고하는 것이 몇 가지 있지? 이번엔 그중 한 가지인 오메가3에 관해서 좀 아는 척하려고 한다.

약을 먹는 것을 특별히 '복용한다'라고 한다고 했지? 반면 음식 먹는 것은 '섭취한다'라고 한다. 이런 오메가3 같은 건강기능식품도 사실은 식품이므로 이런 것을 먹는 것은 '복용한다'라고 하지 않고 '섭취한다'라고 한다. 그래도 여기에서는 먹는다고 쓰겠다.

오늘은 조금 골치는 아프겠지만, 생화학 공부를 좀 하자.

생화학이란 생물체 안에서 일어나는 여러 가지 화학 반응 등을 연구하는 학문이다. 영어로는 Biochemistry라고 하지.

생물체 안에서는 여러 가지 생화학반응이 쉴새 없이 일어나고, 그 결과로 생물체는 신진대사를 진행하면서 살아갈 수 있다. 이런 것을 연구하는 학문이 생화학이다. 음식을 먹고 소화하여 기운이 나며 살 수 있는 모든 과정에서 생화학반응이 일어난다.

오메가

오메가3, 오메가3 말은 많이 하는네, 오메가3란 게 과연 뭘까?

오메가3에 관해 이야기하기 전에 오메가가 뭔지에 관해서 먼저 이야기해야겠다.

오메가 하면 우리가 어릴 때부터 유명했던 스위스의 시계 브랜드지? 지금도 올림픽에서 시간을 재는 공식 시계로는 오메가 시계가 사용된다. 왼쪽 그림이 오메가 시계의 심벌마크다.

그럼 인터넷에서 말하는 건강기능식품 오메가란 게 뭘까? 저 시계와 관련이 있나?

생화학을 본격적으로 공부하기 전에 먼저 어학 공부부터 하자.

오메가는 그리스 알파벳의 맨 마지막 알파벳이다. 순서로만 본다면 로마자 알파벳의 'Z', 한글 자모의 'ㅎ'처럼 맨 마지막 자모에 해당한다. 이 오메가는 'ω'라 쓰고 오메가라고 읽는다.

그리스 알파벳은 다음과 같은 24개의 문자로 이루어져 있다.

No	대문자	소문자	영문	발음	No	대문자	소문자	영문	발음
1	Α	α	ALPHA	알파	13	Ν	ν	NU	뉴
2	Β	β	BETA	베타	14	Ξ	ξ	XI	자이
3	Γ	γ	GAMMA	감마	15	Ο	ο	OMICRON	오미크론
4	Δ	δ	DELTA	델타	16	Π	π	PI	파이
5	Ε	ε	EPSILON	엡실론	17	Ρ	ρ	RHO	로
6	Ζ	ζ	ZETA	제타	18	Σ	σ	SIGMA	시그마
7	Η	η	ETA	에타	19	Τ	τ	TAU	타우
8	Θ	θ	THETA	세타	20	Υ	υ	UPSILON	입실론
9	Ι	ι	IOTA	요타	21	Φ	φ	PHI	파이
10	Κ	κ	KAPPA	카파	22	Χ	χ	CHI	카이
11	Λ	λ	LAMDA	람다	23	Ψ	ψ	PSI	사이
12	Μ	μ	MU	뮤	24	Ω	ω	OMEGA	오메가

저 표를 보면 알파, 베타, 감마, 델타, 카파, 시그마, 자이, 카이, 파이 등 한 번쯤 들어본 게 많이 있지? 고등학교 수학 시간에 많이 보던 기호 그리고 아파트 이름도 있잖아? 또 코로나19-바이러스의 변이로 유명했던 오미크론도 보이지? 변이 바이러스가 나타나는 순서대로 알파 변이, 베타 변이 등으로 이름 붙이는데 오미크론 변이까지 등장한 거지.

저 그리스 알파벳 중 맨 마지막에 오메가가 있지? 전기저항의 단위로 쓰이는 오옴(Ω)은 오메가의 대문자다. 이 대문자가 저 오메가 시계의 심벌마크로 쓰이고 있는 거다.

'ω'는 이 오메가의 소문자다. 이것은 로마자 알파벳 'W'의 소문자인 '*w*'와는 다르다. 뭐가 다른지는 나도 몰라. 한글의 모음 'ㅜ'와 로마자 알파벳의 'T'가 다른 것과 같은 차이겠지. 저 오메가 시계의 심벌마크는 'Ω'라 쓰고 오메가라고 읽는데, 건강기능식품은 'ω'라고 쓰고 오메가라고 읽는다. 그럼 오메가3에서 오메가는 무슨 뜻일까?

신약성경의 요한계시록에는 하나님이 "*나는 알파와 오메가*"라고 말씀하시는 대목이 있다. 이것은 하나님 당신이 처음과 마지막임을 가리킨다고 말씀하신 대목이다. 그리스 알파벳 대신 로마자 알파벳을 대입하면 "나는 A와 Z이다."인 셈이고, 한글 자모를 대입하면 "나는 기역과 히읗이다."인 셈이다.

성경에 그리스 알파벳이 들어간 것은 신약성경이 헬라어 즉 그리스어로 기록됐기 때문이다. 성경을 처음부터 우리 말로 기록했다면 아마 성경에도 하나님은 "나는 기역과 히읗"이라고 기록하셨을 거다.

저 표에서 보듯, 알파는 그리스 알파벳의 맨 첫 알파벳이고, 오메가는 맨 마지막 알파벳이므로 맨 처음과 마지막을 상징할 때 알파와 오메가를 갖다 붙인다. 그럼 오메가3는 마지막과 어떤 관계가 있어서 오메가를 이름에 썼을까? 이에 관해서는 엉뚱한 이야기부터 조금 더 한 다음에 설명할게.

오메가는 그렇다 치고 3은 또 뭘까? 우리나라 사람이 좋아하는 삼세판인가?

오메가3는 필수 지방산의 한 가지 종류를 뜻하는 말이다.

필수 지방산이라는 물질이 있다. 필수란 꼭 필요하다는 뜻이지?

필수 지방산은 우리 몸에 꼭 필요한데 몸에서 만들어내지 못하므로 음식 등으로 먹어야 하는 지방산을 뜻한다. 마치 비타민처럼 몸에서 만들지 못하니까 약이나 음식으로 보충해줘야 할 영양소를 말한다.

필수 지방산은 세포막의 필수 구성성분으로, 세포의 유연성과 선택적 투과성을 높여주고 세포막을 튼튼히 하며, 뇌, 신경계, 눈 조직을 이루는 필수 성분 중 하나다. 또 정상적인 성장 발달에 중요하며, 특히 혈관, 신경계, 피부 등 여러 조직을 젊고 부드럽게 만든다.

필수 지방산을 외부에서 공급받지 못해서 필수 지방산이 부족하면 발육 부진, 탈모, 면역계와 신경계의 기능 저하 등의 장애가 일어날 수 있다.

지금 내가 오메가3가 필수 지방산 중 하나라며 이야기하고 있는데, 필수 지방산에는 오메가3 말고 오메가6란 것도 있다. 점점 골치 아파지지?

그럼 3은 뭐고 6은 또 뭘까? 그 이야기에 앞서 지방산이 뭔지에 관해서 먼저 이야기하려고 한다.

지방산(Fatty Acid)

지방산이란 수도권 이외의 지방에 있는 산이 아니고, 탄수화물, 지방, 단백질 등 3대 영양소 가운데 지방의 구성 요소 중 하나다.

산 이야기를 꺼냈더니 다음과 같은 아재 개그가 하나 생각난다.

산토끼(Wild rabbit)의 반대말은?

끼토산(Tibbar), 집토끼(House Rabbit), 바다토끼(Sea Rabbit), 죽은 토끼(Dead Rabbit), 알칼리 토끼(Alkali Rabbit), 판토끼(Sold Rabbit) 등이 반대말이다. 썰렁하지?

지방산은 아래 그림과 같이 탄소(C) 수소(H) 산소(O)로 이루어진 화합물이다. 이제부터 생화학과 관련된 이야기가 본격적으로 시작된다. 골치 아파도 참아주라.

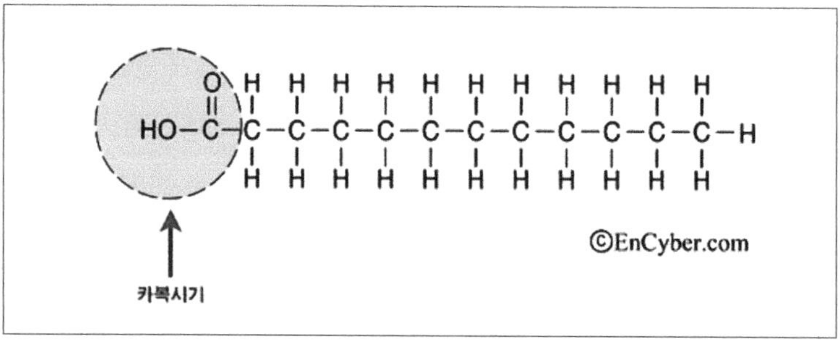

그림1

위 그림1의 왼쪽 원 안에 있는 것은 '-COOH'로도 표기하는데, 이

부분을 카복시(Carboxy) 또는 카복실(Carboxyl)이라고 한다. 카복실은 Carbon(탄소)과 Oxygen(산소)이 합쳐진 것이다. 이것 때문에 산성을 띠므로 자 물질을 지방산(Fatty Acid)이라고 부른다.

저기에 C, O, H에 선이 붙어 있지? 이런 선 하나를 손으로 생각하면 이해하기 쉬울 거다. 이걸 바탕으로 위 그림을 보면 C에는 손이 4개, H에는 하나, O에는 2개가 달렸음을 알 수 있다. 원 안의 HO-도 사실은 H-O-라고 표시해야 하는 건데, H와 O 사이의 -는 생략된 거다.

이렇게 손마다 뭔가가 결합하고 있으면 포화 결합, 손이 남으면 불포화결합이라고 한다. 위 그림은 손마다 뭐가 다 붙어 있으니 포화지방산이다. 중간에 있는 C와 C 사이는 모두 선이 하나씩 있지? 포화 결합의 특징이다. 모든 손이 잡혀 있으니 다른 것을 더 잡을 수가 없는 상태다. 손이 꽉 찼기(포화) 때문이지.

C 하나에는 선이 4개씩 있어서 2개는 C끼리 연결하는 데 쓰이고, 2개는 각각 H 2개와 연결되었지? 맨 오른쪽 C에 있는 선 3개는 H 세 개와 각각 연결되고, 하나는 다른 C와 연결된다. 이 부분이 지방산 분자의 맨 끝이다. 이걸 기억해두어라. 맨 끝에는 C 하나에 H가 3개 붙었다고 해서 $-CH_3$라고 쓴다. 이것을 메틸이라고 부른다. 메탄가스라는 말 들어봤지? 이것은 탄소에 수소가 네 개 붙은 물질(기체)로 CH_4라고 쓴다.

지방(Fat)

위에서 지방산에 관해 알아봤는데, 이제 지방에 관해 이야기하려고 한다. 순서가 뒤바뀐 것 같기는 하다.

탄수화물, 단백질과 함께 3대 영양소 중 하나인 지방은 열량을 저장하는 영양소로 이해할 수 있다. 지방을 먹는 주목적은 에너지원을 공급하기 위함이다. 지방을 소화하면 지방산이 나오고, 그러면서 필수 지방산이 공급되므로 지방이 필요한 거다.

피하에 쌓인 지방은 절연체의 역할을 하므로 체온 유지에 이바지한다. 여자가 남자보다 피하지방이 많아서 해녀는 많지만, 해남은 적다는 이야기를 들은 적이 있다. 근데 인도네시아에는 해남도 있는데 요즈음 수온이 올라서 잡을 게 적어져서 일자리를 잃어간다고 한다.

3대 영양소로부터 만들어진 포도당이 세포에서 에너지로 바뀌어 세포 활동에 쓰이면서 생명이 이어지는 거라고 했지? 그런데 세포 활동이 없어서 포도당이 소모되지 않으면 남은 포도당이 세포에서 지방으로 바뀌어 몸에 쌓인다. 살이 찌는 과정이다.

먹기만 하고 빈둥빈둥하며 지내면 살이 찌는 이유다. 물론 지방 자체를 먹어서 그 지방이 몸에 쌓일 수도 있다.

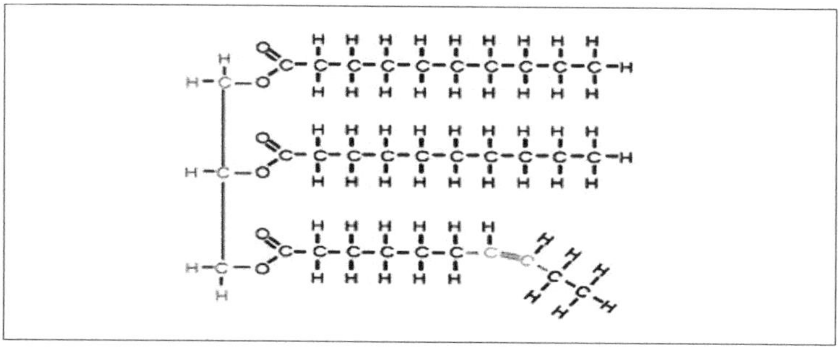

그림2

지방의 구조

앞 페이지의 그림2는 지방 세포의 기본 구조다. 앞에서 말한 지방산 3개가 왼쪽 기둥 같은 것에 나란히 매달린 구조지? 왼쪽 기둥 같은 것이 글리세롤 분자인데, 이 글리세롤 분자 하나에 지방산 분자가 3개씩 결합한 것이 지방 분자의 기본 구조다.

그래서 우리가 지방을 먹으면 소화 과정을 통해 글리세롤과 지방산 분자 3개로 분해된다는 거다. 여기에서 나온 지방산은 다시 불포화지방산과 포화지방산으로 나눌 수 있다.

불포화지방산

앞 페이지의 그림2에서 탄소(C)마다 대부분 수소(H)가 2개씩 붙은 것 보이지? 그런데 지방산 분자 세 개 중 아래 것의 오른쪽에서 세 번째 탄소와 네 번째 탄소에는 수소가 하나만 붙고 C와 C 사이에 굵은 선이 있지? 이것이 사실은 굵은 선이 아니고, — 대신 =를 그린 거다. 이런 탄소 사이의 =를 '이중결합' 또는 '불포화결합'이라고 한다.

앞 페이지의 그림2에서 수소가 하나만 붙은 탄소는 손 네 개 중 세 개만 다른 것과 결합해서 손 하나가 남은 상태라고 보면 된다. 이런 것이 불포화 상태다. 그러니까 그림2에서 세 개의 지방산 중 맨 아래 지방산은 불포화지방산인 거다. 하나 남은 손은 다른 것과 쉽게 결합하려는 성질을 갖는다.

이런 이중결합 즉 불포화결합이 무슨 의미가 있을까?

실제 생화학에서는 저 이중결합의 유무에 따라 큰 차이가 생긴다.

먼저 그 생김새부터 다르다. 탄소수가 적고 이중결합 수가 많을수록 녹는 온도가 낮아져서 상온에서 액체 상태다.

예를 들어 탄소가 18개인 포화지방산인 스테아린산은 70℃가 되어야 녹는데,

똑같이 탄소가 18개이고 이중결합이 1개 있는 올레산은 14℃에서 녹는다.

그리고 탄소가 18개이고 이중결합이 2개 있는 리놀레산은 -6.5℃에서 녹는다.

반면 탄소가 18개이고 이중결합이 3개 있는 알파리놀렌산은 -11℃에서 녹는다.

녹는 점이 영하인 저런 것은 상온에서 액체 상태다. 식물성기름이 대개 이런 불포화지방산이다. 올리브, 홍화씨, 옥수수, 캐놀라, 참깨, 아마씨, 해바라기 씨, 호박씨 등의 기름에 불포화지방산이 들었다.

탄소수 그리고 이중결합의 위치와 그 수에 따라 불포화지방산을 구분하는데, 이런 불포화지방산에는 오메가3, 오메가6, 오메가7, 오메가9 등이 있다. 이중 오메가3와 오메가6는 몸에서 합성되지 않아서 따로 공급해주어야 하므로 필수불포화지방산이라고 불린다. 저 숫자에 관해서는 좀 더 있다가 설명할게.

불포화지방산이라고 다 좋기만 한 것은 아니다.

이런 불포화지방산이 실은 이중결합에 다른 게 결합하려는 성질이 강해서 다른 것과 화학 빈응해서 산패되기(썩기) 쉬운 성질이 있

다. 그래서 오메가3에는 그런 산패를 막으려고 항산화제인 비타민 E가 같이 있는 제품도 있다.

이런 오메가3 종류는 원래 생선 비린내가 심한데, 공기 중에 방치되어 산패된 것은 상한 기름 냄새가 난다. 당연히 이런 것은 버려야 한다. 그래서 오메가3는 병에 여러 개가 담긴 제품보다는 자외선이나 공기와 접촉하지 않도록 PTP 형태로 낱개 포장된 것이 좋다.

포화지방산

포화지방산은 탄소끼리 포화 결합으로 연결되어 다른 것이 더 끼어 들어갈 여지가 없는 지방산이다. 손이 뭔가를 다 잡고 있어서 다른 것을 잡을 수 없는 상태인 거지. 탄소에 붙은 손 4개 중 2개는 탄소끼리 잡고, 나머지 2개는 수소 2개를 잡아서 남는 손이 없으니까 포화지방산이다.

이런 포화지방산으로 이루어진 지방은 대개 동물성 지방으로, 상온에서 고체 상태다. 쇠고기, 양고기, 돼지고기, 가공육, 닭고기 껍질 등에 포화지방산이 들었다.

트랜스지방(Trans Fat)

불포화지방산과 포화지방산 말고 또 다른 종류가 있다. 트랜스지방이라고 하는 것이다. 남성과 여성의 성을 바꾼 것을 트랜스젠더(Transgender)라고 하지? 이중결합이 있어서 액체 상태인 불포화지방산에 수소를 반응시켜서 이중결합을 단일 결합으로 바꿔서 고체로 만든 것이 트랜스지방이다. 말하자면 인조 포화지방인 셈이다.

불포화지방산은 액체라서 운반과 보관 등 취급하기 불편한데, 저렇게 고체로 바꾸면 취급과 보관이 편해진다. 대표적인 것이 마가린과 쇼트닝 기름이다. 우리 어릴 때 밥을 마가린으로 많이 비벼 먹었지?

그런데 이런 트랜스지방은 심장 관상동맥 질환의 위험성을 높이고, 나쁜 콜레스테롤(LDL 콜레스테롤)의 수치는 높이며 좋은 콜레스테롤(HDL 콜레스테롤)의 수치는 낮추는 성질이 있어서 자연적으로 얻는 기름보다 건강에는 해롭다. 이런 트랜스지방은 혈전과 동맥경화의 주범이라고 한다.

불포화지방산인 식용유도 여러 번 튀기거나 요리하면 트랜스지방으로 바뀐다. 그래서 식용유는 5번 이하로 사용하도록 하고 있다. 트랜스지방이 몸에 들어오면 쉽게 빠져나가지 않으므로 트랜스지방은 되도록 먹지 말아야 한다. 당국에서도 식품에 트랜스지방이 들어가지 않도록 규제하고 있다.

식물성기름이 들었다고 광고하는 것 중에도 실은 이런 트랜스지방이 든 것이 있으니 성분표에서 트랜스지방이나 경화유를 확인해야 한다.

어쨌거나 포화지방산, 불포화지방산 그리고 트랜스지방이 있다는 얘그다.

소시지, 마가린, 크림, 파이 및 페이스트리, 케이크, 비스킷, 감자튀김, 도넛, 전자레인지용 팝콘 등에 트랜스지방이 많이 들어서 보건 당국에서는 동맥경화의 주범인 트랜스지방을 최대한 적게 먹으라고 권하고 있다.

버터, 치즈에도 트랜스지방이 있으나, 이는 천연 트랜스지방이므로, 해롭지는 않다.

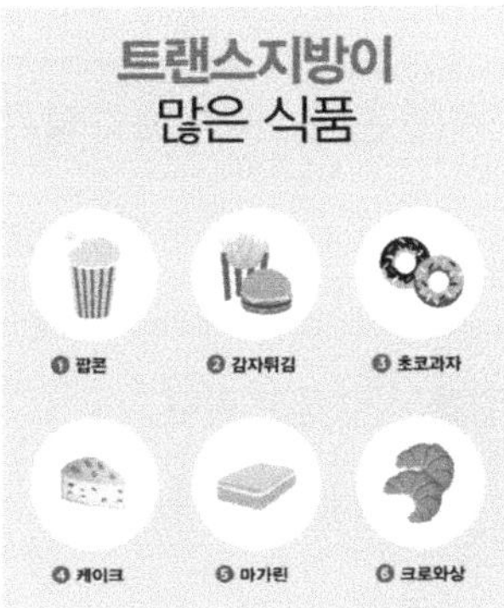
트랜스지방이
많은 식품
❶ 팝콘
❷ 감자튀김
❸ 초코과자
❹ 케이크
❺ 마가린
❻ 크로와상

일상생활에서 트랜스지방을 줄이는 방법

식약처에서는 일상생활에서 트랜스지방을 줄이는 방법을 다음과 같이 밝히고 있다.

살 때

1. 과자 등 가공식품의 영양성분 표시에서 트랜스지방 함량 확인하기

* 세계보건기구(WHO)의 1일 권장 섭취량 : 전체 에너지 섭취량의 1% 미만

(하루 열량 2,000kcal 섭취 시 약 2.2g 미만)

2. 빵은 마가린이 적게 들어간 퍽퍽하고 다소 거친 식감의 제품 선택하기
3. 육류는 지방과 껍질이 적은 부위를 선택하기

요리할 때

1. 음식 조리 시 식물성 기름(콩기름, 옥수수유, 올리브유 등) 사용하기
2. 기름에 튀기는 대신 '굽고, 조리고, 데쳐' 먹는 조리법 선택하기
3. 산패로 트랜스지방이 생기는 것을 막으려면 식용유는 밀봉 후, 어두운 곳에 보관하기

먹을 때

1. 가공식품, 패스트푸드보다는 자연식품 먹기
2. 프라이드 치킨은 기름기가 많은 껍질을 벗기고 먹기
3. 라면은 뜨거운 물에 한 번 끓여 기름기를 쫙 빼고, 새로운 물에 다시 끓여 먹기
4. 트랜스지방 함량이 높은 '반조리용 식품(팝콘 등)' 많이 먹지 않기

오메가3

이제 오메가3에 관해 본격적으로 이야기를 시작해보련다.

오메가3 중 대표적인 세 가지의 분자 구조는 다음과 같다.

아래 그림3이 인체 생화학에서 중요하게 작용하는 오메가3 지방산들의 분자식이다. 위에서부터 각각 ALA, EPA, DHA다.

아래 그림3에서 꺾은선의 위와 아래에 작은 숫자가 있지?

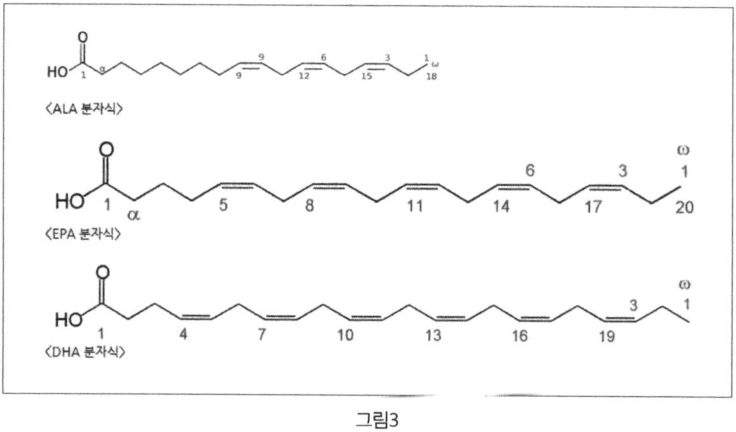

그림3

위에는 오른쪽부터 1, 2, 3이 붙고, 아래에는 왼쪽부터 1, 2, 3이 붙었다. 보이지? 꺾인 선의 꼭짓점에 탄소가 있는 거니까 그 숫자는 모두 탄소의 번호를 말하는 거다.

위에 적은 내용에서 오른쪽 탄소를 끝 탄소라고 부른다고 했지? 앞에서 오메가는 맨 끝을 뜻한다고 했지? 끝 탄소니까 오메가 탄소가 되는 거다. 그렇다면 3은 뭘까? 오메가3에서 3이라는 것은 끝에서 세 번째 탄소에 이중결합이 있다는 뜻이다(그림3 참고).

그럼 왜 첫 번째 탄소부터 세지 않고 끝에서부터 탄소를 세서 세 번째라며 3을 붙일까?

그것은 저런 다가 필수불포화지방산 분자는 종류마다 탄소수가 다 달라서 시작부터 번호를 붙이면 번호가 달라 공통점이 없지만, 끝에서부터 세면 끝(오메가)에서 세 번째 탄소에 이중결합이 있다는 공통점이 있기 때문이다. 그래서 끝에서 3번째 탄소에 이중결합이 있다는 뜻으로 오메가3라고 부른다.

저 오메가3 세 가지를 보면 모두 오른쪽에서 세 번째 탄소, 즉 오메가3 탄소에 이중결합이 있다. 즉 끝에서 세 번째 탄소에 이중결합이 있다는 뜻으로 끝이라는 뜻의 오메가와 3번째 탄소라는 뜻으로 오메가3라고 이름을 붙인 것이다. 마찬가지로 오메가6는 끝에서 6번째 탄소에 이중결합이 있다. 오메가6도 필수 지방산이라고 했지?

이제야 오메가3의 뜻을 제대로 말하는 거다. 아마 오메가라는 그리스 알파벳 말고 한글 자모로 표기했다면 '히읗3' 또는 '히읗6'라고 했을 거다.

앞 페이지 그림3에서 위쪽에 있는 작은 숫자는 끝인 오메가 쪽 탄소부터 센 번호고, 아래쪽에 있는 숫자는 첫 탄소부터 센 번호다. 말하자면 알파 몇이 되겠지.

탄소 사이에 이중결합이 있다는 것은 다른 이온이 결합할 여지가 있다는 뜻이다. 포화 상태가 아니므로 포화 상태인 다른 것에 영향을 줄 수 있다.

스펀지도 공간이 많아야 물기나 먼지 등을 잘 빨아들이지 않겠니? 물을 잔뜩 흡수한 스펀지는 물을 더 흡수하지 못하잖아?

이런 오메가3는 끈적거리는 피를 묽게 하는 효과가 있다. 전에 혈액 순환제는 피를 억지로 돌리는 순환 펌프가 아니고 피를 묽게 해서 피가 잘 돌 수 있게 만들어주는 약이라고 했지? 그런 뜻에서 오메가3도 피를 묽어지게 하는 혈액 순환제다.

ALA는 Alpha Linolenic Acid의 약자로, 한 분자에 탄소는 18개, 이중결합은 3개 있다.

EPA는 Eicosapentaenoic Acid의 약자로, 한 분자에 탄소는 20개, 이중결합은 5개.

DHA는 Docosahexaenoic Acid의 약자로, 한 분자에 탄소는 22개 이중결합은 6개 있다.

ALA는 들깨, 아마씨, 카놀라 등으로부터 얻을 수 있는 기름에 있는 식물성 오메가3다. ALA는 Alpha Linolenic Acid의 약자인데, Gamma Linolenic Acid란 게 또 있다. 이것은 GLA라고 하는데, 이것도 식물성 불포화지방산이기는 한데 이것은 오메가6에 속한다.

EPA와 DHA의 영어 이름이 무척 길지? 그걸 해설하려고 한다.

EPA의 긴 단어에서 'Eicosa'는 20을, 'Penta'는 5를 가리키고,

DHA의 긴 단어 중 'Docosa'는 22를, 'Hexa'는 6을 가리킨다.

20과 22는 각 분자 속 탄소의 수, 5와 6은 각 분자 속 이중결합의 개수다.

위에서 말한 저 단어들은 모두 그리스어에서 유래했다.

미국 국방부 건물을 펜타곤(Pentagon)이라고 하지? 왼쪽 사진처럼 건물이 5각형이라서 그렇게 부르는 거다.

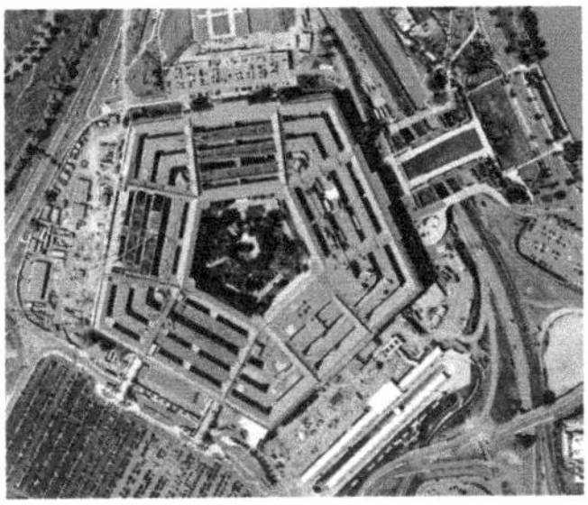

펜타곤

이왕 말이 나온 김에 여기에서 또 다른 그리스어를 공부해 보자. 저 위에서 펜타, 헥사는 모두 그리스어에서 나온 단어다. 그리스어에서는 수를 다음과 같이 센다.

No	Greek	발음	No	Greek	발음
1	**mono**	모노	6	**hexa**	헥사
2	**di**	디	7	**hepta**	헵타
3	**tri**	트리	8	**octa**	옥타
4	**tetra**	테트라	9	**nona**	노나
5	**penta**	펜타	10	**deca**	데카

저 중에서 2인 'di'와 3인 'tri'는 영어로는 각각 '다이'와 '트라이'라고 읽는다.

초등학교 때 연주했던 트라이앵글이 삼각형이란 뜻인데 이 이름

에 'tri'가 들어간다. 또 철인3종경기를 트라이애슬론(Triathlon)이라고 하지? 역시 'tri'가 들었다.

저 세 가지 오메가3는 모두 이중결합이 여러 개 있어 다가불포화지방산이라 부른다.

오메가3에 관해서 좀 더 이야기하기 전에 먼저 그림3을 설명하려고 한다.

ALA 즉 알파리놀렌산은 식물성기름에 있는 식물성 오메가3다.

저 앞의 그림1과 그림2에는 C(탄소 Carbon)와 H(수소 Hydrogen)가 쓰여있는데 여기 그림3의 오메가3 세 가지 분자식 그림에는 그게 없지?

분자식에서는 C와 H를 생략한다. 분자식의 꺾이는 꼭짓점에 C가 있다고 간주하는 거다. 그리고 이 C에는 손이 4개씩 있어 다른 것을 붙잡을(다른 것과 결합할) 수 있다고 보면 된다. C 하나에는 H가 네 개씩 붙을 수 있다. 또는 C끼리 붙잡으면서 손을 두 개 쓰고, 나머지 두 개는 수소를 붙잡을 수 있다. 이때 C에 붙은 H는 생략한다.

그림1과 그림2에서 중간에 있는 C에 붙은 손 네 개 중 2개는 양쪽의 C끼리 잡고, 나머지 2개는 H를 잡았다고 생각할 수 있다.

저 그림1과 그림2에서 맨 오른쪽 C에는 H가 3개 붙어 있지? 이것을 CH_3라고 쓰고 '메틸기'라고 부른다. 이 탄소가 저 지방산 분자의 맨 끝에 있는 탄소다. 맨 끝에 있으니 앞에서 말했듯 오메가 탄소가 된다.

그런데 위 오메가3 분자에서 선이 2개 있는 것은 양쪽 탄소에서 손 하나씩이 놀고 있다는 뜻이다. 뭔가를 더 붙잡을 수 있는 거지. 저 위에 그림1에서 선이 모두 하나인 것은 손이 다른 것을 더 붙잡지 못하니 포화 상태라고 말한다. 포화 결합인 거지.

이제 본격적으로 저 세 가지 오메가3에 관해 설명하려고 한다.

ALA는 호두에 많이 들었는데, 그 외에 견과류, 카놀라유, 아마씨유, 들깨 등 식물에 들었다. 그래서 식물성 오메가3로 불린다.

전에 한약에 관해 썼던 글에서 호두는 뇌를 닮아서 머리를 좋게 한다고 했지? 호두에 오메가3인 ALA가 들어서 DHA로 변할 수 있으니 IQ를 높이는 데 도움이 될 수 있다는 거지.

이 ALA가 몸에 들어가면 EPA와 DHA로 바뀔 수 있다. 다만 이렇게 EPA와 DHA로 바뀌는 양이 많지 않아 ALA만으로는 DHA와 EPA가 몸에서 제대로 작용할 만큼 충분한 양을 공급하기가 어렵다. 그래서 저런 식물성 오메가3가 크게 관심을 끌지는 못했는데, 바닷속에 사는 조류에 오메가3가 있음이 밝혀져서 여기에서 오메가3를 추출하여 식물성 오메가3로 판매하고 있다.

EPA에는 이중결합이 5개 들었다. 이중결합이 6개인 DHA와 함께 등 푸른 생선에 많이 들었다. 강력한 항염증 작용과 함께 혈액의 중성지방 수치를 낮출 수 있다.

그림에서 보듯 오메가3인 ALA, EPA, DHA 분자에는 이중결합이 각각 3, 5. 6개씩 있다. 이처럼 이중결합이 여러 개인 불포화지방산을 Long-chain 다가불포화지방산이라고 한다. Long-chain은 탄소가 20개 정도 이어진 화합물을 뜻한다.

오메가3가 특별한 점은 탄소 사이에 이중결합이 여러 개 있다는 것이다. 그림3에서 C 사이에 두 줄이 있는 것이 이중결합을 나타낸 그림이다.

저런 이중결합이 있는 게 무슨 의미가 있겠냐고 생각할 친구가 있을지 모르겠다.

그런데 이중결합의 유무에 따라 그 물질의 상태가 크게 달라진다.

무슨 말인가 하면 지방산은 탄소수가 많을수록 고체이기 쉬운데, 탄소수가 같은 지방산도 이중결합이 있고 없고에 따라 물리적인 상태가 달라진다. 이중결합이 있으면 녹는 점이 확연히 내려가기 때문이다. 이중결합이 없는 지방산은 상온에서 고체 상태지만, 이중결합이 있는 지방산 분자는 상온에서 액체 상태가 된다.

오메가3가 관심을 끌게 된 계기

이런 오메가3가 관심을 끌게 된 것은 다음과 같은 이유에서다.

에스키모인들은 채소 등 식물성 음식을 많이 먹지 않고 육식을 많이 하는데도 심장병이 별로 없다는 것에 착안해서 연구하니 이들이 오메가3 지방산이 많은 음식을 주로 먹어서 그렇다는 게 밝혀져서 오메가3가 주목을 받게 됐다고 한다. 사실은 에스키모인이 많이 먹는 음식을 분석했더니 저런 불포화지방산이 많았다는 것이 더 큰 이유겠지.

임신부에게도 이런 오메가3는 권장되는 영양소다. 태아에게 필요하기 때문이다. 그러나 분만 직전의 임신부는 오메가3를 먹지 말아야 한다. 지혈을 방해하기 때문이지.

인터넷에 보니 오메가3에는 다음과 같은 효과가 있다고 되어있더라.

오메가3의 효과

1. DHA는 머리가 좋아지는 영양소로 뇌세포 활성 물질로 알려져 있다. 실제 뇌세포에 들어갈 수 있어 뇌세포가 부드러워지며 뇌세포의 기능이 좋아진다.

   전에 DHA를 첨가한 아인슈타인우유에 관한 유머 기억하지?

2. DHA를 먹으면 지능지수가 높아진다. - 루카스의 실험

   미숙아 300명을 모유(DHA 함유)와 분유(DHA 없음)로

   8년 키운 뒤 지능지수 조사 결과

   · 모유로 키운 집단(DHA 함유, 210명) - 평균지능지수 103.0

   · 분유로 키운 집단(DHA 없음, 90명) - 평균지능지수 92.8

3. 임산부와 태아에게 DHA가 필요하다. - 임신한 여성 태반에 DHA가 많다. 이 DHA가 태아의 뇌 속으로 들어가 태아의 성장을 도와준다.

   신생아에게는 모유를 먹이는 것이 좋다.

   단 출산이 임박한 임신부는 오메가3를 피해야 한다.

4. 알레르기에도 좋다.

   DHA가 항원-항체반응이 과도하게 나타나지 않게 해준다.

5. 피 순환이 잘 된다.

   내가 전에 혈액 순환제는 순환 펌프처럼 피를 돌려주는 게 아

니고, 피를 묽어지게 해서 피가 잘 흐르도록 하는 약이라고 했지? DHA가 이처럼 피를 묽게 해서 피가 잘 흐르게 하는 혈액순환제다. DHA가 적혈구를 매우 부드럽게 해서 피가 잘 흐르게 한다.

6. 치매(노망)에도 큰 효과를 본다.

DHA는 뇌세포로 들어가 뇌세포의 기능을 돕는다.

반면 EPA는 혈액뇌관문을 통과할 수 없으므로 이 기능을 하지 못한다.

7. 암

DHA가 EPA보다 대장암 억제 기능이 크다.

발암물질을 투여한 쥐 실험에서 DHA를 먹은 쥐가 암의 수와 크기가 작았다.

8. 시력 회복을 돕는다.

시력 회복, 시력 저하 억제, 노안 방지 효과, 눈의 피로 억제 효과

9. 혈당치를 조절

10. 간세포의 기능을 좋게 해줌.

11. 부정맥과 간질 발작을 개선한다

12. ADHD(Attention Deficit/Hyperactivity Disorder) 주의력 결핍 과잉행동 장애 개선

13. 자폐증을 개선

자폐아는 EPA 수치가 낮다는 연구 결과가 있다.

이렇게 여러 효능이 있다는 연구 결과가 발표된 바 있다.

저 효과 중 혈중 중성지질 및 혈행 개선은 EPA의 효과이고, 건조한 눈 개선, 기억력 개선 등은 DHA의 효과라고 간단하게 말할 수 있으나 자세한 것은 차차 적어가겠다.

EPA는 피를 묽게 해서 피가 잘 흐를 수 있게 돕는 역할을 한다. 이 때문에 혈액순환이 되지 않아 팔다리가 저리거나 붓는 등의 증상이 있을 때 먹으면 도움이 될 수 있다. 실제로 고콜레스테롤 위험군인 사람들이 EPA가 함유된 오메가3를 매일 4g씩 120일 동안 먹은 뒤 혈압이 내려가고 혈행이 개선되는 효과가 있었다.

DHA는 기억력을 개선하며, 뇌세포를 활성화하는 데도 큰 영향을 준다. 또한, 혈중 DHA 수치가 낮으면 ADHD(주의력 결핍 과잉행동장애)가 나타나기도 하므로 이를 보충해주면 좋다. 국외에서 362명의 ADHD 환자를 대상으로 16주간 실험한 결과 DHA를 보충한 그룹은 충동 행동이 8%, 주의력 문제가 15% 감소한 것으로 확인되기도 했다.

인터넷에 찾아보면 오메가3를 먹으면 서런 여러 효능이 있다고 하지만, 식약처에서 공식적으로 인정하는 오메가3의 효능은 다음과 같다.

혈중 중성지질 및 혈행 개선, 건조한 눈 개선, 기억력 개선에 도움을 줄 수 있음'이다. 따라서 건강기능식품으로 된 오메가3에 저것 이외의 효과가 적혀 있다면 과대광고가 된다.

식약처에서는 이런 효과를 얻으려면 오메가3를 하루에 500~2,000mg씩 먹도록 권장하고 있다.

오메가3가 모든 사람에게 좋기만 할까?

오메가3가 이렇게 좋은 점이 많이 있으니 먹으면 모든 사람에게 좋기만 할까? 잠깐! 다음을 봐라.

1)

우리 약국에 자주 오는 어느 사람이 카톡으로 사진을 하나 보냈다. 팔에 군데군데 붉은 반점이 생긴 사진이었다. 이 사람은 아스피린이 포함된 혈압약을 먹는 사람이다.

그러면서 누가 좋은 거라며 먹으라고 선물로 준 걸 먹은 뒤로 피부에 이런 게 생겼다며 그 선물도 사진으로 보냈다. 그래서 사진을 보니 거기에 미국산 오메가3가 있었다.

전에 내가 아스피린 같은 혈전약을 먹는 사람은 오메가3 같은 혈액 순환제 종류는 주의하라고 했지? 혈전약이나 혈액 순환제 종류는 피를 묽게 해서 피가 잘 흐르게 하는 약이라고 했잖아? 저런 약들을 겹치게 먹으면 피가 너무 묽어져서 핏줄 특히 실핏줄에서 피가 샐 수 있다. 이렇게 새어 나온 피가 피부밑에서 굳으면 멍 또는 반점이 된다. 위에서 내게 카톡을 보냈다는 사람이 겪은 일이 그런 거다.

2)

또 어떤 사람이 신장결석 때문에 수술을 받았다고 하더라.

그래서 퇴원한 뒤에 안부를 물었더니 소변에 피가 섞여 나온다고 하더라. 그래서 혹시 아스피린 먹고 있지 않은지 물었다.

수술 전에는 먹지 말라고 하기에 수술 뒤에는 먹어도 된다고 생각해서 먹고 있다고 하더라. 그래서 피가 다 멎을 때까지 아스피린을 끊으라고 했다. 그랬더니 피가 멎었다고 한다. 아스피린 말고 오메가3도 마찬가지다. 피가 나올 때는 아스피린 외에 오메가3도 끊어라.

3)

내게도 그런 일이 있었다.

내가 치질을 앓고 있었는데, 그것을 내버려 두며 그때그때 약만 먹으며 버텼더니 그게 심해져서 치루로까지 발전했다. 그러더니 항문에서 가끔 피가 난다. 이럴 때 오메가3를 먹으면 피가 쉽게 멎지 않는다. 내가 경험했던 바다. 그래서 나도 혈전약 종류를 함부로 먹지 말아야 할 사람 중의 하나다.

그리고 눈 영양제 중에도 오메가3가 있는 것이 있으니 잘 살펴봐야 할 것이다.

그렇다고 오메가3를 먹으면 멀쩡한 곳에서까지 피가 나는 건 아니다. 다만 피가 날 때 오메가3 같은 혈액 순환제를 먹으면 피가 쉽게 멎지 않는다. 특히 가끔 항문에서 피가 나는 사람도 그럴 때는 먹지 말아야 한다. 또 면도하다가 피가 날 때도 피하는 것이 좋다. 이런 혈전약이나 혈액 순환제를 먹는 사람은 전기면도기를 쓰라고 했던 거 기억하지?

오메가3를 피해야 할 사람

위에서 말한 것을 정리한다. 다음과 같은 사람은 오메가3를 피해야 한다.

- 혈전 억제제나 혈액 순환제(아스피린, 은행잎 추출물 등)를 처방받아 먹는 사람.
- 와파린을 처방받아 먹는 사람
- 평소 몸에서 피가 자주 나는 사람(코피, 잇몸, 항문 출혈 등)
- 몸에 멍이 자주 생기는 사람.
- 눈 흰자위에 실핏줄이 터졌을 때 또는 눈이 충혈되었을 때
- 다쳐서 피가 날 때
- 월경 중일 때
- 수술이나 치과 치료를 앞두었을 때
- 수술이나 시술 후 피가 멎지 않을 때
- 대변 색이 짜장 색일 때
- 목이 쉬었을 때
- 출산이 임박한 임신부

오메가3를 먹으면 주사나 한방 침을 맞아도 피가 쉽게 멎지 않을 수 있다.

오메가3와 함께 먹으면 좋은 것

오메가3와 먹으면 안 될 것만 있는 것은 아니나.

비타민 A, 비타민 C, 비타민 E는 오메가3와 같이 먹으면 좋다.

항산화제인 비타민 C, 비타민 E는 혈행 개선 효과를 돕는 대표적인 성분이다. 안구건조증이 심할 때는 비타민 A가 권고된다.

오메가3와 비타민 A를 함께 먹으면 눈의 건조감 개선에 도움을 받을 수 있다. 단 비타민 E의 경우 너무 함량이 높은 것은 피해야 한다. 비타민 E를 많이 먹으면 이것도 혈액 순환제처럼 작용하기 때문이다.

또 오메가3를 유산균 같은 프로바이오틱스와 함께 먹으면 오메가3가 장내 미생물의 먹이 역할을 해서 장내 유익균이 늘어나 혈행 건강과 더불어 장 건강, 면역력도 함께 호전되어 시너지 효과를 누릴 수 있다고 한다. 2020년 영양학회지 뉴트리언츠(Nutrients)에는 프로바이오틱스와 오메가3를 함께 먹으니 장내 미생물군의 다양성이 증가하고 염증이 감소했다는 연구 결과가 발표되기도 했다.

rTG 오메가3는 뭐지?

오메가3 광고에서 '알티지' '알티지' 말하는 것을 들었을 거다. 알티지란 rTG를 말하는 것인데, 오메가3는 추출방식과 분자 구조에 따라 TG형, EE형, rTG형 등으로 나눌 수 있다. 오메가3의 원료에서 오메가3를 추출하는 방법에 따라 저렇게 분자 구조가 달라진다.

처음에는 TG(Tri-Glyceride tri는 3이라고 했지?) 방식으로 어류에서 오메가3를 추출했는데, 이렇게 하면 불포화지방산인 오메가3 외에 포화지방산도 같이 섞인다(1세대).

그래서 더 개선한 것이 EE(Ethyl-Esterified) 방식이다. 그런데 이것이 순도는 높은데 몸에 흡수되는 시간이 오래 걸린다는 단점이 있고, 알코올이 사용되므로 임신부와 어린이에게는 적합하지 않다는 단점이 있다(2세대).

그래서 1세대인 TG 방식을 개선한 rTG(Re Tri-Glyceride) 방식이 나왔는데, 순도도 높고, 흡수율도 좋아졌지만, 값이 비싸다는 단점이 있다(3세대).

이런 종류에는 각각 다음과 같은 장단점이 있다.

- TG형: 자연에서 추출한 상태 그대로의 오메가3이지만, 순도가 낮고 중금속이 남아있을 수 있다(1세대).
- EE형: TG형의 단점을 보완한 것으로 순도는 높지만, 소화가 잘 안 되고, 생체이용률이 낮은 편이다. 임신부나 어린이는 먹지 못한다.
  오메가3를 주성분으로 하는 전문의약품은 모두 이 형태로 된 오메가3로, 성분은 오메가3-산에틸에스테르90이다(2세대).
- rTG형: TG형과 EE형의 단점을 개선한 오메가3로, 순도가 높고 흡수율이 뛰어나며 중금속이 섞였을 가능성이 있고, 가격이 비싼 편이다(3세대). 그러나 중금속 가능성이 실제로는 거의 없다고 봐도 된다.

순도가 높은 것이 좋다고 볼 수도 있겠지만, 의약품이 아닌 건강기능식품으로 이용할 거라면 순도가 너무 높을 필요는 없으니 건강기능식품으로는 rTG형이 주로 쓰인다.

동물성 오메가3 vs 식물성 오메가3

오메가3의 원료는 크게 바다표범과 같은 포유류, 연어와 같은 중형어류, 고등어, 정어리, 멸치와 같은 소형어류 등 동물성 외에 식물성인 해조류로 분류된다. 먹이사슬 위로 올라갈수록 중금속이나 환경호르몬의 축적률이 높아지기 때문에 되도록 소형어류로 만든 제품을 사는 게 좋고 어느 해역에서 어획한 소형어류인지도 확인하는 것이 좋다.

먹이사슬 하위에 있는 멸치, 정어리 같은 소형 어종은 생명 주기가 짧아 중금속과 환경오염 위험도가 낮으며 깨끗하고 차가운 바다에서 잡히는 어류일수록 신선하고 지방이 두꺼워 오메가3 함유량도 많다.

식물성 오메가3는 일반적으로 호두, 잣 같은 견과류나 개놀라 유, 해바라기유와 같은 식물성기름에 든 오메가3를 가리킨다. 이런 식물성 오메가3에는 기능성 물질인 EPA와 DHA 오메가3는 없고, 다른 오메가3인 알파리놀렌산(ALA)이 들었다.

ALA는 체내에 흡수되어 EPA와 DHA로 변환되어서 기능성을 나타내는데, 그 변환율이 1%도 채 되지 않아서 건강기능식품으로 취급되지는 않는다.

그런데 지난 10년간 바다 녹조류인 Algae에서 DHA를 추출하는 기술이 생겨서 녹조에서 추출한 오메가3가 대표적인 식물성 오메가3로 알려져 있다. 이런 플랑크톤 같은 미세조류가 이런 오메가3의 공급원으로 알려지면서 이런 것으로 만든 식물성 오메가3를 광고하는 것도 많이 있다.

해조류를 원료로 하는 식물성 오메가3에는 DHA 성분만 들어서 유럽에서는 채식주의자 전용 제품으로 알려져 있고, 혈액순환에 도움을 주는 EPA 성분이 주로 필요한 일반 성인들에게는 적합하지 않은 것으로 알려져 있다.

DHA는 성장기 어린이, 임산부에게 주로 필요한 성분으로, 이런 사람은 EPA보다 DHA가 높은 제품을 선택하는 것이 바람직하다. 그러나 피를 묽어지게 할 목적으로 오메가3를 먹는다면 DHA가 주로 든 식물성 오메가3를 고집할 필요는 없다고 하겠다.

동물성 오메가3는 생선에서 추출한 오메가3를 말하는 것으로, 이런 동물성 오메가3가 오메가3 건강기능식품의 시작부터 지금까지 약 40년간 꾸준히 오메가3의 주된 공급원으로 자리 잡고 있다.

그렇다면 식물성 오메가3과 동물성 오메가3의 장단점은 무엇이 있을까?

1) 동물성 오메가3

- (장점) 오메가3의 효능 실험 및 연구 대부분은 40년 동안 동물성 오메가3를 가지고 했기 때문에 효과와 안전성이 검증된 제품
- (장점) 고순도, 고함량 및 다양한 제품군을 형성하고 있음

- (단점) 바다 오염으로 중금속 문제가 대두되고 있음

2) 식물성 오메가3

-채식주의자나 생선에 알레르기를 보이는 사람에게 적합

- 녹조에서 추출한 오메가3에 대한 효과 및 안전성에 관한 연구가 아직은 미흡함

- EPA와 DHA의 순도가 높지 않고 EPA와 DHA 비율이 좋지 않다.

- 육지에서 양식으로 가공해서 키웠다 하더라도 바닷물을 그대로 사용했으면 바다 오염으로부터 100% 안전하다고 할 수는 없다.

어떤 광고성 자료에서는 식물성 오메가3임을 강조하며 DHA가 EPA로 바뀌므로 이것만 먹어도 EPA가 충분히 공급되므로 식물성만 먹어도 충분하다고 말하기도 한다. 그러나 그렇게 바뀌는 비율이 높지 않으므로 EPA를 목적으로 한다면 식물성만으로는 충분하다고 할 수 없다.

또 동물성 오메가3에는 바다의 오염물질인 중금속이 들었다고 공포 마케팅을 하기도 한다. 그러나 건강기능식품은 철저하게 관리히므로 저런 중금속 때문에 동물성 오메가3를 피할 필요는 없다. 또 해조류도 모두 바다에서 자란 것이므로 식물성이라고 해서 바다의 오염물질이 전혀 없다고 볼 수는 없다.

생선에 대한 알레르기가 있는 사람, 또는 채식주의자라면 식물성 오메가3를 추천하겠지만, DHA와 EPA를 충분하게 먹으려면 동물성

오메가3를 무조건 거부할 필요는 없다고 본다.

크릴 오일

홈쇼핑에서 광고했던 크릴 오일이란 이름 들어봤지?

이 크릴 오일은 크릴새우에서 뽑아낸 기름을 말한다. 이 크릴 오일은 사실 건강기능식품이 아니고 그냥 건강식품, 심지어 먹을 수 있는 기름인 식용유일 뿐이라고 말하는 사람도 있다. 크릴 오일이 건강기능식품이 아니라는 것은 식약처에서 그 기능성을 인정하지 않았다는 뜻이다.

크릴 오일은 고래의 먹이인 크릴새우를 잡아서 추출하는데, 이러면 고래의 먹이가 없어져서 생태계에도 문제가 될 수 있다.

사실 건강기능식품은 광고문구 하나하나를 조사에서 약으로 오인하게 할 문구가 있으면 가차 없이 처벌하는데, 일반 건강식품은 그런 규제 장치가 충분치 않아 과대광고가 있을 수도 있다.

크릴 오일에 오메가3가 들었다며 광고하지만, 그 함량은 일반 건강기능식품보다 적다. 또 인지질 형태라 소화가 잘된다고 광고하지만, 인지질은 계란에도 많으므로 인지질을 얻으려고 비싼 크릴 오일을 먹는 것은 바람직하지 않다. 아스타잔틴이 들어서 항산화 작용을 한다고 하지만, 그 함량도 적다. 이런 아스타잔틴은 눈 영양제에 더 많다.

또 크릴 오일은 갑각류인 새우에서 추출하므로 갑각류 알레르기가 있으면 피해야 한다. 또 기름이므로 많이 먹으면 실사할 수도 있다.

포화지방산 vs 불포화지방산

포화지방과 불포화지방에 관해 조금 더 이야기하려고 한다.

돼지비계는 먹지 말아야 할 지방으로 생각하는 경향이 있다. 반면 쇠고기는 많이 먹어도 좋다고 생각한다. 대부분 돼지는 혈관을 막히게 하는 지방 덩어리이고, 쇠고기는 괜찮다고 생각하는 사람이 많기 때문이다. 그런데 돼지 지방에도 불포화지방산이 있고, 소의 지방에도 포화지방산이 있다. 따라서 쇠고기를 많이 먹어도 포화지방산을 먹게 되니 혈관에 나쁜 영향을 줄 수 있다. 그러므로 쇠고기가 무조건 좋다는 생각은 옳지 않다.

포화지방산만 있는 지방도 없고, 불포화지방산만 있는 지방도 없다. 오메가3가 많은 생선 지방은 불포화지방산의 비율이 높을 뿐이다.

그러면 포화지방산은 다 나쁘고 불포화지방산은 다 좋을까?

포화지방산은 불포화지방산보다 안정성이 좋다. 불포화지방산에 있는 이중결합은 다른 것과 반응할 가능성이 커서 산패되기 쉽다.

그래서 이런 불포화지방산인 오메가3는 되도록 공기와 접촉하지 않게 PTP 등으로 개별포장된 것이 병에 넣어 판매되는 것보다 산패의 염려가 적은 편이다. 그리고 불포화지방산보다는 포화지방산이 소화가 잘되어 설사의 염려도 적다.

50. 오메가6 지방산

필수불포화지방산 중에는 오메가3 말고 오메가6도 있다고 했지? 오메가3보다 숫자가 크니까 뭔가 더 나은 것 같기도 하지? 또 필수 지방산이니까 반드시 많이 먹어야 하는 것 같은 느낌도 들지?

그러나 오메가3가 맨 끝 탄소인 오메가 탄소에서 3번째 탄소에 이중결합이 있는 불포화지방산이듯, 오메가6는 끝에서 6번째 탄소에 이중결합이 있는 불포화지방산이다. 6이 3보다 크니까 오메가6가 오메가3보다 더 좋고 나쁜 것은 특별히 없고, 오메가3와 오메가6는 하는 일이 서로 조금 다르다.

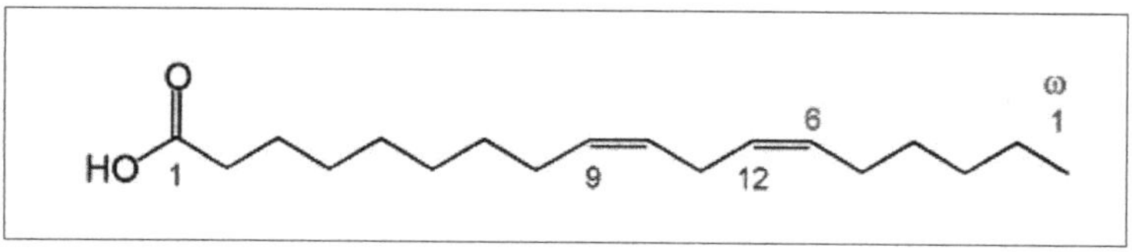

오메가6 지방산인 리놀렌산의 화학구조

위 그림은 오메가6 지방산 중 가장 짧은 사슬인 리놀레산의 구조식인데 이것도 오메가3처럼 인체 내에서 만들어지지 않으므로 음식 등으로 보충해야 하는 필수 지방산이다.

앞의 오메가3에 관한 글에서 들기름에 오메가3가 많다고 했는데,

반면 참기름에는 오메가6가 많다. 견과류나 해바라기씨유, 옥수수기름, 콩기름 등 식물의 씨앗으로 만든 기름 중에도 오메가6가 든 것이 있다. 그래서 식물성기름을 많이 먹으면 오메가6 지방산을 많이 먹게 되는데, 오메가6와 오메가3의 비율을 1:1~4:1로 하는 것이 좋다. 사실 현대인들은 오메가6를 일부러 찾아 먹지 않아도 이미 많이 먹고 있다.

오메가6는 과도한 면역반응을 억제하고, 피부를 건강하게 유지하며 월경 전 증후군과 생리통을 완화하는 효과도 있다. 오메가6인 달맞이꽃 종자유를 주성분으로 하는 의약품이 있어서 아토피 피부염의 증상을 완화하는 용도로 처방되기도 한다.

오메가3와 달리 오메가6는 굳이 영양제로 보충할 필요가 없다. 우리가 일상적으로 먹는 음식에서 오메가6를 이미 충분히 채울 수 있기 때문이다. 오히려 오메가6를 오메가3보다 너무 많이 먹으면 염증반응이 생기거나 혈전을 만드는 등 문제가 생길 수 있다. 곡물(특히 옥수수)을 먹여서 키운 소가 풀을 먹여 키운 소보다 오메가6가 많다. 그러니 지금은 나도 모르는 사이에 오메가6를 많이 먹는 셈이 된다.

그래서 오메가6와 오메가3의 비율을 적절하게 유지하는 게 좋은데, 오메가3와 오메가6의 비율은 1:1~1:4 범위가 되면 적당하다. 오메가3의 일일 권장량이 500~2,000㎎이므로 오메가6는 하루에 2,000~8,000㎎ 정도 먹으면 좋다.

오메가6를 너무 많이 먹을까 봐 걱정된다면 오메가3를 많이 먹어서 오메가6/오메가3의 비율을 낮추면 된다. 오메가3는 심해어(연어, 꽁치, 정어리, 고등어 등), 카놀라유, 들기름 등에 많이 들었다. 오메가3를 얻기 위해 우리나라 사람이 쉽게 이용할 수 있는 식품으로는 들기름이 있다. 1주일에 2~3번 등푸른생선을 먹으면 오메가3 지방산이 보충되어 오메가3와 오메가6의 비율을 권장량으로 맞출 수 있다.

사정이 이렇다 보니 지방을 극도로 거부하는 정도가 아니라면 오메가6가 부족할 우려는 하지 않아도 된다.

다음은 오메가3와 오메기6의 비교표다.

No	오메가3	오메가6
식품	호두, 들기름, 등푸른생선 (연어, 멸치, 청어, 굴, 정어리, 고등어, 참치 등)	참기름, 옥수수유, 해바라기씨유, 달맞이꽃 종자유
종류	ALA, EPA, DHA	GLA
작용	두뇌 개선, 혈전 억제, 혈행 개선	월경 전 증후군, 갱년기 장애 개선, 면역과민반응에 의한 피부 상태 개선, 아토피로 인한 가려움 완화, 당뇨 신경병증 완화

넋두리

지금까지 오메가3와 오메가6에 관해 글을 썼다. 그런데 솔직히 말하자면 내가 이 글을 쓰면서 무척 후회했다. 괜히 시작했나 싶은 생각이 들더라.

처음에는 그저 오메가3의 이름에 관해서 이야기를 시작하면서 오메가3를 먹으면 안 되는 사람 등 주의할 점에 관해서 쓰면서 가볍게 마무리하려고 했는데, 글을 쓰다 보니 뭐가 이리 고구마 줄기 딸려 오듯이 줄줄이 딸려 나오는지 나도 정신이 없더라. 그러다 보니 글이 무척이나 길어졌다. 그러면서 계획에도 없던 오메가6 지방산에 관해서까지 적게 되었다. 자세히 알지도 못하는 거 아는 척하려다 정말로 욕봤다.

51. 건강기능식품만으로 건강이 다 지켜질까?

요즈음 사람들이 '건강'에 관심이 매우 많다. 그러면서 건강에 좋다는 의약품이나 건강기능식품 등도 많이 찾는다. 그런 게 인터넷이나 방송에 넘쳐나지? 친구들아! 우리 모두 이제 그럴 나이가 됐지?

그렇다면 '건강기능식품'을 먹으면 다 건강해질까? '건강기능식품'에 관해 알아보겠다.

'건강기능식품'이란 식품의약품안전처에서 동물 실험, 인체 적용시험 등 과학적 근거를 평가하여 인정한 기능성 원료로 만든 제품을 말한다. '건강기능식품'으로 인정받은 것은 건강기능식품에 관한 규정에 따라 일정 절차를 거친 제품으로, 포장에는 '건강기능식품'이라는 문구 또는 위 그림과 같은 인증마크가 있다.

'건강기능식품'에는 그 제품의 기능성이 표기되어 있으며, 이는 의약품의 효능과는 다르다. '건강기능식품'의 기능성은 인체의 정상적인 기능을 유지하거나 생리 기능을 활성화해서 건강을 유지하고 개선하는 것이다. 즉 신체가 정상적인 생리 기능을 회복하는 데 도움을 준다. 반면 의약품은 질병을 직접 치료하거나 예방하는 물질이다.

의약품에 상호작용이나 주의할 점이 있듯, 건강기능식품에도 그런 것이 있다.

심장병이나 혈전증을 예방하려고 아스피린이나 은행잎 추출물 등 혈전 억제제를 먹는 사람이 오메가3 등 불포화지방산으로 된 건강기능식품을 같이 먹는다면 주의해야 한다.

저런 것을 먹으면 피가 묽어지며 피가 잘 돌면서 혈액순환에 도움을 준다. 이런 혈액순환에 도움을 주는 약이나 건강기능식품을 먹으면 피가 묽어지면서 쉽게 엉기지 않아 피가 날 때 쉽게 멎지 않는다. 몸에 멍도 쉽게 생기고 반점이 생기기도 한다.

이런 현상은 몸의 내부 장기에서도 일어날 수 있어서 저런 약과 건강기능식품을 같이 먹는 중에 위장에서 피가 나면 대변 색이 짜장처럼 까매질 수 있는데, 대변 색이 까매지면 바로 병원에 가야 한다. 위장관에서 피가 난다는 신호일 수 있기 때문이다. 이런 피도 멎지 않게 하므로 반드시 병원에 가야 한다.

다만 철분제나 비스무트 성분이 든 위장약을 먹어도 대변 색이 검어질 수 있으니 먹고 있는 약을 미리 이야기하면 진료에 도움이 될 수 있다.

또 면역 억제제를 먹는 사람이 면역을 높일 수 있는 인삼이나 홍삼 제품을 먹으면 약의 작용이 방해받을 수 있으니 주의해야 한다.

당뇨병을 앓는 사람은 글루코사민이 든 건강기능식품을 먹으면 혈당 수치가 올라갈 수 있으니 주의해야 한다.

ARB 계열의 혈압약을 먹는 고혈압 환자가 칼륨 성분이 많은 영양제나 건강기능식품을 먹으면 무력감이나 마비가 생길 수 있다.

피로할 때 비타민 영양제만으로 모든 것이 해결되지는 않는다. 비타민 영양제가 제대로 효과를 내려면 탄수화물, 지방, 단백질 등의 3대 영양소를 공급해야 하기 때문이다.

피로를 푸는 데 도움이 되는 비타민은 비타민 B군과 비타민 C 등 수용성 비타민인데, 이런 비타민만으로는 피로가 풀리며 기력이 살아나지는 않는다. 영양소가 있어야 영양소에서 에너지(열량)가 나와서 피로가 풀리고 활력이 나기 때문이다. 저런 3대 영양소는 식사를 통해서만 공급할 수 있다. 식사도 제대로 하지 않으면서 영양제로만 건강을 유지할 수는 없다.

미네랄 성분이 있는 영양제는 우유 등의 유제품 종류나 제산제 종류, 커피, 홍차, 녹차 등과는 2시간 이상 간격을 두고 먹어야 좋다. 저런 미네랄 성분은 오렌지주스 등 산성 음료로 삼키거나 비타민 C와 같이 삼키면 흡수에 도움이 된다.

건강기능식품이나 영양제만 챙겨 먹는다고 몸이 건강해질 수는 없다. 일상생활에서 건강을 지키도록 노력할 때 건강이 유지되며 약이나 건강기능식품은 그런 것을 도와줄 뿐이다. 몸에 부족한 것을 보충하는 용도로 이용해야 하며, 저런 영양제가 모든 것을 해결해주지는 못한다는 점을 명심해야 한다.

52. 팍스로비드

이제 많이 잠잠해지기는 했지만, 아직도 코로나19-바이러스 사태가 다 끝나지는 않았다. 그래서 또 아는 척하련다.

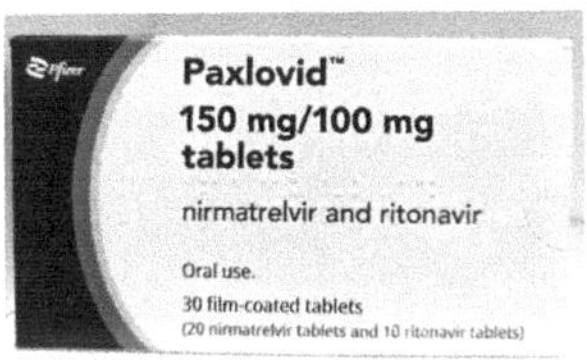

매스컴을 통해 '팍스로비드'라는 약의 이름을 많이 들었지?

이 약은 먹어서 코로나19 바이러스를 죽이는 약으로 최초로 개발된 약이다. 화이자(비아그라 만들었던 회사다.)에서 만들었다.

코로나19에 걸렸을 때 병원에서 처방하는 약이 이것 말고는 대부분 코로나19의 증상을 가라앉혀 몸이 불편하지 않게 하고, 차츰 몸이 회복되면서 코로나19를 이겨내기를 기다리게 하는 약이다. 감기약 같은 거지. 비가 올 때 비가 그치기까지 우산으로 비를 피하는 것과 같은 약이다. 반면, 이 팍스로비드는 코로나19의 원인을 없애는 치료제다.

그런데 사실 이 약이 지난번에 말했던 정식적인 신약 개발 과정을 다 거쳐서 정상적으로 승인된 것은 아니다. 정상적으로 수년간 임상시험을 거친 약이 아니라는 거다. 다만 긴급 사용 승인된 것이다.

사실 앞에서 이야기했듯, 의약품이 번갯불에 콩 튀기듯이 그렇게 금방 나올 수 있는 게 아니거든. 신약을 만들어내는 게 얼마나 어려운 일인지 앞에서 이야기했지?

전에 얘기했던 탈리도마이드 사건처럼 나중에 어떤 문제가 나타날 수도 있어서 엄격한 임상 시험을 거쳐야 하기 때문이다.

코로나19 초기 팍스로비드가 개발되고 얼마 지나지 않았을 때는 이 약이 모든 약국에 공급되지 않고, 전국의 280개 거점 약국과 생활보호센터에만 공급되었다. 세종에서는 우리 약국이 거기에 끼어서 지난 2022년 1월 15일에 21명이 먹을 분량을 처음 공급받았었다.

처음에는 일부 병원에서만 팍스로비드를 처방했기 때문에, 저렇게 일부 약국에서만 팍스로비드를 취급했지만, 지금은 여러 병·의원에서 팍스로비드를 처방하므로 전국에 꽤 많은 약국에서 팍스로비드를 취급하고 있다. 그래도 모든 약국에서 취급하는 것은 아니다.

이제 친구들에게 이 약에 관해서 설명하고자 한다. 그러나 실은 우리 친구들은 이 약을 사용할 일이 절대 없기를 바라는 마음이 더 크다.

또 초기에는 이 약의 사용 대상이 65세 이상 감염자, 면역 저하자 등으로 한정되어서 우리도 일차적인 처방 대상자는 아니었다. 그런데 지금은 그 사용 대상이 많이 완화되었다. 60세 이상으로 확대되면서 우리도 대상자가 됐다.

이 약은 분홍색 약 2알과 하얀 약 1알을 한 번에 먹게 되어있다300쪽의 아래 사진 참고).

분홍색 약에는 니르마트렐비르(Nirmatrelvir) 성분이 150mg 들었고,

하얀색 약에는 리토나비르(Ritonavir) 성분이 100mg 들었다.

성분 이름이 많이 복잡하지?

혹시 피곤해서 입술 주위에 물집이 생길 때 바르는 연고 아니?

저런 것은 대개 단순포진이라고 부르는 병에 걸렸을 때 생기는 수가 많다. 이런 단순포진에 걸렸을 때 바르는 연고 중에 아시클로버연고라는 것이 있는데, 이것은 일반의약품이라서 이런 것을 약국에서 사서 발랐던 친구들도 있을 거다. 아시클로버를 영어로는 Acyclovir라고 쓴다. 이것을 아시클로비르라고 읽으면 저 위의 두 성분과 돌림자가 같지?

이 성분들이 모두 바이러스(Virus)를 치료하는 약이므로 이름에 vir를 붙이는 것 같다.

단순포진보다 증상이 더 심한 대상포진을 치료하는 Famciclovir(팜시클로비르)라는 성분이 있다. 이것을 팜시클로버라고도 읽는다. 이 성분은 저 아시클로버보다 더 작용이 강해서 더 강한 바이러스 때문에 생기는 대상포신을 치료한다. 이것도 비이러스를 죽이므로 비르(vir)라는 돌림자가 붙었다.

이제 코로나19 치료제인 팍스로비드 이야기로 돌아가자.

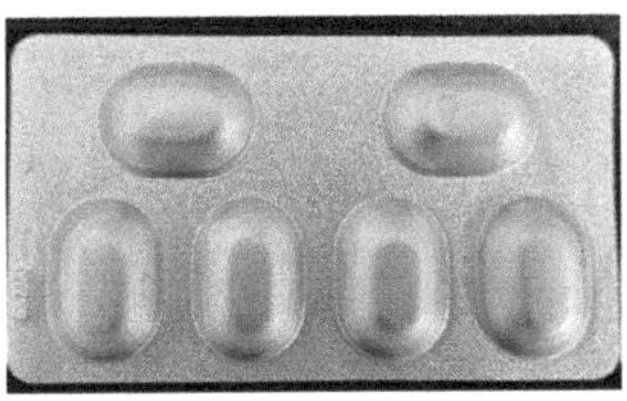

이 팍스로비드는 왼쪽 사진처럼 블리스터 하나에 약이 6개 들었다. 위에 두 개 아래에 네 개가 있는데, 가로 모양 하나와 세로 모양 두 개가 한 쌍으로 한 번에 먹는 양이다. 뭔 말인지 이해가 안 되지? 아래를 더 읽어봐라.

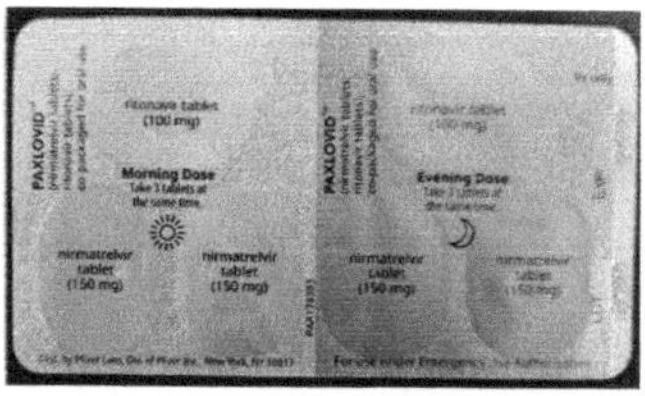

블리스터를 뒤집으면 왼쪽 사진처럼 색으로 구별되게 나뉘어서 두 번 먹는 것을 보여준다. 왼쪽에 해 그림, 오른쪽에 달 그림이 있지만, 양쪽이 같으니 순서는 상관없이 먹으면 된다. 즉 저 여섯 개를 나눠서 세 알씩 오전, 오후에 먹는다는 뜻이다. 내용물이 같아 보이지만, 빼보면 색이 다르다.

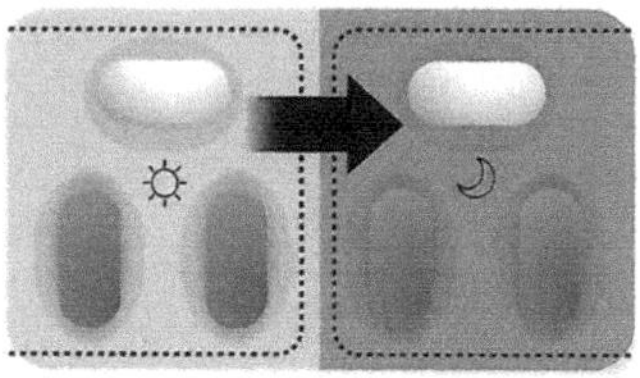

왼쪽 사진은 저 블리스터의 내부를 보여준다. 저 사진에도 왼쪽에는 해, 오른쪽에는 달이 그려져 있지만, 실은 양쪽 약이 다 같으므로 순서는 무시해도 된다. 화살표도 무시해도 된다. 또 식사와도 관계없이 먹을 수 있다. 다만 오전 오후 해서 12시간마다 먹으면 된다. 이것도 정확히 지킬 필요는 없고 8시간가량의 간격만 두면 된다. 결론은 하얀 약 하나와 분홍 약 2알씩 아침저녁에 먹으면 된다는 거다.

팍스로비드 한 갑에는 저렇게 하루분 6알이 든 블리스터가 5개 들었으니 모두 5일분 즉 30알이 들었다. 팍스로비드는 한 사람에게 한 박스씩 투약하니까 이름을 팍스로비드(박스로비드)라고 한 것 같다. 30알이 한 포장인 거지. 저 위에 올린 사진이 그거다. 처방을 받은 환자에게 저걸 한 통씩 투약한다. 5일분 투여가 기본이다.

약을 먹다가 몸이 나아져도 약을 중단하면 바이러스가 내성을 가질 수 있으니 약은 끝까지 다 먹어야 한다.

이중 저 분홍색 약은 바이러스가 번식하지 못하게 하는 즉 바이러스를 죽이는 약이고, 하얀 약은 분홍 약의 효과가 더 오래 가게 하는 약이다.

니르마트렐비르는 바이러스가 복제되는 것을 막아 바이러스가 증식되지 않게 해서 결국 바이러스가 죽게 하는 성분이고, 리토나비르도 바이러스의 증식을 억제하는 성분인데, 이 리토나비르 성분이 사실은 에이즈 바이러스를 억제하므로 에이즈 치료제로도 사용된다.

에이즈 치료제가 들었다니까 좀 거시기하지?

이 팍스로비드에 에이즈 치료제가 같이 들어간 이유는 이 성분을 같이 먹으면 니르마트렐비르의 효과가 더 오래 가서 12시간마다 먹어도 효과가 이어지기 때문이다.

이 팍스로비드를 먹을 때 주의해야 할 약이 몇 가지 있어 그에 관해서도 적으려고 한다.

이 약을 처방 조제할 때도 지난번에 말했던 DUR이 적용된다. 그래서 이 팍스로비드와 같이 먹으면 안 될 약이 28가지인데, 그중 우리나라에서 허가된 약은 23가지다.

이런 약에는 다음 17가지와 밑에서 이야기할 6가지가 있다.

성분명	효능	성분명	효능
드로네다론	심방세동	콜키신	통풍약
라놀라진	협심증약	클로자핀	조현병약
로바스타틴	고지혈증약	트리아졸람	수면제

성분명	효능	성분명	효능
메틸에르고노빈	자궁수축	페티딘	마약성 진통제
실데나필	발기부전약	프로파페논	부정빈맥
심바스타틴	고지혈증약	플레카이니드	빈맥
아미오다론	부정맥약	피록시캄	소염진통제
알푸조신	전립선비대증약	피모자이드	조현병
에르고타민	편두통약		

등 위의 17가지 중 고지혈증약인 로바스타틴과 심바스타틴은 팍스로비드를 먹기 전 12시간 이상 중단해야 한다. 그 외의 약은 의료진이 먹지 않게 하거나 다른 약으로 바꿔서 처방하면 팍스로비드를 투여할 수 있다. 그래서 나도 고지혈증약을 먹는 사람에게는 고지혈증약을 잠깐 끊고 팍스로비드를 먹으라고 말해주고 있다. 의사들도 팍스로비드를 처방할 때는 고지혈증약을 잠깐 끊으라고 하는 모양이더라. 요즈음 고지혈증약이 대부분 무슨 무슨 스타틴이라는 성분이라서 팍스로비드와 같이 먹지 말라는 거다.

저렇게 주의하라고 하는 이유는, 저 약을 먹는 사람이 팍스로비드를 같이 먹으면 저 약의 효과가 너무 강해질 우려가 있기 때문이다.

약효가 강해지면 좋은 것 아니냐고? 약은 다 그렇지만은 않다. 약효가 강해지면 부작용도 강해질 수 있기 때문이다.

팍스로비드 때문에 저런 약들의 약효가 강해지는 이유는 다음과 같다.

약은 몸에서 효과를 낸 뒤에 간에서 분해되면서 약효가 사라지고 몸에서 없어져야 하는데, 이 팍스로비드가 그런 간의 작용을 방해하기 때문이다. 저 위에 나열된 약들도 간에서 대사되어 몸에서 사라져야 하는데, 그걸 방해하므로 약효가 오래 가고 또 강해질 수 있다. 약이 몸에서 사라지지 않고 오래 가면 약의 독성도 몸에 오래 남을 수 있다는 거다. 그래서 약효가 강하고 오래 가는 것이 좋은 것만은 아니라는 거다.

반면

성분명	효능	성분명	효능
리팜피신	결핵약	**카르바마제핀**	간질약
세인트존스워트	우울증, 갱년기 장애약	**페노바르비탈**	간질약
아팔루타마이드	전립선암 항암제	**페니토인**	간질약

위의 6가지 성분이 포함된 의약품 및 건강기능식품을 먹는 사람도 팍스로비드를 먹을 때 주의해야 한다. 앞에 적은 17개와는 반대로 저것들이 팍스로비드의 약효를 떨어뜨릴 수 있기 때문이다.

이 성분이 포함된 것은 반감기가 길고, 생체 호르몬이 정상화되는데 수일에서 2~3주 걸릴 수 있기 때문이다. 이 팍스로비드는 확진 뒤 5일 이내에 먹기 시작해야 하는데, 저걸 기다리다 보면 팍스로비드를 먹을 시기를 놓칠 수 있기 때분이다.

생체 호르몬이 정상화되기 전에 팍스로비드를 투여하면 약제의 농도가 유효하게 유지되지 못해 팍스로비드의 효력이 약해져서 약물의 효과가 떨어지고 바이러스가 약물에 내성을 가질 수 있다.

그리고 처방약은 대부분 DUR로 거를 수 있는데, 일반의약품이나 건강기능식품에 들어가는 성분인 세인트존스워트는 DUR에 나타나지 않으므로 반드시 의사나 약사에게 미리 이야기해야 한다. 일반의약품 피임약도 DUR에서는 걸러지지 않는다.

이 세인트존스워트 성분은 일반의약품 우울증약 또는 갱년기 장애약이나 건강기능식품에도 사용된다. 이런 성분으로 만든 약으로는 노이로민, 훼라민큐 등을 들 수 있고 이외에도 많다. 또 이 성분은 피임약의 효과도 떨어뜨릴 가능성이 있어, 피임약을 먹는 사람이 이 성분의 약이나 건강기능식품을 먹을 때는 이중피임하는 것이 좋겠다.

그리고 간에서 대사되지 않게 하는 것과는 먹지 말아야 한다고 했는데, 대표적인 것이 자몽주스다. 이 자몽주스도 간에서의 약물 대사를 방해하므로 이 팍스로비드와 자몽주스는 같이 먹지 말아야 한다.

지난번에도 말한 것 같은데, 자몽이 영어로는 Grapefruit니까 이것을 포도라고 번역하는 사람도 있는데, 포도와는 관계가 없다.

좀 더 쉽게 설명하자면 무슨 무슨 스타틴이라는 성분이 들어간 고지혈증약을 먹는 사람은 이 팍스로비드 먹는 동안 그 고지혈증약을 잠깐 중단해야 할 수 있다. 그래서 요즈음은 고지혈증약으로 대부분 스타틴 계열의 고지혈증약이 처방되므로, 고지혈증약을 먹는 사람에게는 팍스로비드를 먹을 때 잠깐 고지혈증약을 중단하라고 한다.

또 통풍이 있어서 콜킨이란 약을 먹는 사람도 팍스로비드의 효과와 부작용이 너무 강해져서 이상 반응까지 커질 수 있으니 주의해야 한다.

또 무슨 무슨 디핀이라는 이름으로 된 혈압약을 먹는 사람에게도 혈압약의 효과가 강해질 수 있다고 한다.

전에 이야기했던 스테로이드 성분의 약도 이 팍스로비드 때문에 그 효과나 부작용이 커질 수 있다.

팍스로비드를 환자에게 주면서 다음과 같은 설명도 덧붙인다.

아침, 저녁으로 분홍색 약 2알, 흰 약 1알 해서 3알씩을 먹되, 식사와 관계없이 먹어도 된다.

팍스로비드를 먹으면 입이 아주 쓰다고 한다.

입이 너무 써서 잘못된 거 아니냐고 전화하는 사람도 있었다. 약 자체가 쓴 게 아니고 먹고 나서 입안에서 쓴맛이 계속 느껴진다고 한다. 입이 쓰더라도 그러려니 하고 먹으면 된다. 써서 참기 어려우면 적당한 감미료를 먹어도 된다. 이렇게 입이 쓴 것도 약을 중단하면 괜찮아진다.

앞에서도 말했지만, 팍스로비드를 먹는 동안 자몽 과일이나 자몽 주스는 먹지 말아야 한다. 이 자몽 때문에 팍스로비드가 너무 효과가 오래 가며 부작용이 커질 수 있기 때문이다. 자몽이 몸에서 약이 빠져나가는 것을 방해하는 성질이 있기 때문이다. 자몽만 금하면 되고, 다른 과일은 다 괜찮다.

팍스로비드를 먹고 혈압이 많이 오르는 수가 있으니 이때는 의사와 상의해야 한다.

이 팍스로비드를 먹고 몸이 괜찮아진 것처럼 느껴져도 처방받은 팍스로비드 30알 즉 5일분은 다 먹어야 한다. 도중에 중단하면 바이러스가 내성을 가질 수 있기 때문이다.

친구들아! 모두 이런 팍스로비드가 필요할 일이 없도록 건강하자.

팍스로비드가 나쁜 약인가?

가방끈 짧은 내가 감히 아는 척하려고 또 글을 쓴다.

얼마 전에 영근이 친구가 동영상 링크를 하나 보내줘서 봤다.

어떤 사람의 강의 동영상인데, 코로나19 오미크론 변이와 치료제 팍스로비드에 관한 내용이었다.

그 강사가 누구인지는 모르겠는데, 현대의학과 WHO(세계보건기구)를 부정적으로 보는 경향이 있는 사람이라는 생각이 들었다.

그 내용에 이런 게 있다.

지금 우리를 괴롭히고 있는 코로나19(COVID-19)의 원인 바이러스는 감기의 원인 바이러스 중 하나인 코로나바이러스가 변한 것이어서 증상이 감기 증상과 비슷하다. 특히 오미크론은 코감기, 목감기 증상을 주로 나타낸다.

그리고 전에 내가 보냈던 카톡 내용에도 있듯, 팍스로비드에는 에이즈 바이러스 치료약 성분인 리토나비르가 들었다면서 이는 제약회사의 꿍꿍이라며 이야기를 이어가더라.

비싼 돈을 들여 개발한 에이즈 바이러스 치료제를 더 많이 팔기 위해서 만든 약이 팍스로비드라고 하며 겁을 주고 있다. 그러면서 팍스로비드에 대한 공포심을 불어넣는 듯한 느낌을 받았다.

내가 지난번 글에서 팍스로비드에 에이즈 치료제가 들었다고 했지?

그래서 내가 다시 찾아보니 저 리토나비르를 에이즈 치료에 사용할 때는 600mg씩 하루 두 번 먹는 것으로 되어있다.

그런데 팍스로비드에는 저 성분이 100mg만 들었다. 따라서 팍스로비드만으로는 에이즈 치료제로서의 작용을 제대로 하지 못한다고 볼 수 있다. 한 번 먹는 팍스로비드 세 알 중 한 알짜리 하얀 약에 저 리토나비르가 들었다. 물론 100mg이지.

저 하얀 약을 같이 먹어서 나머지 분홍 약 두 알의 효과가 오래 가게 한다고 이야기했었지?

저 강사가 "팍스로비드에는 에이즈 치료제가 들었으니 팍스로비드는 나쁜 약이다."라고 하는 말을 약사로서는 동의할 수 없다.

옛날 죄인을 죽일 때 먹이던 사약에는 부자(附子)라는 약재가 들어간다. 한방에서는 매우 뜨거운 약재라고 말한다. 그럼 이 부자라는 한약재는 사약에 들어가니까 일반인은 절대 못 먹을까?

한방에서는 사람을 음인과 양인으로 나눈다고 예전에 말했었지? 음인에게는 이런 부자처럼 뜨거운 약재가 보약이 될 수도 있다.

실은 나도 저 부자가 들어간 약을 먹기도 한다. 내가 죽으려고 환장했겠니?

또 전에 피임약과 사후피임약에 관한 글에서도 썼듯, 사후피임약은 일반 피임약에 있는 황체호르몬 성분이 10배가 들어서 자궁내막을 떨어뜨린다고 했지? 그러면 그런 황체호르몬이 들었으니 피임약은 나쁜 약일까? 또 피임약에는 혈전을 만드는 성분(난포호르몬)도

들었는데?

결론은 팍스로비드에 저 에이즈 치료제가 들었다는 것 하나 때문에 팍스로비드를 나쁜 약으로 규정하는 듯이 말하는 것은 동의할 수 없어서 이 글을 적어봤다.

즉 어차피 약은 병이라는 독을 치료하는 독이므로 용도에 맞게 잘 사용하여 병을 치료하며 건강을 유지하게 하는 것으로 생각하면 저런 사람의 말에 너무 겁먹지 않을 수 있겠다.

가방끈도 짧은 내가 건방지게 박사님의 의견을 반박했다.

53. 라게브리오

지난번에 먹는 코로나19 치료제인 '팍스로비드'에 관한 글을 보냈지? 그건 화이자에서 만든 최초의 코로나19-바이러스 치료약이라는 것도…

그랬는데 얼마 전에 먹는 코로나19 치료제가 또 하나 나와서 우리나라에서 긴급 사용 승인되어 지금 처방이 나오고 있다.

'라게브리오'라는 약이 그 주인공이다.

이 라게브리오는 몰누피라비르(Molnupiravir)라는 성분으로 된 약으로, MSD사에서 만들었다.

지난번 팍스로비드를 설명할 때 팍스로비드의 주성분은 니르마트렐비르와 리토나비르(AIDS 치료제)라고 하면서 두 성분 모두 -vir(비르)라는 돌림자가 붙었다고 했지?

이 라게브리오의 주성분인 몰누피라비르도 마찬가지로 -vir(비르)라는 돌림자가 붙었다. 니르마트렐비르나 리토나비르처럼 바이러스를 죽이는 약이므로 저런 돌림자가 붙었다고 볼 수 있겠다.

위 성분은 모두 바이러스가 번식하지 못하게 해서 바이러스를 없애 코로나19를 치료한다.

지난번에 팍스로비드는 한 박스째로 투여한다고 해서 팍스로비드라고 이름 지었다고 했지? 믿거나 말거나….

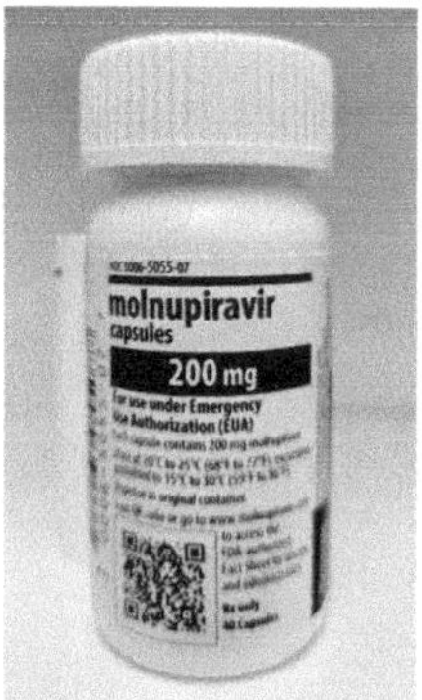

이 라게브리오는 이 이름을 지은 사람이 전라도 사투리에 관심이 있는 사람인 것 같더라. 무슨 말이냐고?

"(코로나19를)낫게 해부려요."라는 전라도 사투리를 참고로 해서 '라게브리오'라고 이름 지었다고 내 맘대로 해석했다. 역시 믿거나 말거나….

팍스로비드는 정제로 되어서 분홍색 약 2알과 하얀 약 1알 총 3알씩을 아침저녁으로 먹는다고 했지? 하루 6개씩 5일분 총 30알이 한 포장이라고 했잖아?

코로나19가 극성이던 2022년 초 약을 퀵으로 보내주었을 때는 약을 받은 환자들에게 이걸 일일이 전화로 설명하느라 내 목이 쉴 지경이기도 했다.

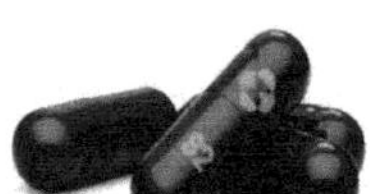

그런데 이 라게브리오는 왼쪽 사진처럼 빨간색 캡슐약이다. 아침저녁으로 4알씩 먹으면 된다. 3알씩 먹는 팍스로비드도 많이 먹는다고 환자들이 놀랐는데, 라게브리오는 더 많이 먹는다고 더 놀란다.

이 약은 아침저녁으로 4알씩 먹으니까 하루에 총 8알씩을 5일간 먹으니 총 40알을 먹게 된다. 박스에 들어서 블리스터에서 빼서 먹는 팍스로비드와 달리 라게브리오는 병에 들었다.

팍스로비드와 마찬가지로 식사와는 상관없이 12시간마다 먹으면 된다.

또 팍스로비드는 우리나라에 허가된 약 중 23가지 약과 상호작용의 우려가 있으나, 이 라게브리오는 그런 상호작용 가능성이 거의 없으므로. 여러 가지 약을 먹고 있어서 상호작용이 걱정되어 팍스로비드를 처방받지 못했던 사람에게도 처방할 수 있다는 장점이 있다.

사실 팍스로비드가 처음 처방되기 시작했을 때는 그 처방량이 많지 않았다. 그러다가 나이 기준을 많이 낮춘 뒤에 처방량이 많이 늘었는데, 이 라게브리오는 처음부터 처방량이 많은 것으로 보도되더라. 그래도 아직 의사들은 팍스로비드를 더 좋아하는 것으로 보인다.

의사들이 아직 팍스로비드만 처방하려고 하고, 라게브리오를 주저하는 것은 라게브리오의 치료율이 좀 낮은 것으로 나타났기 때문인 것 같다.

팍스로비드는 중증환자의 입원 사망 확률을 89% 감소시킨다고 알려졌고, 라게브리오는 저것을 30% 감소시켰다고 알려졌다.

이 두 약이 모두 정식 임상 시험을 거친 것이 아니므로 정확한 치료율이 발표되진 않았고, 다만 입원이나 사망 확률을 감소시키는 비율을 발표하고 있는데, 팍스로비드가 89%, 라게브리오가 30%인 것으로 알려졌다는 것이다. 정식 임상 시험을 거쳐서 약이 나오려면 10~15년 이상 걸린다고 했지?

이 두 약은 모두 확진 후 5일 이내에 먹기 시작해서 5일간 다 먹어야 효과가 있는 것으로 되어있다.

라게브리오의 입원, 사망 비율 감소 폭이 팍스로비드의 그것보다는 좀 적지만, 당국에서는 사망 위험도를 낮춘다는 점에 의의를 두고 있다고 한다.

여기에서 내가 겪은 여담 한마디…

어느 환자가 라게브리오를 처방받아 약을 받아 집에 간 뒤에 전화를 걸었다.

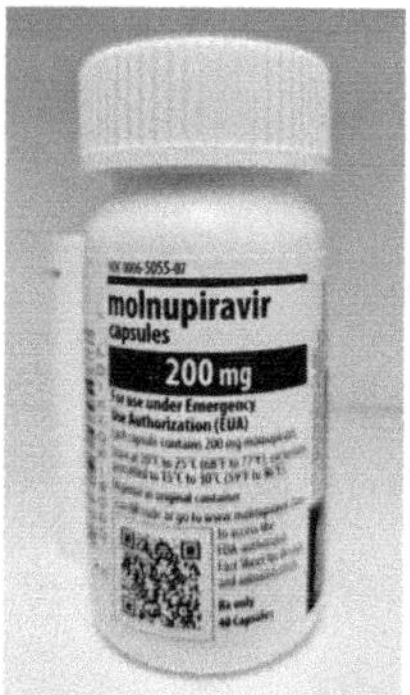

전화로 다짜고짜 약을 잘못 줬다고 항의하는 거다.

무슨 말이냐고 하니 약에 라게브리오라는 이름이 없는데 이게 라게브리오라는 걸 어떻게 믿느냐는 거다.

그제야 나도 약병을 보니 라벨에 라게브리오라는 이름이 없는 거다.

이 환자가 말하길, 팍스로비드는 팍스로비드(Paxlovid)라고 상자에 쓰여 있는데, 왜 이 라게브리오 병에는 라게브리오라는 말이 없느냐고 약을 잘못 준 것 아니냐고 내게 따지는 거였다.

저 위의 사진에서 보듯 라게브리오는 라벨에 Molnupiravir라고만 적혀 있으니 라게브리오가 아니라고 난리를 치는 거였다. 그래서 몰누피라비르가 라게브리오의 성분이라고 한참을 설명해서 겨우 설득시킨 일이 있었다.

54. 코로나19 치료제 소동

요즈음 코로나19가 다시 유행하면서 팍스로비드와 라게브리오를 처방받아 오는 환자가 많이 늘었다. 이에 따르는 복약지도 에피소드를 적는다. 정부에서도 병원에 저런 치료제를 적극적으로 처방하도록 의료기관에 권하는 것 같더라.

나 : 이게 팍스로비드인데요. 모두 5일 치예요. 이게 70만 원이 넘어요.

환자 : 예, 이게 70만 원이 넘는다고요?
나 돈 없는데, 카드로도 되나요?

나 : ^_^ 아! 그동안 세금과 의료보험료(건강보험료) 많이 내셨잖아요?
그래서 그걸로 등 치면 돼요. 이 약값은 정부에서 지원해줘요.
나머지 약값만 주시면 돼요.

환자 : 그래요? 70,000원도 아니고 7,000원도 아니고 공짜라고요?
70만 원이 넘는다고 하셔서 깜짝 놀랐어요. 그 돈을 다 내야 하는 줄 알았어요. 아이고! 놀래라.

나 : ^_^ 잠깐 웃으시라고 농담한 거예요.

환자 : 그럼 따로 돈은 안 내도 되는 거예요?

나 : ^_^ 그럼 70만 원 주시겠어요?

환자 : ^_^ 아니요.

나 : ^_^ 예, 그냥 가시면 돼요. 어서 나으세요.

우리 모두 웃음으로 코로나19도 이겨내자.

처음에는 이 코로나19 환자에게 진료비나 약값을 전혀 안 받았는데, 지금은 환자 부담금이 조금 나온다. 여기에서 보듯이 역시 매는 미리 맞아야 좋은가 봐.

전에는 코로나19가 1종 전염병이라서 치료비, 약값 등이 다 공짜였던 거고, 자금은 그렇지 않은 거다. 이제는 코로나19를 일반 감기처럼 취급해서 특별하게 신별 진료소도 없어졌지만, 팍스로비드나 라게브리오는 지난 4월까지는 여전히 무료였다. 그런데 지난 5월 1일부터 팍스로비드나 라게브리오를 처방받아 가져갈 때는 5만 원을 내야 한다. 자세한 것은 밑에.

라게브리오는 팍스로비드보다 더 비싸서 80만 원 가까이 된다. 그래서 라게브리오를 설명할 때는 80만 원이라고 하지.

이런 비싼 약들울 5만 원에 먹어보고 싶어서 코로나19에 걸리기를 바라는 친구는 없겠지?

만일 평소에 먹는 약이 많아서 팍스로비드를 먹기가 꺼려진다면 라게브리오를 처방받아 먹을 수 있겠다.

따끈따끈한 이야기 팍스로비드&라게브리오 5만 원

오랜만에 글을 하나 쓸 일이 생겼다.

지금은 아주 잠잠해졌지만, 한참 코로나19가 유행할 때 코로나19 치료제인 팍스로비드와 라게브리오를 정부에서 무료로 준다고 했지? 저게 70만 원 또는 80만 원이라고 했잖아?

그때는 코로나19가 1종 전염병이었기 때문에 모든 진료비와 약값이 무료였다. 기억하지?

그런데 지금은 전염병 단계가 많이 완화되어 일반 질병과 같이 취급되므로 진료비, 약값 등이 무료가 아닌 것으로 바뀌었다.

그래도 팍스로비드나 라게브리오 등 먹는 치료제는 계속 무료로 주었었다. 그런데 더 중증인 사람에게 투여하는 주사약도 있는 모양이다.

그랬는데 이제 코로나19의 단계도 더 완화되다 보니 이제는 저 치료제들도 무료가 아니다.

지난 5월 1일부터는 환자가 한 번 저 치료제를 가져갈 때마다 약국에 5만 원을 내야 한다. 70만 원이나 80만 원이 넘는 약을 5만 원에 가져가는 걸 생각하면 혜택이 전혀 없는 것은 아니지만, 그래도 환자에게 부담이 되는 것은 사실이다. 그런데 실은 환자에게 받은 저 약값 5만 원을 약국에서는 정부에 다시 반환해야 한다.

저 약값 5만 원이 부담될 수 있으니 의사가 처방할 때도 약값을 내야 한다는 말을 환자에게 할 거란다. 그래도 처방해달라고 하면 처방하겠지.

또 약국에서도 5만 원 내야 하는데 약을 가져가겠냐고 물을 거다. 그래도 필요한 사람은 가져가겠지?

다만 경제 상황이 좋지 않은 의료급여 대상자(1종, 2종 모두)나 차상위 계층환자에게는 여전히 무료로 제공된다.

이래서 역시 매는 미리 맞아야 좋은 건가 봐.

55. 금은화와 은교산

내가 꽃 이름을 모르고 관심도 없어서 최 이사장이 올리는 꽃 사진을 보기만 했는데, 내 구미를 당기는 이름이 하나 있어서 아는 척하려고 한마디 한다. 금은화라는 꽃이다.

이 금은화라는 꽃은 노란 꽃(금색)이 피었다가 시들면 흰색(은색)이 된다고 해서 금은화라고 이름 붙였다고 배웠던 기억이 난다. 그냥 꽃으로만 쓰이는 것이 아니고, 이것은 한방에서 약초로도 쓰인다.

이번 코로나19 오미크론 변이 때문에 목이 아파서 고생한 사람이 많을 텐데, 이때 은교산이라는 한방 처방약으로 효과를 본 사람이 많았다. 그래서 이 은교산 처방약이 전국에 품절이었지. 그래도 지금은 원활하게 공급되고 있는 편이다. 감기 때문에 목이 아플 때도 효과가 좋다.

그 때문에 저 약이 귀할 때 우리나라 한방약 제약사들이 목에 힘을 겁나게 많이 줬지. 없어서 못 팔 정도로 공급을 못 했으니까. 그렇게 귀한 몸이 되다 보니 은교산이 금교산으로 불리기도 했다.

이 은교산이라는 처방 이름은 이 처방의 주요 원료 생약인 금은화와 연교의 이름에서 각각 한 글자씩 따서 만들었다. 금은화는 최운식 이사장의 설명처럼 인동초라는 풀이고, 연교는 개나리의 열매를 말한다.

그렇다고 이 은교산이라는 한약 처방에 저 두 가지 약재만 들어간 것은 아니다.

금은화, 연교 외에 우방자, 영양각, 두시, 감초, 담죽엽, 박하, 길경, 형개 등의 약재가 더 들었다.

한방에는 세균이라는 용어가 없으니 세균을 죽인다는 항균이라는 개념도 없다. 당연히 항생제도 한방에는 없지. 그런데 이 은교산 처방약은 인체에서 항생제처럼 작용하기도 한다.

그래서 편도선염이나 인후염으로 목이 아플 때 이런 은교산 처방으로 된 한방약이 효과가 좋다. 감기에 걸려서 목이 아플 때 약국에서 샀던 약 중에 저런 은교산 처방으로 된 약이 많이 있을 거다 그 리스트를 아래에다 붙일게.

얼마 전에 북한에도 코로나19가 기승이라는 보도가 있었지? 그러더니 다 해소됐다고 주장한다는 이야기를 듣기도 했다.

북한에서는 병을 대부분 한방약으로 치료하는데, 이번 코로나 증상에도 금은화를 달여 먹으라고 중앙방송에서 이야기했던 모양이다.

은교산에 관한 보충이다. 우리나라에서 나오는 은교산 처방약으로는 다음의 약이 있다. 이 중에 친구들이 약국에서 직접 사 먹은 경험이 있는 약도 있을 것이다.

넥스콜환	로니셀정	마이록신골드캡슐
마이에신정	비오미신캡슐	삼성은교산캡슐
세바신캡슐	세파넥신과립	소코렉신캡슐
스타록신캡슐	쎄파렉신캡슐	쎄파신엑스과립
씨엠지은교산캡슐	안티콜캡슐	애니렉신에프캡슐
애니렉신정	월드로신캡슐	웰인캡슐
이누신캡슐	익수허브콜액	익수허브콜캡슐
인펙신엑스과립	인펙신캡슐	인후렉신캡슐
인후신캡슐	인후콜캡슐	인후프신캡슐
일이관지은교산캡슐	정우은교산엑스과립	제감산엑스과립
콜이신	콜콜은교캡슐	쿨넥신캡슐
파이네신캡슐	한솔은교산엑스과립	한신안티캄캡슐
한신은교산엑스과립	한풍은교산엑스과립	함소아은교산엑스과립
허브렉신캡슐		

56. 탈모약 보충

전에 탈모약에 관해서 길게 썼었지?

그에 보충해서 궁금해할 만한 것에 관해 좀 더 적어보겠다.

피나스테리드(프로스카, 프로페시아 등) 또는 두타스테리드(아보다트 등) 등 탈모 치료약 성분이 여성에게 위험하다는 말을 듣고 걱정하는 사람이 많은 것 같다.

결론을 말하자면 저런 약이 모든 여성에게 위험한 것은 아니며, 임신 중인 여성이나 임신을 준비 중인 여성이 아니라면 그렇게 겁낼 필요도 없다.

이 약은 탈모를 일으키는 DHT라는 남성호르몬을 억제해서 탈모증이나 전립선비대증을 개선하는 효과가 있으므로 사내아기를 잉태한 임신부가, 태아의 장기가 생성될 때 이런 약을 먹으면 남성의 특징이 제대로 발육되지 못할 우려가 있어서 임신 중인 여성은 이 약과 접촉하지 않도록 주의하라는 것이다. 이 말은 사내아이를 잉태한 것이 아니면 크게 염려하지 않아도 된다는 뜻도 되겠다.

따라서 아기의 장기가 완성되어 출산한 후에는 이 성분 때문에 저런 기형아와 관련해서 문제가 생길 우려는 없다.

또한, 이미 출산했거나, 결혼하지 않은 여성 등은 이런 약을 접해도 문제가 되지 않는다. 혹시 미혼인 여성이 결혼 전에 이 약을 만졌거나 먹거나 해서 약이 혹시 몸에 들어갔더라도 그 성분은 몸에서 대사되며 분해되어 사라지므로 그것이 몸에 남아 장차 결혼 후 문제를 일으킬 가능성도 없다.

한 가지를 덧붙인다면 그럼 남자가 이 약을 먹는 중에 임신했거나 임신부와 성관계를 하면 어떨까?

예전의 저런 약의 주의사항에는 이런 피나스테리드 성분의 약을 먹는 남자가 임신부와 성관계할 때는 콘돔을 사용하라는 내용이 있었다. 그러나 지금은 이런 내용이 주의사항에서 빠져 있다.

아마 정자 한 마리에 포함될 저 성분의 양은 무시해도 될 만하겠으니 저건 우려할 정도가 아니라서 내용에서 뺐나 보라고 짐작하고 있다.

사실 남자가 먹은 피나스테리드 때문에 아기에게 문제가 생겼다는 보고는 없다고 한다.

실제로 우리 약국에 오는 환자가 자기에게 딸이 하나 있는데, 자신이 프로스카를 잘라 먹어서 나중에 아기에게 해가 될까 봐 죄책감까지 생겨서 한참 걱정하고 있다는 문자를 보냈기에 태어난 아기에게는 해를 주지 않고, 특히 여자아이에게는 해가 없다는 답장을 보내준 적이 있다.

쉐딩(Shedding) 현상

지난번에 얘기했던 먹는 약이나 바르는 약 등으로 탈모 치료를 하다 보면 오히려 머리카락이 더 빠지는 현상이 나타나는 수가 있다.

이것을 흔히 '쉐딩 현상'이라고 한다. 이는 탈모 치료 중의 보편적인 현상일 수 있다.

머리카락이 나고 빠지는 과정은 발생, 성장, 퇴화, 휴지기 이런 과정을 거치게 되는데, 휴지기는 모근이 이미 수명을 다하고, 이제 빠질 날을 기다리는 기간이다. 여성은 이런 기간이 길어서 머리카락이 남자보다 더 길게 유지된다.

이런 휴지기 머리카락은 시간이 지나면 결국에는 빠질 머리카락이다. 먹는 약이나 바르는 약으로 탈모 치료를 해서 모근에서 싱싱한 새 머리카락이 올라오면 저런 휴지기에 있는 머리카락을 밀어내는 일이 생긴다. 어차피 빠질 것을 일찍 빠지게 하는 거다. 그러다 보니 평소보다 머리카락이 더 많이 빠지는 현상이 나타난다. 이걸 겪으면서 탈모 치료를 중단하는 사람도 있다고 한다.

이런 단계를 지나면 새로 자라난 싱싱한 머리카락이 올라오면서 머리도 덜 빠지고 숱이 많아지게 된다. 이런 단계를 지나야 머리카락이 많아지므로 이러려면 탈모 치료는 6달 이상 계속해야 한다. 이런 쉐딩 현상은 2달 정도 이어지는 것으로 되어 있다.

따라서 쉐딩현상이 생겼다면 싱싱한 새 머리카락이 올라오고 있다는 것이니 약효가 잘 나타나고 있다고 봐도 되겠다. 다만 두피에 어떤 병이 있어서 그럴 수도 있으니 머리가 너무 오래 빠진다면 진찰을 받아봐야 한다.

탈모약을 끊으면 머리가 더 빠질까?

탈모약을 먹어서 효과를 보다가 약을 끊으면 머리가 더 빠지지 않을까 걱정하는 사람이 있다. 또 그렇게 느껴진다고 걱정하는 사람도 있다. 그러나 그것은 괜한 걱정이라고 말할 수 있다.

전에 내가 약은 우산이다라고 비유한 적 있지? 어차피 시간이 지나 비가 그칠 때까지 몸이 편하려고 우산을 쓰는 것처럼 약도 그렇게 이용하면 된다고 했잖아?

그럼 처음에 비가 조금씩 오기 시작할 때 우산을 썼다가 비가 세차게 올 때 우산을 치워서 비에 잔뜩 젖었다면 우산을 쓰다가 안 써서 비를 더 많이 맞은 거겠니? 어차피 우산을 안 썼어도 그때는 비를 많이 맞았을 상황이겠지?

탈모 치료도 저런 비유와 같이 생각할 수 있다. 탈모 치료를 하는 동안에는 머리가 덜 빠졌을 거다. 그러나 치료하지 않았다면 나이가 들어감에 따라 머리카락은 점점 많이 빠졌을 거다. 즉 탈모 상태가 점점 심해졌을 텐데, 약으로 억제했다는 거지. 비가 더 심해지는 상태에서 우산의 덕을 본 것과 같다.

그런데 탈모 치료를 시작할 때의 탈모 상태만 기억하다가 약을 끊고 나서 점점 심해지던 탈모 상태를 건너뛰었으니 이미 세월이 흘러 탈모 상태가 더 심해졌을 때 약을 끊은 것이니 그때의 탈모 상태를 보고 더 많이 빠진다고 오해하는 것으로 생각한다.

결론은 약을 먹다가 끊어서 머리가 더 많이 빠지는 게 아니고, 어차피 약을 안 먹었다면 이미 그런 정도로는 빠지고 있을 거라고 생각하면 된다는 것이 내 의견이다.

57. 전립선비대증약 보충

지난번에 전립선비대증약에 관해서 이야기했지?

이번에는 그에 관해 보충 내용을 보내려고 한다.

나도 전립선비대증이 있어서 불편한 점을 많이 느끼고 있다. 우선 소변을 자주 본다. 주로 밤에 자다가 깨서 화장실에 가고는 하지만, 낮에도 그렇다.

전에 썼던 글에도 있듯, 커진 전립선이 요도를 조여서 오줌보에 있는 소변이 완전히 비워지지 않고 일부가 오줌보에 남게 된다. 그렇게 배뇨 후 방광에 남은 소변이 새로 생기는 소변과 합쳐지면 오줌이 금방 마려워지니까 화장실을 또 가게 되니 화장실을 자주 가게 되는 거다. 예를 들어 오줌이 방광에 100만큼 차야 마렵다고 느낀다고 할 때 진립선비대증이 있으면 커진 전립선이 요도를 막아 방광에 있던 소변이 100만큼 다 비워지지 않고 일부 남을 수 있다. 그러면 예를 들어 30이 남았다면 다시 소변이 100까지 차려면 0 → 100으로 되는 것보다 30 → 100으로 되는 것이 시간이 적게 걸리겠지? 그래서 소변을 자주 보게 되는 거지. 또는 방광이 충분히 수축하지 못해 배출되지 않은 소변이 많을 거다.

지난번에 까치발을 하고 소변을 보면 오줌보를 조금 더 쥐어짜서 소변을 조금 더 나오게 해서 오줌보를 조금 더 비울 수 있다고 했지? 족태양방광경이라는 경락이 있어서 발가락과 방광이 연결된다는 한방 이론이다.

지난번 글에 어떤 어르신이 스쿼트 운동으로 전립선 건강을 지키신다고 하는 이야기를 했지? 그래서 나도 전립선비대증이 있어서 퇴근할 때 계단으로 올라간다고 했잖아?

그렇게 했더니 밤에 한 번 이하로 화장실에 갔었다.

그랬는데 얼마 전에 갑자기 이틀 연속 밤에 두 번씩 깨서 화장실에 간 적이 있다. 생각해보니 그러기 전 이틀간 짐을 들고 집에 가느라 엘리베이터를 타고 집에 갔다. 그래서 저렇게 자다가 화장실을 자주 갔던 거였더라. 그 뒤에 다시 계단으로 올라갔더니 한 번 깨더라. 아무리 용을 써도 늙어가는 것은 어쩔 수 없나 보다.

그러나 저렇게 계단을 오른다고 전립선이 작아지는 것은 아니다. 다만 방광 신경이 덜 예민해지고 방광 주위 근육이 부드러워져서 소변을 좀 더 방광에 모아둘 수 있는 거지. 그렇게 해서 소변보는 간격을 좀 늘일 뿐이다.

전립선비대증약으로 주로 처방되는 약도, 전립선을 작아지게 한다기보다는 전립선 평활근을 부드럽게 해서 요도를 너무 꽉 조이지 않게 할 뿐이다. 그저 소변보는 데 불편한 증상을 개선할 뿐이다. 이 약을 먹을 때는 소변을 참기가 어려웠다. 요도 괄약근을 이완시키니까 소변을 제대로 막아주지 못해 소변을 지리는 일이 잦았다.

전립선비대증이 있으면 소변을 너무 오래 참아도 안 된다. 오래 참으면 괄약근이 요도를 조이느라 괄약근이 딱딱해진다. 그러면 막상 지퍼를 내려도 소변이 나오기까지 시간이 오래 걸리고 시원하게 나오지도 않는다. 자다 깨서 화장실 갈 때 이런 현상이 더 심하지.

58. 피부 상처에 바르는 연고

다쳐서 상처가 생겼을 때 많이 찾는 연고 중에 마데카솔연고와 후시딘연고가 있다. 이 두 연고에는 공통적으로 항생제 성분이 들어있다. 이 두 약에는 무슨 차이가 있을까?

상처 났을 때 항생제연고를 바르는 이유

그런데 상처가 생기면 왜 저런 연고를 바를까?

상처가 났을 때 항생제 성분이 든 연고를 바르는 이유는 상처가 나면 그곳이 세균에 감염되기 쉬운데, 이렇게 세균에 감염된 상처는 곪아서 쉽게 아물지 않는다. 이럴 때 항생제 성분의 연고를 발라 균을 죽이거나 번식하지 못하게 하면 상처가 곪지 않고 잘 아물 수 있다. 그래서 상처가 곪지 않고 잘 아물게 하려고 저런 항생제 성분의 연고를 바르는 거다. 그럼 항생제연고가 뭐냐고? 상처 났을 때 많이 찾는 연고 몇 가지를 설명하려고 한다.

후시딘연고

후시딘연고에는 항생제 성분인 푸시드산나트륨이 들었다. 상처가 생기고 그곳에 세균이 감염되어 세균에 의해 상처가 곪거나 곪을 우려가 있을 때 후시딘연고를 바르면 세균을 없앨 수 있어 상처 치료에 도움을 줄 수 있다. 물론 후시딘연고 말고 같은 성분으로 된 연고가 여러 회사에서 다른 이름으로 나오고 있다.

후시딘크림

후시딘연고는 연고라서 기제에 기름기가 있어 끈적이며 번들거리기 때문에 피지가 문제인 여드름 특히 화농성 여드름에는 항생제 성분이 있으면서 기름기가 없어 끈적이지 않고 번들거리지 않는 크림 제형으로 된 후시딘크림이 더 유리하다.

후시딘겔

후시딘겔도 후시딘크림처럼 후시딘연고 같은 기름 베이스가 아니므로 끈적이거나 번들거리지 않아 여드름 치료에 적합하다. 그래서 여드름(화농성)에는 기름기가 없어 끈적이거나 번들거리지 않는 겔 제형으로 된 후시딘겔을 사용할 수도 있다.

마데카솔 시리즈

마데카솔이란 이름을 가진 연고에는 종류가 여러 가지 있다.

약국에서 살 수 있는 일반의약품인 마데카솔케어연고와 복합마데카솔연고, 마데카솔겔, 편의점 등에서 살 수 있는 의약외품인 마데카솔 연고가 있다. 각각 어떻게 다른지 정리해봤다.

마데카솔케어연고

마데카솔케어연고에는 항생제 성분인 네오마이신황산염과 새살이 돋게 하는 센텔라아시아티카 정량추출물 성분이 들어서 상처가 곪지 않게 하면서, 상처가 빨리 아물게 한다.

복합마데카솔연고

복합마데카솔연고에는 마데카솔케어연고에 있는 항생제 성분인 네오마이신황산염과 새살이 돋게 하는 센텔라아시아티카 정량추출물 성분이 들어서 상처가 곪지 않게 하여 상처가 빨리 아물게 할 수 있다. 복합마데카솔연고에는 저 두 성분 이외에 스테로이드 성분인 히드로코르티손아세테이트 성분이 들어서 염증반응을 억제하므로 피부조직이 붓는 것과 상처가 아무는 과정에서 환부가 가려운 것도 가라앉힐 수 있다.

마데카솔겔

일반의약품에 마데카솔겔이 또 있다. 이것은 센텔라아시아디가 정량추출물 성분만 들어서 새살을 돋게 할 뿐, 염증을 치료하는 효과는 없다.

마데카솔분말

이것은 가루약이다. 여기에도 센텔라아시아티카 정량추출물 성분만 들었다. 진물이 나는 상처에 이 가루약을 뿌리면 진물을 말릴 수 있고, 피가 나는 부위에 뿌리면 지혈 효과를 내기도 한다. 그러나 피가 많이 난다면 이런 것을 뿌릴 게 아니고, 병원에 가야 한다.

항생제 성분이 없는 이런 마데카솔겔이나 마데카솔분말은 상처가 곪을 때는 사용하지 말아야 한다.

마데카솔연고

위에서 말한 마데카솔케어연고, 복합마데카솔연고, 마데카솔겔, 마데카솔분말 등은 일반의약품이므로 약국에서만 살 수 있다. 그런데 이런 일반의약품 말고 의약외품으로 분류된 마데카솔연고라는 게 또 있다. 이 마데카솔연고에는 다른 것은 없고 마데카솔겔이나 마데카솔분말처럼 새살을 돋게 하는 센텔라아시아티카 정량추출물 성분만 들었다.

따라서 염증이 있어서 환부가 곪을 우려가 있을 때는 이런 의약외품 마데카솔연고를 발라서는 안 된다. 마데카솔연고는 살짝 다쳐 곪을 염려가 없는 상처에만 발라야 한다. 이런 의약외품 마데카솔연고는 의약품이 아니므로 약국이 아닌 마트나 편의점, 인터넷에서도 살 수 있다.

이렇게 보면 후시딘연고와 마데카솔케어연고, 복합마데카솔연고에는 공통적으로 항생제 성분이 들었다.

후시딘연고에는 새살이 빨리 돋게 하는 성분은 없으며, 복합마데카솔연고나 마데카솔케어연고에는 새살이 빨리 돋게 하는 성분이 들었으므로 염증만 가라앉히기 위해서는 후시딘연고가 좋고, 새살도 빨리 나서 상처가 잘 아물게 하려면 마데카솔케어연고나 복합마데카솔연고가 좀 더 유리하겠다. 물론 후시딘연고만 발라도 상처가 아무는 데에는 도움이 된다. 또 곪을 염려가 없는 작은 상처에는 마데카솔겔이나 의약외품 마데카솔연고도 도움이 될 것이다. 진물이 많은 상처의 진물을 없애거나 피가 날 때는 마데카솔분말의 도움을 받을 수 있겠다.

비교

예전에 후시딘연고가 처음 발매되었을 때 광고문구에 '상처가 났을 때 흉이 지지 않게 한다.'라는 내용이 있었다. 이렇게 광고했던 후시딘연고의 특징을 이야기하겠다.

후시딘연고의 주성분인 푸시드산나트륨은 그 분자 구조가 스테로이드 구조와 비슷하다. 스테로이드 약에 관해 설명할 때 스테로이드 핵에 관해서는 이야기했지?

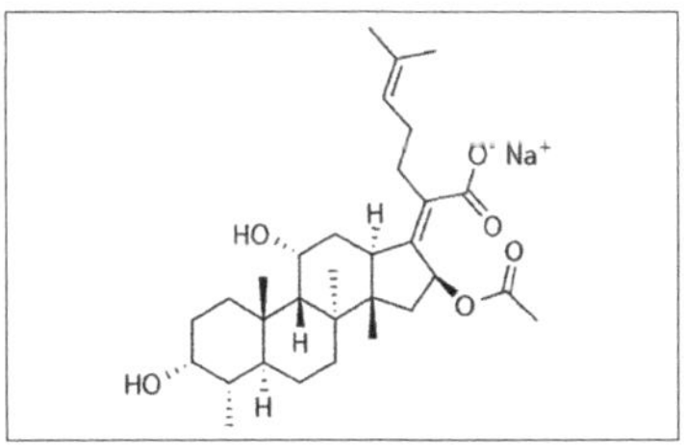

푸시드산나트륨

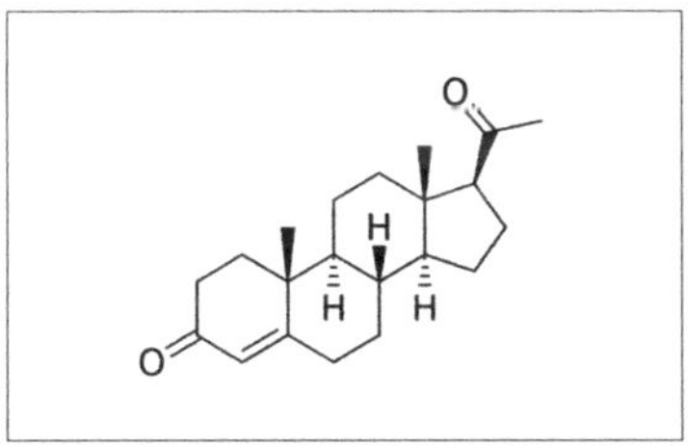

스테로이드 구조

이런 스테로이드 구조는 스테로이드 약 성분에만 있는 게 아니고, 인체의 세포가 대부분 저런 스테로이드 핵과 비슷한 구조로 되어있다. 그래서 이 푸시드산나트륨은 인체 세포와 친화력이 강하다. 이런 친화력 때문에 후시딘연고는 조금 특별한 작용을 한다.

저 위의 그림에서 왼쪽은 푸시드산나트륨의 구조식이고, 오른쪽은 스테로이드의 구조식이다. 두 개가 똑같지는 않아도 비슷해 보이지? 전에 우리의 뇌는 미련한 구석이 있어서 조금만 비슷해도 속아 넘어간다고 했지?

상처가 생기면 거기에 딱지가 생기고 차츰 상처가 아물면서 딱지가 떨어지는 것이 상처가 아무는 대략적인 과정이라고 할 수 있다.

그런데 만일 피부의 딱지 아래가 곪는다면? 이럴 때 딱지 위에 항생제연고를 바른다면 약이 딱지 밑에 있는 피부에까지 도달하지 못할 것이다. 그러면 거기에 있는 세균은 죽이지 못하겠지. 그래서 딱지 아래에 있는 세균을 죽이려면 딱지를 떼어내고 딱지가 있던 부위에 연고를 발라야 제대로 세균을 죽일 수 있을 것이다. 이렇게 억지로 딱지를 떼어내다 보면 흉이 생길 수밖에 없다.

그런데 후시딘연고의 주성분인 푸시드산나트륨은 그 분자 구조가 인체 세포의 스테로이드 구조와 비슷하고, 또 딱지도 인체 세포가 변한 것이라 그 분자 구조에 스테로이드와 비슷한 구조가 들었다. 그래서 이 푸시드산나트륨과 딱지 세포는 잘 섞일 수 있다.

그래서 후시딘연고를 딱지 위에 바르면 딱지가 녹는다. 그러면 약 성분이 딱지 밑까지 갈 수 있다. 이렇게 되면 딱지를 떼어내지 않고도 딱지 밑에 있는 세균을 죽일 수 있다. 그래서 딱지를 억지로 떼어내지 않아도 피부의 염증을 효과적으로 치료할 수 있다.

그래서 후시딘연고를 바르면 딱지를 억지로 떼어내지 않아도 되므로 흉이 생기지 않는다고 광고했다.

반면 마데카솔케어연고나 복합마데카솔연고, 또 마데카솔연고는 조금 다르다고 할 수 있다. 이런 마데카솔연고 시리즈에 공통적으로 든 성분은 센텔라아시아티카 정량추출물인데, 이 성분은 새 살을 돋게 하는 작용으로 상처가 생긴 조직이 잘 아물도록 도와주므로 상처가 빨리 아물어 흉이 안 생긴다고 광고하는 거다.

센텔라아시아티카 정량추출물이란 센텔라아시아티카라는 약초를 추출한 물질이라는 뜻인데, 이 약초를 우리말로는 병풀이라고 한다. 화장품에도 이 성분이 병풀 추출물이라는 이름으로 쓰이는 모양이다.

무피로신

후시딘연고나 마데카솔연고 종류 말고 요즈음에는 무피로신 성분의 항생제 연고가 여러 제약회사에서 생산되고 있다.

후시딘연고나 마데카솔연고 등은 건강보험 적용 대상 의약품이 아닌데, 이 무피로신 성분으로 된 연고 종류 중에는 건강보험 적용 대상 의약품도 있어서 처방으로도 나온다. 다만 이 무피로신 성분의 연고는 자극성이 있어서 연고를 상처에 바르면 좀 따갑거나 가려울 수 있다. 이 무피로신 성분의 연고가 개발된 것은 먼저 개발되어 많이 쓰던 푸시드산나트륨 성분의 항생제연고(후시딘연고)에 내성을 가진 균이 많이 나타났기 때문이다.

이런 연고 외에 병원에서 상처에 바르도록 항생제나 항균제 성분으로 된 안연고를 처방하는 수가 있는데, 일반 연고는 눈에 바르면 안 되지만, 이렇게 항생제 성분으로 된 안연고 종류는 피부 상처에 발라도 된다.

그러나 정말로 중요한 점은 상처가 났을 때 이런 연고를 바르는 것은 상처 부위가 넓지 않을 때라는 것을 명심해야 한다는 것이다. 상처가 크고 깊다면 연고만 바르지 말고 바로 병원에 가야 한다.

59. 인사돌 vs 이가탄

잇몸 약이라고 하면 먼저 생각나는 것 있지?

그래 인사돌과 이가탄이 먼저 생각날 거다. 이것 둘 다 잇몸 약이라고 광고하니까 두 가지 약의 효과도 같은 줄 아는 사람이 있을 것 같아서 또 아는 척하려고 한다.

먼저 인사돌부터

인사돌은 옥수수불검화정량추출물이 주성분이다.

그런데 분명히 우리말인데, 옥수수라는 단어밖에는 뭔 말인지 모르겠지?

옥수수 불검화물이란 옥수수에 있는 기름 성분 중 비누로 변하지 않는 물질을 뜻한다. 동물성이나 식물성기름을 강한 알칼리와 반응시키면 기름이 굳으면서 비누가 된다. 이렇게 비누로 되는 것을 '검화'라 한다.

이렇게 생긴 비누는 기름에도 녹고 물에도 녹는 성질이 같이 있어 기름과 물을 같이 녹일 수 있다. 그래서 손에 기름이 묻었을 때 비누로 닦아낼 수 있는 거다.

'검화'란 '비누로 변하는'이란 뜻이고 '불검화'란 '비누로 변하지 않는'이라는 뜻이다. 따라서 '옥수수 불검화정량추출물'이란 옥수수에서 추출한 기름 성분 중 저렇게 비누화해도 비누로 되지 않는 물질을 모은 것이란 뜻이 되겠다.

한편 새로 나온 인사돌플러스에는

옥수수불검화정량추출물 외에

후박 75% 에탄올 연조엑스(5→1)가 들었다.

후박 75% 에탄올 연조엑스(5→1)란 말이 또 뭔 말인지 모르겠지? 여기에서 후박은 생약 즉 약초의 이름인데, 후박을 75% 농도의 에탄올에 넣어서 그 약초에 든 약 성분을 최대한 녹여낸 뒤 녹아 나온 물질을 1/5로 농축시킨 것을 말한다.

그건 그렇다 치고 연조엑스란 말이 또 이해가 안 되지?

'엑스'란 영어의 'Extract'를 뜻하는 용어다. Extract는 과일즙을 짜내는 것처럼 뭔가를 뽑아내는 것 또는 그렇게 뽑아낸 물질을 말한다. 생약재를 달이면 그 약 성분이 물에 녹아 나올 텐데, 이렇게 나온 물질인 Extract를 일본에서는 엑기스라고 부른다. 엑기스라는 말은 들어본 적이 있지?

우리나라 약학 용어가 일본에서 쓰던 것을 그대로 쓰는 게 많았다고 했지? 그래서 캡슐을 일본식으로 캅셀이라고 하다가 몇 년 전부터 캡슐로 바꿔서 부른다고 했잖아? 그런 것처럼 저 Extract도 일본에서 쓰는 것처럼 '엑기스'라고 부르다가 너무 일본식 냄새가 난다고 느꼈는지 언제부턴가 '엑스'로 고쳐서 쓰고 있다. '연조엑스'란 어떤 액체를 써서 추출한 것을 농축해서 물엿처럼 생긴 반고체 형태로 만든 것을 말한다.

그래서 '후박 75% 에탄올 연조엑스(5→1)'는 후박을 75% 농도의 에탄올을 이용해서 추출해서 얻어진 성분을 농축해서 그 부피를 1/5로 줄여서 물엿처럼 만든 물질이 주성분이란 뜻이다.

이처럼 인사돌플러스에는 인사돌의 성분에 후박이란 약초에서 추출한 성분이 추가로 들었다. 인사돌플러스에 있는 후박 추출물은 충치의 원인균인 뮤탄스균을 죽이는 작용으로 충치를 치료하는 효과가 있는 생약인데, 잇몸에 생기는 염증도 치료한다는 연구 결과에 근거를 두고 개발된 약이다. 이 성분이 충치균에 대해 항균작용이 있는데, 잇몸염증에도 효과가 있음이 실험 결과로 밝혀져서 잇몸 약으로 사용되는 것이다.

옥수수불검화정량추출물은 치조골을 튼튼하게 해서, 잇몸의 뼈 조직이 약해져서 이가 흔들리는 등의 증상이 있는 것을 개선할 수 있다.

인사돌플러스에 있는 후박 추출물은 잇몸염증을 가라앉히는 작용을 하므로 약해진 잇몸조직을 개선한다고 할 수 있다. 이런 성분이 항생제 종류가 아닌데도 염증을 개선한다는 것이다.

즉 옥수수불검화 정량추출물이 잇몸 속의 뼈를 튼튼하게 하고, 후박 추출물이 외부 잇몸 살 조직의 염증을 치료한다고 하겠다.

다음 이가탄F에는

제피아스코르브산

카르바조크롬

리소짐염산염

토코페롤아세테이트2배산

등의 성분이 들었다.

제피아스코르브산은 비타민 C를 말한다.

카르바조크롬은 지혈제다. 피가 날 때 그 피를 멎게 한다.

리소짐염산염은 소염효소제다. 조직이 부은 것을 가라앉힌다.

토코페롤아세테이트2배산은 비타민 E다. 혈액순환을 도와준다.

성분은 이만 소개하고, 두 약의 작용을 비교하겠다.

식약처에서 인정하는 인사돌의 효과는

'치주 치료 후 치은염, 경·중등도 치주염의 보조 치료'

라고 되어있다. 이는 치과에서 잇몸 치료를 먼저 받은 뒤에 먹으면 치주(잇몸뼈) 치료 후 그 염증 치료에 도움을 줄 수 있다는 뜻이다. 즉 인사돌만 먹어서는 효과가 크지 않을 것이라는 뜻도 된다. 치과 치료를 먼저 받아야 한다는 거지.

다음 이가탄F의 효과는

'치주 치료 후 치은염, 경·중등도 치주염의 보조 치료'

이렇게 되어있는데, 문구만 봐서는 인사돌(플러스)와 차이가 없다. 역시 치과에서 치료 후 보조하는 용도로 먹어야 한다는 뜻이다.

이렇게 보면 두 약 모두 치과 치료가 우선이라는 거다.

이가탄F의 성분으로 짐작할 수 있는 효과는 비타민 C가 들었으니 비타민 C가 부족할 때 생기는 괴혈병 증상 개선에 도움을 줄 수 있고, 지혈제 성분이 있으니 잇몸에서 피가 나는 것도 멎게 하고, 소염제가 있으니 잇몸이 부은 것도 가라앉힐 수 있겠다.

잇몸 건강에 있어 중요한 것은 잇몸이 불편할 때 이런 잇몸 약만 먹으며 버티지 말고 치과에서 정기적으로 치료받아야 한다는 점이다. 이가 없어 제대로 씹지 못하면 치매에 걸릴 가능성이 더 커진다는 연구 결과도 있다. 있을 때 잘 지켜야 한다는 거다.

또 제대로 씹지 않고 급하게 삼켜서 침으로 충분히 소화하지 못한 음식물이 그냥 위장으로 내려가면 췌장이 고생하므로 당뇨병이 될 수 있다는 말도 들은 적이 있다.

60. 항생제는 피해야만 하는 약일까?

언론에서 항생제를 사용하는 것이 마치 잘못된 일인 것처럼 보도하는 바람에 염증이 있는데도 항생제 치료를 거부하는 사례가 많다고 한다. 정말로 항생제는 사용하면 안 되는 나쁜 약일까?

전에도 썼던 내용인데, 항생제는 곰팡이나 세균 같은 미생물이 만들어내는 물질이, 다른 미생물을 죽이거나 번식하지 못하게 하는 특징을 이용해서 만든 약이다.

푸른곰팡이 때문에 세균이 죽는 것을 보고 연구하여, 1928년에 플레밍이 만든 페니실린이 최초의 항생제인 셈이다. 항생제 성분 중에는 이름에 '마이신'이란 말이 들어간 것이 많아서 흔히 마이신이라고 불리는 약이 바로 항생제라고 전에 썼지?

1905년~1910년 사이 우리 국민의 평균 수명은 25세 이하였다는 통계가 있다. 이 당시에는 몸이 세균에 감염되어 곪았을 때 쓸 만한 약이 없으니 인체의 면역력만으로 병이 자연히 낫기만 기다려야 했다. 그러다가 염증이 심해지면서 죽음에까지 이르는 사람이 많았다. 영유아 사망률이 높았던 이유도 있지만, 저런 염증성 질환을 치료하지 못해서 그 당시의 평균 수명은 저렇게 짧았다.

염증을 치료하는 항생제 종류와 병을 예방하는 예방약이 개발된 뒤 인류의 수명은 획기적으로 증가했다. 우리나라만 해도 지금은 100세 시대를 맞이하지 않았니?

2차 세계대전 당시 전쟁터에서 부상병들이 죽어갈 때 치료제로 쓰인 페니실린은 그야말로 기적의 약처럼 병사들의 생명을 많이 구해냈다. 그때는 염증 때문에 죽는 사람이 많았던 터라, 페니실린만 있으면 앞으로는 사람이 무병장수할 것으로 크게 기대하기도 했다. 그런데 1년도 지나지 않아 페니실린으로 죽지 않는 균(내성균)이 50%나 생겼다.

그래서 그런 내성균을 치료할 항생제를 다시 개발해야 했고, 그 항생제에 대해서도 또 내성균이 나타나는 일이 반복되고 있다. 세균이 환경에 적응해서 변화하는 속도를 인간이 따라갈 수가 없을 지경이다. 그러다 보니 지금은 인류가 개발한 항생제 중 가장 강하다고 알려진 반코마이신으로도 죽지 않는 균(슈퍼 박테리아)이 나타나 인류를 위협하고 있다고 한다.

이처럼 내성균이 생기는 가장 큰 원인은

① 적절하지 않게 치료하고 완치되지도 않았는데 임의로 투약을 중단할 때
② 항생제가 필요 없는 병에 무분별하게 항생제를 투여할 때

많은 사람이 항생제를 오래 먹으면 내성이 생기는 줄 알고 있으나, 치료에 필요한 만큼의 양을 충분히 먹지 않을 때 내성균이 생기기 쉽다. 즉 세균이 약을 어설프게 먹어서 온전하게 죽지 않으면 이

게 다시 살아나 그 항생제에 내성을 가진 내성균이 될 수 있다.

이렇게 내성을 갖게 된 균은 그런 내성을 다른 세균에게 전달하기도 하는데, 이렇게 세균들이 내성을 공유하면서 내성균이 많아질 수 있다. 또 어느 항생제에 내성을 가진 균은 그와 작용이 비슷한 다른 항생제에 대해서도 내성을 가질 수 있다.

지금은 이처럼 미생물이 만들어내는 항생제 이외에 화학적으로 합성해서 만드는 약도 있는데, 이런 것은 항생제와 구분해서 '항균제' 또는 '화학요법제'라고 부른다. 이런 것도 항생제처럼 염증을 일으키는 세균을 죽여서 염증을 치료하는 약이다. 이런 항균제에 대해서도 세균은 내성을 가질 수 있다.

즉 항생제와 관련해서 생기는 내성은 인체에 생기는 것이 아니고, 세균이 그 항생제에 대해 내성을 갖는 것이다. 즉 내성이 생기는 것이 아니고 내성균이 생긴다는 말이 맞는 말이다.

이처럼 항생제와 항균제에 대해 세균이 내성을 갖게 되는 것은 항생제나 항균제를 무분별하게 사용하기 때문이며, 병을 치료해서 건강을 되찾기 원한다면 의사의 진단에 따라 적절하게 처방된 이런 약의 사용을 거부하지 말아야 한다. 항생제와 항균제는 염증성 질환 치료에 필수적인 원인 치료제다.

항생제를 이용해서 염증성 질환을 치료하는 기본 원칙은 염증 증상이 사라진 뒤에도 1주일간 항생제 치료를 계속하는 것이다. 세균이 내성을 갖지 못하게 하려면 환자 임의로 치료를 중단하지 말아야 한다. 즉 약을 먹고 아프지 않아도 1주일은 더 먹으라는 거다.

항생제를 적절하지 않게 또는 무분별하게 사용하거나 또 아예 사용하지 않으면 더 심각한 문제가 생길 수 있다. 교통사고가 무섭다고 자동차를 아예 타지 않고 생활할 수는 없듯, 내성균이 생긴다는 이유만으로 항생제나 항균제로 염증을 치료하는 것을 거부할 이유는 없다. 의사의 진단에 따라 적절하게 처방된 항생제는 건강회복과 유지에 필수라고 봐도 된다.

항생제는 먹는 약이나 주사약 이외에도, 연고제나 안약으로 만들어지는 것도 있으니 상황에 따라 전문가의 지시에 따라 적절하게 사용하면 건강을 유지하는 데에 크게 도움받을 수 있다.

항생제의 폐해

그렇다고 항생제를 무작정 오래 먹는 것이 문제가 전혀 없는 것은 물론 아니다. 몸에 염증을 일으킨 균을 없애려고 약을 먹지만, 이런 항생제를 먹으면 몸에 필요한 균도 죽을 수 있다.

이때 흔하게 해를 보는 균은 장내 미생물이다. 장에 살면서 우리가 먹은 음식 찌꺼기를 발효하여 대변을 만드는 대장균 등을 정상 세균총(塚)이라고 하는데, 이런 정상 세균까지 항생제 때문에 죽을 수 있어서 몸에 해가 될 수 있다.

우리 장 속에는 정상 세균이 100조 마리 정도 사는데, 몸에서 병을 일으키는 균을 죽이기 위해 항생제를 투여하면 병균과 정상 세균이 같이 죽는다. 병균의 수가 정상 세균보다 적을 때는 정상 세균과 같은 수가 죽어도 몸에 해가 적을 것이다.

6·25 때 중공군의 인해전술로 비유할 수 있겠다. 정상 세균이 워낙 많으니 좀 죽어도 괜찮다는 생각으로 치료하는 거지. 그러나 항생제를 오래 먹다 보면 정상 세균도 많이 죽어서 장의 기능에 이상이 생길 수 있다. 항생제로 오래 치료한 뒤 설사나 변비가 생기는 이유가 된다.

이런 예는 여성들의 질염에서도 나타날 수 있다.

여성의 질에도 정상 미생물이 사는데, 질에 세균 감염증이 있을 때는 저런 항생제나 항균제 종류를 투여해서 병을 일으키는 세균을 없애 질염 등을 치료할 수 있지만, 별 이상도 없는데 저런 항균작용이 있는 소독제 등을 너무 자주 또는 오래 사용하면 질 안에 사는 정상균까지 죽어서 질 내부의 면역력이 약해져서 다른 균이 번식하면서 새로운 질염이 생길 수 있다.

따라서 냉이 나오는 등 염증 증상이 있을 때는 항균작용이 있는 약으로 뒷물해서 병균을 죽여서 염증을 치료해도 되겠지만, 병도 없는데 이런 약으로 너무 자주 뒷물하면 질 안에 있는 정상적인 균도 죽어서 질 안의 면역력이 약해질 수 있다.

균 교대증

또 항생제를 무분별하게 오래 투여할 때 생길 수 있는 문제로는 균 교대증을 들 수 있다. 항생제를 투여해서 그 항생제로 잘 치료되는 균이 사라지면 그 균 때문에 생긴 병을 성공적으로 치료했다고 말할 수 있다.

그런데 만일 어느 항생제의 적응증에 맞지 않는 균이나 그 항생제에 내성을 가진 균에 감염되었을 때 저 항생제를 계속 투여하면 이 항생제로는 저런 균을 없애지 못할 것이다. 그러면 저런 균은 계속 번식하여 그 수는 많아지고, 반면 저 항생제로 잘 치료되는 균은 없어지는 일이 생길 수 있다. 나중에는 남아있는 균의 종류가 바뀔 수 있다. 이런 것을 균이 바뀐다고 해서 '균 교대증'이라고 부른다. 항생제를 무분별하게 사용하면 안 될 또 하나의 이유가 된다.

우리 몸에는 자연적으로 살면서 나쁜 균이 번식하는 것을 막아주는 균이 있다. 이런 균이 있어서 자연적인 면역기능도 나타날 수 있고, 건강을 유지할 수 있기도 하다. 그런데 만일 항생제를 무분별하게 사용하면 몸에 정상적으로 살면서 도움을 주는 미생물까지 죽을 수 있다. 오래 먹어 몸에 필요한 미생물이 죽어서 몸의 환경이 바뀌면 바뀐 환경에서 잘 자라는 균이 많아질 것이다. 세균 감염증을 오래 치료하던 환자가 진균(곰팡이)에 감염되어 그 때문에 어려움을 겪는 수도 있다. 이런 것도 균 교대증이 된다.

사족

항생제 중에는 경질 캡슐 제형으로 된 것이 많아 경질 캡슐 제형의 약을 다 '항생제로 생각하는 사람이 있다. 그래서 캡슐 제형의 약을 모두 마이신으로 부르는 사람이 있어 캡슐 제형의 종합감기약을 '감기 마이신'이라고 부르기도 한다. 실제로 항생제 중에는 겐타마이신, 스트렙토마이신, 가나마이신 등 마이신이라는 말이 붙은 것도 많으나, 항생제가 모두 캡슐 제형으로만 나오지는 않고, 정제로 된 항생제도 있으며, 경질 캡슐 제형의 약이 모두 항생제는 아니다.

61. 연고제, 크림제, 로션제, 겔제

약은 크게 먹는 약과 먹지 않는 약으로 나눌 수 있다. 각각 내복약과 외용제라고 한다고 했지?

내복약이야 먹는 약 한 가지지만, 외용제에는 바르는 약, 붙이는 약, 뿌리는 약, 눈에 넣는 약, 코에 넣는 약, 귀에 넣는 약, 질에 넣는 약, 항문에 넣는 약 등 여러 가지가 있다. 이외에 또 주사약도 있지.

먹는 약은 또 경구(經口) 투여 약이라고도 부른다. 經口란 입을 거쳐서(경유해서) 투여한다고 해서 경구라고 한다. 연고나 패치처럼 피부를 통해서 투여하는 약은 경피(經皮) 투여 약이라고 한다.

이 중에서 내용물이 튜브에 들어서 그것을 짜서 바르는 약 종류를 내부문 연고라고 부른다. 그러나 약의 이름을 자세하게 보면 연고 외에 크림, 겔, 로션, 액 등 여러 가지임을 알 수 있다. 그게 그거 아니냐고? 그게 그거라면 왜 저렇게 구별해서 이름 지었겠니?

약뿐 아니지. 컵에도 컵 말고 머그도 있고, 텀블러도 있잖아?

그래서 별로 관심도 없겠지만, 각각 어떤 차이가 있는지 아는 척하려고 한다.

저런 연고, 크림, 겔, 로션 등은 약 성분을 어떤 물질(기제)에 고루 섞은 뒤 그것을 피부에 발라 약 성분이 피부에서 약효를 내거나 피부를 뚫고 들어가 약효를 내도록 하는 제형이다.

1) 연고제

바르는 약을 대개 연고라고 부르지? 연고가 뭔지 설명하려고 한다.

연고제를 바르면 끈적거리는 느낌이 나고 물만으로는 잘 씻기지 않는다. 이것은 기름 성분의 물질(유성 기제)에 약을 녹인 뒤 그 약 성분이 녹아있는 기름 성분의 기제를 피부에 바르는 제형이다. 기름 성분의 물질에 약 성분을 녹인 것이라 피부에 바르면 잘 퍼지고 피부가 부드러워진다. 약이 피부에 오래 남아있어 약 성분이 피부를 뚫고 피부 속으로 들어가기에 유리하다.

그래서 이런 연고제가 약의 효력은 가장 센 편이고 보습력도 좋고 약효도 오래 이어지는 편이다. 그래서 약효가 오래 가야 하는 항생제 성분의 외용제 종류를 이런 연고제 제형으로 만든다. 다만 여드름에 바르는 항생제 성분 외용제는 피지가 많아지지 않도록 기름 성분이 적은 크림제로 만든 것이 많다. 또 이런 연고제 중에 어떤 것은 기름 성분의 기제가 아니고 물처럼 생긴 물질(수성 기제)에 약 성분을 녹인 연고제도 있는데, 이런 것은 밑에서 이야기할 크림제와 비슷하다.

2) 크림제

연고는 주로 기름과 같은 성질을 가지고 있어서 보습성이 좋고 지용성 성분의 투과에 좋으나, 기름 성분이 들어서 바른 뒤 끈적한 느낌이 남고 물만으로는 잘 씻기지 않는 단점이 있다.

이를 극복하기 위해서 유상(油狀:기름)과 수상(水狀:물)을 섞어 만든 제형이 크림제다. 기름과 물은 서로 쉽게 섞이지 않지만, 계면활성제를 사용하거나 특별한 공정을 거치면 기름과 물이 고르게 섞이기도 한다. 이렇게 기름과 물이 잘 섞이게 하는 과정을 유화(Emulsification)라고 하며 유화를 거친 것을 에멀전(Emulsion)이라고 한다. 크림제는 이러한 에멀전의 하나에 속한다. 비눗물에 기름을 떨어뜨려 잘 저으면 기름이 비눗물과 잘 섞이며 물이 뿌옇게 되지? 이런 것이 유화다. 여기에서 유화란 기름처럼 되게 하는 油化가 아니고, 乳化라고 쓴다. 저 乳자가 우유의 유자인 건 알지? 즉 우유처럼 되게 한다는 뜻이다. 우유는 물에 유지방이라는 기름이 고루 섞여 있는 액체다. 그래서 유화하면 기름 성분이 우유처럼 고루 퍼지게 된다.

전에 성분이 기름처럼 생겨 연질캡슐 제형으로 만들어진 약이나 건강기능식품 등은 우유로 삼키면 기름 성분이 우유에 고루 녹아서 더 빨리 흡수된다고 했지? 비타민 A나 비타민 E, 오메가3, 크릴 오일 같은 것 말이다.

우유는 액체지만, 약으로 쓰이는 크림제는 우유보다는 떠먹는 유산균처럼 생겼지?

약전에 따르면 크림제는 피부, 구강 점막, 항문 주위 또는 항문 내에 바르는 수중유(水中油)형 또는 유중수(油中水)형 물질(용매)에 유화시킨 반고형(묽은 죽처럼 생긴 형태)의 외용제라고 되어있다.

수중유형은 물에 기름처럼 생긴 약 성분을 섞은 것을 말하며, 유중수형은 기름에 물처럼 생긴 약 성분을 섞는 것을 말한다.

크림제는 연고제에 비해 부드러워서 바르기 쉽고 닦아내기도 쉬워서 가장 많이 선호되는 제형이다. 이런 크림제는 상처 부위보다는 외부로 드러나는 부위에 사용하는 경우나 손가락, 발가락 사이처럼 고르게 바르기 어려운 부분에 발라야 하는 항진균제(무좀약) 등에 많이 사용한다.

흔히 연고라고 부르던 것을 잘 살펴보면 사실은 그 이름에 ○○○크림이라고 되어있는 것이 많이 있을 거다.

이런 크림제가 부드럽게 잘 발라지고 끈적거리지 않지만, 피부가 하얗게 되는 단점이 있기도 하다.

3) 로션제

로션제는 크림제보다 더 물과 비슷한 성질을 가지는 제형으로, 분류 자체도 반고형제가 아닌 외용액제로 분류된다.

로션제는 보통 주성분을 수성 액제에 녹이거나 유화 또는 미세하게 분산시킨 외용제이며, 주성분, 첨가제 및 정제수를 써서 용액, 현탁액 또는 유탁액으로 하여 전체를 균질하게 만든 것이다.

물에 가깝지만, 어느 정도의 점성을 가지고 있고 쉽게 바를 수 있다는 점 때문에 스테로이드제나 소염진통제에 적용되는 제형이다.

4) 겔제

겔제는 피부, 구강 점막, 항문 주위 또는 항문 내에 바르는 제형인데, 대부분 약이 투명하다. 투명하므로 약을 피부에 발라도 약을 바른 표시가 거의 나지 않고 피부에도 잘 스며든다.

주로 수성의 기제에 겔화제를 분산시켜 만들며, 겔화제로는 카보머 또는 합성고분자 종류를 가장 많이 사용한다. 겔제는 주로 수성으로만 이루어져 있어 다른 반고형 제형 보다 끈적거림이나 불쾌감이 덜하며, 투명하므로 크림처럼 하얗게 되지 않는 것은 장점이다.

하지만 구성성분 대부분이 물이라 겔 제형으로 만들 수 있는 유효성분의 종류가 제한적이며, 다른 제형에 비해 빨리 휘발되어 피부 깊이 침투되기 어렵다.

이상 여러 외용제를 간단하게 살펴봤는데,

주성분과 함량에 따라 각각 다를 수 있지만, 종합해서 정리하면 대체로 흡수력 및 약물의 효력은 연고제>크림제>로션제>겔제 순으로 강하고, 깔끔한 느낌과 잘 휘발되는 정도는 그 역순으로 강하다고 생각하면 된다.

최근 들어서는 소비자의 다양한 요구와 제제 기술의 발달로 같은 성분이라도 여러 가지 제형으로 출시되는 경우가 많다. 같은 성분이라도 제형별 특징을 알고 각 제형을 보고 약을 선택하면 좋을 것이다.

62. 파스, 플라스터, 패치, 카타플라스마

다음은 외용제 중 몸에 붙이는 파스 종류와 그 특징 등에 관해서 정리해보겠다.

어떤 라디오방송에서 인터뷰 형식으로 주고받은 내용이다.

Q. 허리가 아플 때 보통 파스를 붙이면 좀 나아지는 듯한 느낌이 들거든요. 실제로 파스의 약효는 어느 정도인지 궁금합니다.

A. 관절이나 근육이 아플 때 쉽게 파스를 붙이지요. 몸이 아픈 것은 그곳에 어떤 이상이 있으니 조치하라는 경고입니다. 아플 때 파스를 붙이는 것은 몸의 불편한 증상을 가라앉혀 불편하지 않게 하려는 것입니다.

이런 파스 종류가 아프게 하는 병의 원인을 없애는 것은 아니고, 증상만 가라앉히는 대증요법제입니다. 비가 올 때 비가 그칠 때까지 우산을 쓰며 기다리는 것과 같습니다.

파스 같은 진통제가 병의 원인을 치료하지는 않지만, 우선 불편한 증상을 가라앉혀 활동하는 데에 지장이 없게 합니다. 예를 들어 허리가 아파 꼼짝 못 하면 근육이 굳을 텐데 파스를 붙이거나 약을 먹어 움직이면 근육이 굳는 것을 막을 수 있고 몸을 움직이다 보면 굳은 근육이 더 쉽게 풀릴 수 있지요.

Q. 파스 하면 네모난 걸 떠올리게 되는데요. 이건 기본이고, 부직포가 한 겹 더 붙어 있는 것, 타원형도 있고요. 또 구멍이 뚫린 파스도 있던데, 파스 종류도 참 여러 가지인가 봐요? 종류마다 효능도 다른 건가요?

A. 우리가 파스라고 부르는 것에는 종류가 몇 가지 있습니다.

예전의 파스에는 구멍이 있었는데, 이것은 피부에 공기를 통하게 해서 피부 부작용을 줄이기 위한 것입니다, 요즈음에는 약을 만드는 제제 기술이 좋아져서 파스에 구멍이 없어도 피부 트러블은 별로 없습니다. 또 덧붙이는 부직포가 따로 있어 좀 두툼한 것도 있고, 냄새가 없는 종류도 있습니다.

이런 파스 종류에는 '플라스터'와 습포제 또는 파프제라고 부르는 '카타플라스마'가 있고 또 '패치제'라는 것도 있지요.

플라스터는 흔히 파스라고 부르는 종류입니다. 이것은 몸에 붙이는 부직포에 약 성분을 발라서 그것을 피부에 붙이면 약 성분이 피부에서 작용하는 종류입니다. 그래서 주로 붙인 부위에서 효과가 납니다.

카타플라스마는 습포제 또는 파프제라고도 하는 종류입니다. 플라스터보다는 부직포가 더 두툼하고 부직포에 수분이 들어서 찜질 효과를 낼 수 있습니다. 온찜질 효과를 내는 핫파스와 냉찜질 효과를 내는 쿨파스 종류가 있습니다.

이런 플라스터나 카타플라스마 종류 중 냄새가 나는 것에는 캄파, 멘톨 등의 성분이 들어서 파스 특유의 냄새를 풍깁니다. 이런 냄새를 풍기는 성분과 살리실산 성분이 피부를 자극해서 통증을 느끼지 않게 하는 효과를 냅니다. 이런 플라스터나 카타플라스마 종류는 주로 붙인 곳에서 진통 효과 등이 나타납니다.

기타 냄새 없는 파스 종류에는 대개 소염진통제 성분이 들었는데, 냄새나는 파스 종류는 피부를 자극해서 효과를 낸다면 이런 소염진통제 파스는 소염진통제 성분이 직접 환부에서 작용한다고 할 수 있습니다.

요즈음에는 이런 소염진통제 플라스터도 따뜻한 느낌이 나는 것과 찬 느낌이 나는 것으로 구분되어 나오기도 합니다.

다음 '패치제'라는 것이 또 있는데, 이것은 약 성분이 피부를 뚫고 핏속으로까지 들어가게 만든 것입니다.

패치제는 약 성분이 핏속으로 들어가도록 만들어서 붙인 곳 이외의 곳에서도 효과가 날 수 있습니다. 귀밑에 붙이는 멀미약, 몸에 붙이는 기침약, 금연약, 마약 진통제 패치 등이 그런 종류입니다.

Q. 파스 중 차가운 느낌이 나는 것과 뜨거운 느낌이 있는 것은 각각 쓰임새가 다른가요?

A. 찬 파스는 갑자기 아픈 급성 통증에 쓰고, 뜨거운 파스는 노인들의 신경통처럼 오래된 만성 통증에 쓰는 것이 원칙입니다.

찬 파스는 혈관을 수축해서 부은 것을 가라앉히고, 뜨거운 파스는 혈관을 넓혀서 피가 잘 돌게 합니다. 만성 통증에 찬 파스를 붙이는 것은 큰 문제가 없지만, 급성 통증에 뜨거운 파스를 붙이면 증상을 더 악화시킬 수 있습니다.

파스가 없어서 찜질로 치료할 때도 이런 원칙으로 찜질해주어야 좋습니다.

Q. 파스처럼 붙이는 약 종류는 아플 때만 쓰이나요?

A. 멀미약, 금연약, 기침약, 암 환자에게 쓰는 진통제 중에도 붙이는 패치제가 있습니다. 이렇게 패치제는 약 성분이 피를 타고 온몸으로 퍼져서 약효를 냅니다.

Q. 그런데 우리가 여기저기 다 쑤실 때 말이죠. 파스를 곳곳에 다 붙일 필요 없이, 한군데만 붙여도 된다는 이야기를 들은 적이 있어요. 맞나요?

A. 패치제는 약 성분이 피를 타고 온몸을 다니니까 다른 곳에서도 효과가 날 수 있는데요, 그래도 붙인 곳에서 효과가 더 빨리 나타나겠지요.

Q. 파스를 붙이면 좀 고역인 게 냄새잖아요. 주변 사람들도 다 알 정도로, 냄새가 강한데, 흔히 말하는 '파스 냄새'는 왜 나는 건가요? 냄새 없이 만들긴 힘든 건가요?

A. 앞에서도 말했듯 캄파, 멘톨 등의 성분이 냄새를 풍겨서 그 부분의 근육이 뭉친 것을 풀어줍니다. 냄새가 나는 파스는 근육

통에 효과가 좋고, 냄새 없는 소염진통제 파스 종류는 관절 부위의 염증성 통증에 효과가 더 좋습니다.

Q. 파스의 효과는 어느 정도나 지속하나요? 24시간 내내 붙이고 있다고 계속 효과가 있는 건 아니겠죠? 파스는 얼마마다 갈아주는 게 좋을까요?

A. 파스마다 조금씩 달라요. 어떤 파스는 48시간마다 붙이는 것(이건 사실 패치입니다.)도 있고, 24시간, 12시간마다 붙이는 것도 있어요. 파스가 붙어 있다고 효과가 계속되는 것은 아니니 시간이 되면 갈아붙이는 게 좋고요, 뗀 뒤에는 좀 두었다가 다시 붙여야 피부에 무리가 가지 않을 수 있지요.

Q. 파스는 뗄 때 굉장히 아픈데요. 안 아프게 떼는 방법이 있나요?

A. 파스 한쪽 구석을 살짝 뗀 뒤에 물을 조금씩 묻혀서 그 부분을 적시면서 천천히 떼어내시면 아프게 떼어내실 수 있습니다.

Q. 파스는 그냥 붙이기만 하면 효과가 나는 건가요?

A. 파스 중에는 잘 늘어나는 것도 있는데요, 관절 부위에 붙일 때 관절이 움직이는 방향으로 길게 붙여주면 효과가 더 좋습니다.

Q. 기타 파스에 관해서 주의할 사항은 없나요?

A. 파스 중에는 30개월 이하의 아기들이나 15세 미만의 어린이는 사용하지 말라는 것이 있어요. 약사의 지시에 따라 사용하

셔야 합니다.

파스는 통증의 원인을 없애는 치료제는 아닙니다. 우선 증상만 가라앉혀 일상생활에 지장이 없게 하여 차츰 통증이 가라앉길 기다리게 하는 것이므로, 파스를 붙여도 오래 낫지 않고 더 심해지거나 아픈 곳이 부어오르면 병원에 가야 합니다.

급성 통증에는 찬 파스를 붙여야 한다고 했는데요, 이렇게 찬 파스를 붙이다가 며칠 지나도 효과가 없으면 뜨거운 파스를 붙일 수도 있겠으나, 그럴 정도로 오래 아프면 파스만 붙이며 지낼 게 아니고 병원에서 진찰받아 치료해야 합니다.

에필로그

1. 나 정일영 약사는

정10, 102

제 이름은 '정일영'이고, 부를 때는 '일영이'라고 부릅니다. 그래서 제 이름은 '정10'으로 쓰고 '102'라고 부를 수도 있습니다. 그러나 '정일공'이나 '정일빵' 또는 '일공이'나 '일빵이'라고 읽으면 안 됩니다. 반드시 '정일영'으로 읽고, '일영이'라고 불러야 합니다. 제 이름의 돌림자가 '영(泳)'입니다. 할아버지의 첫 번째 손자라고 할아버지께서 '일영(一泳)'이라고 이름 지어주셨습니다. 그렇다고 제 동생 중에 '이영'이나 '삼영'이 등이 있지는 않습니다. 아! 사촌 중에 인영이는 있습니다. '이영'에 두 번째 자음인 'ㄴ'을 붙였습니다.

제 생일이 1월 2일입니다. 그래서 생년월일이 620102입니다. 이것도 '육이영일영'이라고 읽어야 합니다. '육이공일영이'는 괜찮습니다.

전에 조치원과 대전에서 하던 약국은 '10자약국'이었는데, 지금은 세종에서 '충대10자약국'을 하고 있습니다. 이것은 '일영자약국', '충대일영자약국'이 아니고 각각 '십자약국', '충대십자약국'입니다. 크리스천임을 나타내려고 '십자약국'이라고 이름 지은 이유도 있습니다.

plus102

제가 주로 쓰는 아이디는 'Plus102'입니다. 이것도 플러스일공이나 플러스일빵이라고 읽으시면 안 됩니다. 플러스일영이입니다.

Plus102에는 다음과 같은 뜻이 있습니다. Plus(+)는 Minus(-)의 반대로 각각 정(正), 반(反)을 뜻하므로 Plus는 정입니다.

1 아내가 하나 있습니다.

0 아들은 없고

2 딸이 둘 있습니다.

제게는 쥐 같기도 하고 새 같기도 한 박쥐처럼 간에 붙었다, 쓸개에 붙었다 하는 것이 몇 가지 있습니다

박쥐1

제 생일이 1962년 1월 2일이라고 했지요? 음력으로는 1961년 11월 26일이어서 띠로는 辛丑 생 소띠입니다. 1961년 3월 1일~1962년 2월 28일 사이에 출생한 사람이 같은 학령이어서 학창 시절 제 친구들은 대부분 1961년생 소띠인데 저는 1962년생 소띠입니다. 그래서 제가 띠로는 1961년생, 주민등록번호로는 1962년생입니다. 새가 됐다가 쥐가 됐다 하는 박쥐처럼 간에 붙었다. 쓸개에 붙었다 합니다.

박쥐2

제가 고등학교를 1977년에 입학한 뒤 고등학교 2학년 때 교통사고를 당한 뒤 1년 휴학하는 바람에 함께 입학했던 친구들과 같이 졸업하지 못하고 1년 뒤에 졸업했습니다. 그래서 고등학교에 같이 입학

했던 친구들은 1980년에 졸업했는데. 저는 1981년에 졸업했으므로 공식적으로는 1981년 졸업생인데도, 비공식적으로 1980년 졸업생이라고 우기고 있습니다. 역시 간에 붙었다. 쓸개에 붙었다 합니다.

박쥐3

제 목소리를 전화로 들으면 여자 목소리처럼 들린다고 합니다.

대전에서 약국 할 때 어느 집에 전화를 걸 일이 있었습니다.

전화: (아이 목소리) 여보세요.

나: ○○네 집이지요?

전화: 예.

나: ○○니?

전화: 예.

나: 아! 십자약국인데 엄마 계시니?

전화: 예.

나: 엄마 좀 바꿔줘.

전화: (전화기 너머로) 엄마! 십자약국 아줌마래요.

나: (세상에)

그래서 그 뒤로는 전화를 받을 때 첫 목소리는 좀 굵게 냈습니다.

그랬더니 제 목소리를 아는 친구가

“너 어디 아프니? 목소리가 왜 그래?”하고 걱정해줍니다.

제 아내도 제 목소리를 못 알아듣고 잘못 전화한 줄 알고 전화를 끊기도 했습니다. 지금도 제가 전화 받으면 여자 말고 남자를 찾기도 합니다. 목소리로 남자가 됐다가 여자가 됐다가 합니다.

한 끗 차이

제 생일 1월 2일은 신정 1월 1일과 하루 즉 한 끗 차이입니다.

제 아내는 생일이 음력 5월 4일입니다. 단옷날과 한 끗 차이입니다.

저는 일영(10)인데,
아내는 구(9) 씨입니다.
저는 두 자릿수,
아내는 한 자릿수,
10과 9의 차이도 1이니
역시 한 끗 차이입니다.
그래서 저희는 한 끗 차이 부부입니다.

이랬는데, 3년 전 저희 작은딸이 미국에서 아들을 낳았습니다. 저와는 성(姓)도 다르고 국적도 다르고 띠만 같은 다섯 바퀴 띠동갑 외손자입니다. 이 외손자는 12월 1일생인 저희 딸과 한 달 차이인 11월 1일에 태어났습니다. 역시 자기 엄마랑 한 끗 차이입니다.

유유상종

초등학교 4학년 때 만나 지금도 친하게 지내는 죽마고우가 있습니다. 그 친구는 생일이 추석 전날입니다. 그러니 저 친구도 생일이 한 끗 차이입니다. 정말 끼리끼리 놉니다. 이런 게 유유상종이지요?

제게는 또 범털처럼 잘 나가다가 한순간에 개털이 되어 버린 것도 몇 가지 있습니다.

개털 1

예전에는 신정 연휴라고 해서 1월 1일부터 3일까지 공휴일이었습니다. 그 당시에는 최장기 공휴일이었습니다.

그래서 저는 저 죽마고우에게

"내 생일에는 휴가도 준다."라며 자랑했습니다.

그러면 그 친구는

"내 생일엔 오전수업만 해."라며 맞받았습니다.

그런데 이제 신정 연휴가 없어져서 제 생일은 개털이 되었고, 제 친구의 생일은 황금연휴가 됐습니다. 게다가 친구 생일은 대체 휴일까지 보장받습니다.

개털 2

제 이름이 10이니 열 손가락 중에서는 가장 큰 수입니다. 그래서 하나 작은 구(9) 씨 규수를 아내로 맞았습니다. 그래서 저는 제가 언제나 이길 줄 알았습니다. 그런데 사회에서는 숫자의 크기가 아니고 끗수를 더 중요하게 여긴다는 것을 결혼 후에야 알았습니다. 그래서 갑오인 아내에게 언제나 꼼짝 못 합니다. 제가 열 손가락 중에서 제일 큰 10인데도 9 씨 아내를 만나 개털이 되었습니다.

그러나 개털처럼 시원찮아지기만 한 건 아니고, 업그레이드된 것도 있습니다.

업그레이드 1

저와 아내가 생일이 모두 특정일과 하루씩 어긋나는 한 끗 차이라서 결혼은 5월 5일 제날짜에 맞춰서 했습니다. 그랬는데 큰딸과 작은딸이 각각 7월 15일, 12월 1일에 태어났습니다. 이 날짜는 각각 광복절(8월 15일), 신정(1월 1일)과 한 달(31일) 차이입니다. 이것도 한 끗 차이입니다. 겨우 하루 차이인 엄마, 아빠보다 31배로 업그레이드됐습니다.

업그레이드 2

그랬는데 저희 작은딸에게는 10과 9 겨우 한두 자릿수 가지고 '도토리 키 재기'하는 엄마·아빠가 가소롭게 보였나 봅니다. 그래서인지 남편감은 조 씨를 데려왔습니다. 1,000,000,000,000이니까 자그마치 13자리 수입니다. 31과 13은 순서만 바뀌었습니다.

숫자로 표현되는 성씨

우리나라의 성씨에는 제 아내의 성처럼 숫자로 표현할 수 있는 성씨가 많이 있습니다.

자연수	성씨
1	한 씨, 원 씨
2	이 씨, 두 씨, 양 씨
3	석 씨
4	사 씨
5	오 씨
6	육 씨
9	구 씨
100	백 씨
1,000	천 씨
1,000,000,000,000	조 씨
10,000,000,000,000,000	경 씨

이런 자연수 외에 다음과 같은 비자연수 성씨도 있습니다.

비자연수	성씨
0	공 씨
½	반 씨

이외에 다음과 같은 숫자가 아닌 대비되는 단어에 해당하는 성씨도 있습니다.

자연수	성씨
All / None	온 씨, 전 씨 / 노 씨, 안 씨
Front / Back	전 씨 / 후 씨
Yes / No	예 씨, 가 씨 / 노 씨, 부 씨
Man / Woman	남 씨 / 여 씨
Gold / Silver / Bronze	금 씨 / 은 씨 / 동 씨
Heaven / Earth	천 씨 / 지 씨

Sunny10

이것은 어떻게 읽으셨나요? '써니일영'이라고 읽으신 분은 학습능력이 좋으신 분입니다. 배운 것을 잘 기억하시는 거지요.

제 아내의 이름이 해○입니다. 그런데 대부분 혜○이라고 알아들어서 해를 강조하려고 별명을 써니(Sunny)라고 지어주었습니다. 그랬더니 제 이름과 만나면 Sunny10(써니텐)이 됩니다. 흔들어주세요. ^^

이제까지 적은 내용을 보고 저에 대해 많은 사람이 오해하는 게 몇 가지 있어서 해명하려고 합니다.

오해 1

제가 교통사고 후 뇌수술을 받았는데도 약사가 됐으니 머리가 좋은가 보라고 생각하는 것이 첫 번째 오해입니다. 실은 뇌수술을 받아서 머리가 좋아진 것입니다. 뇌수술을 받은 덕에 머리가 좋아져서 대학에도 갈 수 있었습니다.

오해 2

저희 작은딸은 성악을 전공했습니다. 이 말을 들은 사람은 저도 노래를 잘하는 줄 오해합니다. 저희 아내는 성악 박사인 제 작은딸이 인정하고 부러워할 정도로 노래를 잘 부르는데, 저는 사실 음을 다스리는 음치입니다.

좋은 차는 엔진이 좋으니까 좋은 차라는 말을 듣지만, 엔진만 좋다고 좋은 차라는 말을 들을 수는 없습니다. 엔진 말고 브레이크도 좋아야 합니다. 제가 제 딸에게는 노래의 브레이크를 물려주었습니다.

오해 3

제가 유머를 섞어 약을 설명한다고 원래 재미있는 사람인 줄 오해하는 사람이 있습니다. 대전에서 약국 할 때 약국에서 알바하던 아가씨가 하나 있었습니다. 그녀는 초등학교 때 우리 약국에 왔던 아가씨입니다. 그 아가씨가 초등학교 때는 제가 무서워 보였답니다.

제가 이래 봬도 '무서운 사람'입니다.

척척 약사, 삼척 약사

제가 친구들에게, 또 네이버 지식iN에서 약에 관해 글을 쓰며 척척박사 아닌 척척 약사, 삼척동자 아닌 삼척 약사로 행세하고 있습니다.

잘난 척, 아는 척하는 척척 약사

유식한 척, 명석한 척, 똑똑한 척하는 삼척 약사입니다.

제가 가방끈이 짧으므로 이 책의 내용 모두가 정답이라고 할 수는 없습니다. 근거가 부족한 것도 많이 있습니다.

2. 약사가 된 이유는

공대에서 약대로

제가 약사가 된 것이 어려서부터 약사가 되고 싶었기 때문은 아닙니다. 제가 초등학교 때(사실은 제가 초등학교를 못 나왔습니다. 국민학교를 나왔지요. ^^)부터 과학 실험을 좋아했고, 뭔가 만들고 조립하기를 좋아해서 과학자가 되고 싶어 공대에 가려고 했습니다.

그런데 46년 전인 고등학교 2학년 때 자전거로 학교에 가다가 트럭에 치이는 교통사고로 뇌수술을 받았습니다. 그 사고 후유증으로 걸음걸이가 좀 불편합니다.

그래서 고등학교 3학년, 대학 입학 원서를 쓸 때 담임 선생님께서, "너는 몸이 불편하니 공대 말고 약대를 가는 게 좋겠다."라고 권하셔서 생각지도 않게 충남대 약학과에 지원하여 가게 되었습니다. 당시는 충남대 약학과가 이과대학 소속이었다가 제가 졸업한 뒤에 약학대학 소속으로 바뀌었습니다.

주위에서 의대를 권한 사람도 있었으나, 사람의 생명을 책임진다는 것이 두려웠고, 제가 입원해서 치료받을 때 아팠던 기억 때문에 의대는 생각하지 않았습니다. 저는 제가 아픈 것은 잘 참는 편인데, 남이 아파하는 것은 못 참습니다.

그때 저는 약학과에서는 뭘 배우는지, 여학생이 많다는 것, 화학을 깊이 있게 배운다는 것 등 아무것도 몰랐습니다. 제가 약학과에 원서를 냈다니까 어떤 친구는 "너 여학생이 많아서 거기 가려는 거지?"라고 놀리기도 했습니다. 입학하고 보니 동기생 48명 중 20명이 여학생일 정도로 여학생이 많은 것이 사실이었습니다.

약대에서 배워보니

이렇게 뜻하지 않게 가게 된 약학과에서 배우면서 보니, 배우는 것 중에 일상생활에서 알아두면 도움이 될 만한 내용이 많았습니다. 그래서 주위 사람들에게 그런 것을 알려주며 아는 척하기도 했습니다.

졸업 후에는, 약사로서 어차피 결국에는 해야 할 약국 생활을 처음부터 한다는 것이 내키지 않았고, 또 다른 것도 경험해보고 싶어서 처음에는 제약회사에서 직장생활을 했습니다.

그러다가 결혼 후 조치원에서 약국을 시작했습니다. 처음에 약국을 하면서도 돈을 많이 벌겠다는 생각보다는 뭔가를 배우겠다는 생각을 먼저 했습니다.

'전재' 약사라 불리다

제가 뇌수술을 받았는데 약사가 된 것을 알게 된 사람 중에는 "머리가 좋은가 보다."라고 말하는 사람이 있습니다. 이럴 때 저는 오해하시는 거라고 말합니다. 뇌수술을 받아서 머리가 좋아졌다고 말합니다.

성형 수술을 받으면 얼굴이 예뻐지고, 쌍꺼풀 수술을 받아도 눈이 예뻐지며, 백내장 수술을 받으면 시력이 좋아지는 것처럼 뇌수술을 받아서 머리가 좋아졌다고 말합니다.

뇌수술을 받기 전에는 고등학교밖에 못 갔는데, 뇌수술을 받은 뒤에 대학에도 갔고, 약사도 된 것이 증거입니다. 청소년들에게 이런 이야기를 하면 그들은 대뜸 "재수 없다.", "밥맛 떨어진다."라며 격하게 반응합니다.

그래서 저는 천하에 재수 없는 '천재' 약사로 불립니다.

3. 약을 설명하는 글을 쓰다

친구들에게 약을 설명하다

그 뒤 대전으로 약국을 옮겼는데, 고등학교 친구 모임에 나가면서 인터넷카페와 메일 등을 이용해서 친구들에게 약에 관한 상식 등을 보내주기 시작했습니다. 지금도 SNS를 통해 보내주고 있습니다.

문과 출신 친구들도 읽을 글이라, 복잡한 학술적인 내용은 빼고 쉽게 이해할 수 있도록 말하듯이 글을 썼습니다.

차를 운전하는 사람이 차를 만들 필요까지는 없다고 생각했기 때문입니다. 이해하기 쉽게 하려고 비유를 많이 섞어서 글을 썼습니다.

사실은 제가 가방끈이 짧아서 복잡한 학술적인 내용을 모르기 때문에 학술적인 깊은 내용은 적을 엄두도 내지 못했습니다. 몇 년 전에 썼던 글인데, 지금 보니 잘못된 내용도 많이 보입니다.

칼럼니스트가 되다

이것이 계기가 되었는지 몇 언론과 건강보험심사평가원 사이트에 칼럼을 쓰게 되었고, 건강보험공단 자문 약사로 주로 어르신들의 질문에 답변하기도 했습니다.

4. 네이버 지식iN 상담 약사

2014년 말에 대한약사회를 통해 네이버 지식iN 상담 약사로 등록하여 네이버 지식iN에서 약에 관한 네티즌의 질문에 답변하고 있습니다. 친구들에게 보내주었던 내용과 여러 칼럼을 쓰면서 정리해두었던 것을 바탕으로 답변하고 있습니다.

네이버 지식iN에서 네티즌들의 질문에 답변하면서 저도 몰랐던 것을 많이 배우고 있습니다. 남을 도우려고 시작했는데, 제게도 도움이 됩니다. 제가 미처 못 본 언론 보도내용을 알려주는 질문도 많이 받습니다.

네이버 지식iN에서는 그전에 칼럼이나 자문 약사 활동을 통해 많이 설명했던 약보다는 젊은이들이 더 관심을 두는 약에 관한 질문에 답변을 많이 하게 되어 제 지식의 범위가 넓어졌습니다. 그러다 보니 그간 접하지 못했던 약도 많이 알게 되었습니다.

약만으로 모든 것을 해결하려는 요즈음 네티즌들에게, 약을 다른 각도로 설명하곤 합니다. 약만으로 병이 치료되는 것이 아니고, 약은 자연 현상을 이용해서 회복을 돕는 것이라는 것을 강조하며 설명하고 있습니다. 약에만 의존하지 말라고 답변에 덧붙이기도 합니다.

네이버 지식iN에서 네티즌의 질문에 답변하고 있는데요. 답변하기 아주 힘든 질문이 올라오는 것이 아니므로 가볍게 답변하고 있습니다.

비유로 설명

네이버 지식iN 질문에 답변하면서 비유를 많이 섞어서 설명합니다. 친구들에게 설명할 때 편하게 비유를 들어 설명하던 것이 바탕이 된 것이지요.

비난 댓글 3종 세트

1. 오타

문제는 제가 워낙 독수리 타법을 능숙하게 구사하다 보니 답변에 오타가 매우 심하다는 것입니다. 제가 프로야구 한화 이글스 팬이라 독수리 타법을 주로 사용하는 것 같습니다. 키보드 치면서 모니터는 절대 못 봅니다. 제 네이버 닉네임이 '5tarking'입니다. 드디어 오타 왕에도 등극했습니다.

"약사가 무슨 오타가 저렇게 많냐? 약사 맞냐?"라는 댓글도 달립니다.

그래서 이런 지적에는 이렇게 합니다.

"제가 초등학교를 못 나왔습니다. 그래서 오타가 많은데요. 초등학교를 못 나오고 국민학교를 나왔는데 그것도 6년밖에 못 다녀서 오타가 많습니다."라고 댓글을 답니다. 국민학교에서는 PC와 모바일기기를 보지도 못해서 오타가 많다고 하며, 오타가 없는 글은 실수라고도 합니다. 그러면 "재치 있다.", "재미있다."라는 댓글이 달리기도 합니다.

어떤 초등학생은 이런 사람은 답변하지 못하게 해야 하는 것 아니냐는 댓글도 달았습니다.

2. 오답

또 제가 약사여도 모든 것을 다 알지는 못하니 간혹 잘못된 답변을 올리기도 합니다. 그러면 옳은 답변에는 별 반응을 하지 않다가도 틀린 답변에는 비난이 쏟아집니다.

"약사가 그것도 모르냐? 이런 약사는 면허 뺏어야 한다."

저 면허 여러 번 뺏길 뻔했습니다. 그래서 면허증도 여러 장 복사해 두었습니다.

이런 댓글에는 "제가 약사 시험에 만점으로 합격했던 것이 아니어서 모든 것을 다 알지는 못합니다."라고 댓글을 답니다.

3. 틀린 맞춤법

간혹 맞춤법을 틀린 글로 답변하기도 합니다. 그것을 지적한 댓글에는

"약사 고시에는 국어 과목이 없어서 맞춤법이 엉망입니다." 라고 댓글을 답니다.

지식iN 댓글에서

지식iN에 답변하면 댓글이 많이 달리곤 합니다.

1) 전에 지식iN에서 어떤 사람이,

“머리를 다친 뒤 술을 마시면 뇌에 문제가 생기지 않나요?”

라는 질문을 계속 올리기에,

“내가 교통사고로 뇌수술도 받았는데 술은 마시지 않지만, 뇌에 문제가 생기지는 않았다.”

라고 답변했더니 어떤 사람(저 사람이었을 것 같습니다.)이 다른 댓글에서

“대단하다. 그런데 뇌수술을 받았으니 치매에 걸리기 쉽지 않겠느냐?”고 질문했습니다.

그래서 물론 저도 치매에 걸릴까 봐 걱정되기는 한다고 했습니다. 그래서 그러지 않도록 하나님께 기도한다고 했습니다.

그러면서 “모든 사람은 분명히 죽습니다. 그러나 죽기 전까지는 죽을 것을 걱정만 하는 것이 아니라 최선을 다해 살지 않나요?”라고 대답해줬습니다.

2) 또 어떤 사람이 술 먹고 타이레놀을 먹어도 되느냐고 물었기에

타이레놀 먹은 뒤에 간 기능이 정상인 사람이라도 24시간 이상 지난 뒤에 술을 마셔야 한다고 답변했더니

그 사람이 “나는 술 먹고 타이레놀 먹었어도 아무렇지 않던데요?”

라고 댓글을 달았기에

'신호 위반하고 무단횡단한다고 다 사고 나는 건 아닙니다.'라고 댓글을 달았더니 자신의 댓글을 지웠습니다.

3) 수면제를 몇 개나 먹어야 죽나요?

하는 질문에,

수면제는 하나만 먹어도 200년 더 살면 죽습니다. 농담입니다.

라고 답변했더니 댓글이 달리길

"의사 새끼가 농담하네."

했기에 제가 다시 이렇게 댓글을 달았습니다.

"저는 의사 새끼가 아니고 할아버지 약사입니다."

힘나게 하는 질문 답변 댓글

지식인 답변에 기분을 상하게 하는 댓글만 달리지는 않습니다. 몇 년 전에 달았던 답변에는 긍정적인 댓글도 달렸습니다.

Q. 운동 후 포도당을 먹어 글리코겐을 합성한다는데

운동 후 포도당을 왜 먹는건지 글리코겐의 역활이 무엇인지 궁금합니다!!

A. 안녕하세요. 네이버 지식iN 상담 약사 정일영입니다.

포도당의 역할을 정리해보겠습니다.

음식물이란 3대 영양소인 탄수화물, 지방, 단백질을 공급할 수 있는 것을 말합니다.

그 이유는 이런 3대 영양소에서 포도당이 만들어지고, 이 포도당에서 세포를 움직이게 하는 열량이 나오기 때문입니다.

먹어서 포도당을 만들 수 있는 것이 음식물이고, 이런 포도당을 만들어내기 위해서 우리 몸에서는 음식물을 소화하고 대사합니다.

포도당의 역할을 정리하겠습니다.

배가 고플 때 맹물을 마시면 배는 나오지만, 허기는 여전합니다. 그러나 사탕이나 초콜릿을 한 조각 먹으면 배는 안 나오지만, 허기는 가십니다.

이것은 맹물에는 포도당이 없고, 사탕이나 초콜릿을 먹으면 그 안에 들어있는 당질이 포도당으로 되기 때문입니다. 이 포도당은 피로 들어가고, 이어서 세포로 갑니다. 그러면 뇌는 배가 부르다고 느낍니다. 그 원리도 좀더 자세히 설명하겠습니다.

탄수화물은 녹말처럼 탄소와 수소로 구성된 물질입니다. 주로 식물이 광합성작용을 통해 합성해서 식물이 씨나 열매 안에 저장해두고 있습니다. 그러면 인간이나 여러 초식동물이 이런 식물의 씨나 열매를 통해 탄수화물을 얻어서 생명 활동을 이어갈 수 있습니다.

그런데 이런 식물성 식사를 하지 않는 육식동물은 탄수화물을 먹지 않는데 포도당을 어디에서 얻을까요? 3대 영양소인 탄수화물, 지방, 단백질이 소화와 대사 과정을 거치면 모두 포도당으로 바뀝니다. 위에서 포도당이 세포로 가면 배가 부르다고 이야기했지요? 이처럼 먹어서 포도당을 만들어낼 수 있는 것이 음식입니다.

생물체마다 음식이 될 수 있는 것은 다릅니다. 예를 들어 염소는 종이를 먹어도 소화해서 포도당을 만들어내므로 종이가 음식이 됩니다. 그러나 사람은 종이를 소화하지 못하므로 종이는 음식이 아니지요.

이 포도당은 몸의 세포를 움직이게 하는 연료가 됩니다. 포도당이 있어야 세포가 움직인다는 뜻입니다. 그래서 운동할 때 포도당이 있어야 하고, 또 포도당이 소모됩니다.

사탕이나 초콜릿에 들어있는 탄수화물 같은 당질은 소화되면 바로 포도당으로 되어 세포로 가므로 배가 바로 부르지만, 단백질이나 지방은 소화된 뒤에 간에서 대사되어야 포도당으로 되어 세포로 가므로 배가 좀 천천히 불러집니다. 그래서 회식할 때 고기를 먼저 먹고 밥을 나중에 먹습니다. 밥을 먼저 먹으면 배가 금방 불러서 고기 먹기가 어렵겠지요.

또 하나, 밥 먹을 때가 되면 배가 고파집니다. 그런데 그럴 때 식사하지 않고 시간이 지나면 배가 안 고픕니다. 왜 그럴까요? 몸이 적응했을까요?

그것이 아니고, 간에서는 포도당을 글리코겐이란 포도당 덩어리 상태로 저장해둡니다. 식사가 좀 늦어지면 간에 있는 글리코겐이 포도당으로 분해되어 핏속으로 들어가 세포로 갑니다. 그래서 먹지 않았지만 배고픈 것이 느껴지지 않습니다.

운동하면서 포도당을 소모했으니 포도당을 보충해준다는 뜻이 되겠습니다.

<댓글>

2024.02.06. 20:40:17

알려주셔서 감사합니다.

2020.04.10. 11:32:42

진짜 체형관리 때문에 영양관리하는데 이런 분들이 많았으면 좋겠습니다. 되도않는 광고붙이는 사람보다 진실되고 설득력있어요! 좋은 지식나눔 감사드려요 건강하세요!

2019.09.16. 16:29:25

굿이다

2019.08.05. 02:19:17

이 분은 참 한결 같이 답변을 일일이 구체적으로 친절하게 설명해주시더라고요.그 모습을 보면 참 감사하고, 존경스러워서 본받아야겠다는 마음이 생깁니다. 항상 감사합니다.

2019.07.21. 17:06:02

와,,,이런게 지식인이지 덕분에 궁금했던거 다량으로 이해하고 갑니다.

유투브로 약에 관한 내용들 잘 편집해서 올려도 인기 많으실거 같습니다! 유투브 채널 하나 만드시면 댓글 부탁드립니다~

2019.06.28. 20:54:32
참 이해가기 쉽게 잘 정리해주신 글. 잘 보고갑니다.

2019.03.04. 13:03:22
고맙습니다 . 저는 포도당캔디를 취급하지 않습니다.

2019.03.04. 12:45:33
근래에 과로로 너무 피곤해서 약국에서 포도당캔디를 먹으며 문득 궁금했던 포도당의 역할인데 정말 저의 기준에서 완벽한 답변입니다. 답변이 너무좋아 주변에 링크까지 보내게 되네요. 감사합니다 약사님. 도움받은 김에 같은 가격이라 할 지라도 약사님께 포도당캔디를 좀 대량 구매하고 싶은데 가능할까요?

절대신이 되다

이렇게 답변하다 보니 2021년 3월에는 지식iN 최고 등급인 절대신이 되었습니다. 절대신 등급은 채택 답변 5만 개 이상, 지식iN 내공 500만 점 이상일 때 부여됩니다.

5. 생각을 바꾸면 운명이 바뀐다

윌리엄 제임스라는 심리학자가 이런 말을 했다고 합니다.

"생각이 바뀌면 행동이 바뀌고 행동이 바뀌면 습관이 바뀌고 습관이 바뀌면 인격이 바뀌고 인격이 바뀌면 운명이 바뀐다."

말의 힘

저는 여기에 하나를 더 덧붙이고 싶습니다.

"생각이 바뀌면 말이 바뀌고, 말이 바뀌면 행동이 바뀌고 행동이 바뀌면 습관이 바뀌고 습관이 바뀌면 인격이 바뀌고 인격이 바뀌면 운명이 바뀐다."

이렇게요.

하나님은 말씀으로 세상을 창조하셨습니다(구약성경 창세기 1장). 말씀에 능력이 있는 것입니다. 하나님께서는 하나님의 형상을 따라 하나님을 닮은 모습으로 사람을 만드셨기에 사람의 말에도 능력이 있습니다. 말 때문에 사람이 죽기도 하고 살기도 합니다.

구약성경 민수기 14:28에서 하나님은

"*너희 말이 내 귀에 들린 대로 내가 너희에게 행하리니*"라고 말씀하셨습니다.

하나님은 우리가 말한 대로 하시겠다고 하십니다. '말이 씨가 된다.'라는 우리 속담과도 일맥상통합니다.

이런 말의 힘을 보여주는 연구 결과가 있습니다.

일본인 학자 에모토 마사루는 '물은 답을 알고 있다'라는 책에서, 물에 좋은 말(격려, 칭찬, 감사 등)을 했더니 물이 좋은 물인 육각수로 바뀌더라는 연구 결과를 발표한 바 있습니다.

이런 말의 힘을 보여주는 다큐멘터리가 TV에 방송된 적도 있습니다.

밥을 유리병 두 개에 나누어 넣고, 하나에는 칭찬하며 좋은 말을 해주고 다른 하나에는 흉을 보고 나쁜 말을 했더니 두 밥에 모두 곰팡이가 피었는데, 좋은 말을 해준 밥에는 구수한 냄새가 나는 흰 곰팡이가 피었고, 나쁜 말을 해준 밥에는 고약한 냄새가 나는 검은 곰팡이가 피었다는 내용입니다.

인체는 체중의 70%가 물입니다. 이처럼 물주머니인 사람에게 좋은 말을 해주면 사람도 좋아질 것입니다.

사람은 말을 하기 전에 먼저 생각하게 마련입니다. 따라서 생각을 바꾸면 말도 바뀌게 됩니다.

생각과 말을 바꿨던 제 경험입니다.

비난하지 말자

제가 중학교 때 어느 친구(A)에게 또 다른 친구(B)를 흉본 적이 있습니다.

"난 B가 싫어."라는 내용으로 기억합니다.

그런데 A가 제게 아주 곤란하다는 듯이

"나는 누구 말을 들어야 할지 모르겠다. B도 너에 대해서 그런 얘기를 하더라."

라고 얘기했습니다.

전 그때 이 말에 충격을 크게 받았습니다. 저는 제 주위의 사람들이 다 저를 좋아하는 줄 알았습니다. 지금 생각하면 제가 참 교만했던 것입니다.

이 일이 있고 나서 저는, '나를 좋아하는 사람이 있으면 나를 싫어하는 사람도 있고, 또 나를 싫어하는 사람이 있으면 나를 좋아하는 사람도 분명히 있다.'라고 생각하게 되었습니다. 그 뒤로는 다른 사람을 거의 험담하지 않게 되었습니다.

그러다가 FM 라디오를 들으며 공부하던 고등학교 때. 라디오에서 진행자가 "남에게 손가락질할 때 손가락 하나는 남을 향하지만, 다른 손가락들은 나를 향한다."라고 하는 말을 듣고 저 경험을 다시 생각했습니다.

그런데 그 뒤에 이런 말도 들었습니다.

"남에게 손가락질할 때 손가락 하나는 남을 향하고 세 개는 나를 향하지만, 나머지 하나는 하늘을 가리킨다."라는 말입니다.

약사인 제가 생각해보니, 일리가 있습니다.

현대인의 병은 대부분 마음에서 온다고 합니다. 스트레스 때문이라고 하지요. 어느 사람을 미워하거나, 또 그 사람의 흉을 보면 흉을 보는 당사자의 마음에 그 사람을 미워하는 마음, 비난하려는 마음, 분노의 마음 등이 생깁니다.

그러면 그런 생각을 하는 당사자는 괜히 기분이 나빠지고 혈압이 올라가고 밥맛도 떨어지고 소화도 안 되고 잠도 못 자는 등 여러 나쁜 증상이 생깁니다.

그렇지만 정작 흉의 대상이 되는 사람에게는 아무런 해가 없습니다. 그 사람은 편안히 잠도 잘 자면서 생활할 것입니다. 괜히 흥분한 사람만 손해를 보는 겁니다.

내가 누군가를 미워해서 욕하면 그 말을 누가 가장 먼저 들을까요? 예, 나 자신이 가장 먼저 듣습니다. 앞에서 말했듯, 나쁜 말을 들은 밥이 어떻게 됐지요?

이런 성경 말씀이 생각납니다.

비판을 받지 아니하려거든 비판하지 말라(신약성경 마태복음 7:1).

그랬는데, 저 친구 B가 지금은, 다른 친구들에게 "일영이는 중학교 때 학급 석차와 전교 석차가 같았어."라고 말해줍니다.

그 친구가 나를 싫어한다는 말을 듣고도 그 친구와 다투지 않았더니 제 편이 되어 준 것입니다. 남을 비판하지 않으면 서로가 편해집니다.

지금 생각해보니

제가 46년 전에 저를 치었던 그 트럭 기사를 생각하며 그를 미워한 적이 한 번도 없었습니다. 저뿐 아니고, 우리 가족 모두 그 기사에 대해서는 말한 적이 없습니다. 제가 만일 그 기사를 생각하며 지금까지 그를 미워하고만 있었다면 제가 지금처럼 웃으며 긍정적으로 지내지는 못했을 것입니다.

그때의 사고 때문에 발목 잡히지 않아 그 일을 아예 생각도 하지 않고 지냈더니 제 마음이 편한 것으로 생각됩니다.

아직도 그 사람을 비난하며 미워하고 있다면 제가 더 큰 해를 받았을지도 모르겠습니다. 이것도 과거에 발목 잡히지 않는 것이겠지요? 그 기사님 덕에 제 머리가 좋아져서 약사도 되지 않았습니까? ^^

자신을 시기해서 죽이려다가 노예 상인에게 팔아버린 형들을 용서하는 요셉에 관한 성경 말씀이 생각납니다.

요셉이 아버지를 장사한 후에 자기 형제와 호상꾼과 함께 애굽으로 돌아왔더라.

요셉의 형제들이 그들의 아버지가 죽었음을 보고 말하되 요셉이 혹시 우리를 미워하여 우리가 그에게 행한 모든 악을 다 갚지나 아니할까 하고

요셉에게 말을 전하여 이르되 당신의 아버지가 돌아가시기 전에 명령하여 이르시기를

너희는 이같이 요셉에게 이르라 네 형들이 네게 악을 행하였을지라도 이제 바라건대 그들의 허물과 죄를 용서하라 하셨나니 당신 아버지

의 하나님의 종들인 우리 죄를 이제 용서하소서 하매 요셉이 그들이 그에게 하는 말을 들을 때에 울었더라.

그의 형들이 또 친히 와서 요셉의 앞에 엎드려 이르되 우리는 당신의 종들이니이다.

요셉이 그들에게 이르되 두려워하지 마소서 내가 하나님을 대신하리이까

당신들은 나를 해하려 하였으나 하나님은 그것을 선으로 바꾸사 오늘과 같이 많은 백성의 생명을 구원하게 하시려 하셨나니

당신들은 두려워하지 마소서 내가 당신들과 당신들의 자녀를 기르리이다 하고 그들을 간곡한 말로 위로하였더라.(구약성경 창세기 50장14~21절).

과거에 너무 얽매이지 않고 남의 잘못을 맘에 새기지 않는 것은 내게도 도움이 됩니다.

"원수는 물에 새기고 은혜는 돌에 새겨라."라는 이야기도 있습니다."

다음은 생각과 말을 통해서 좋은 영향을 주었던 사람들의 예화입니다.

결석에 비해…

제가 고등학교 1학년 때 복막염 수술을 받아 2달 정도 학교를 결석한 적이 있습니다. 그 후 퇴원하고 얼마 후 중간고사를 치렀습니다. 당연히 성적은 엉망이었습니다. 담임선생님께서 성적표의 가정 통신문에 다음과 같이 적어주셨습니다.

"장기 결석에 비해 준수한 성적입니다. 격려해주세요."

선생님의 격려 덕에 그 뒤로 제 페이스를 곧 회복할 수 있었습니다.

용서할 대상을 넘어

김용기 교수님이란 분이 계십니다.

이분은 2살 때 소아마비를 앓아 목발을 사용하면서도 초등학교 때 아버지가 자전거로 등하교를 시켜주셔서 6년을 개근하셨습니다.

그러다가 대학 입시에서 약대에 응시했는데, 장애인이란 이유로 합격하지 못했습니다. 그 뒤 연세대 천문학과를 졸업했습니다.

그 뒤 어느 아가씨를 펜팔로 사귀었는데, 그 부모의 반대로 결혼하지는 못했습니다.

그때 김 교수님은

'내가 돈을 벌어서 나를 불합격시킨 대학교를 사서 나를 떨어뜨린 교수들을 다 쫓아내고 나의 입학을 반대한 사람들 코를 납작하게 만들어주겠다.'라고 복수를 생각했다고 합니다.

그런데 지금은 그 사람들은 저렇게 복수할 대상이나 용서할 대상이 아니라 자신을 훈련한 훈련 파트너이니 감사해야 할 대상으로 생각한다고 합니다. 이렇게 생각한다면 저도 저를 친 그 트럭 기사님께 감사해야 하겠습니다. 천재(?)가 되게 해주었으니까요. ^.^

김 교수님은 지금 어느 국립대학교에서 천문우주학과 교수로 일하고 계십니다. 온 가족이 백두대간도 종주했습니다. 목사 안수도 받으셨습니다.

너희는 말이야…

지금은 고인이 되신 저희 작은아버지의 이야기를 소개하겠습니다.

저희 작은아버지 한 분이 생전에 고등학교에서 교편을 잡으시고 정년으로 퇴임하셨습니다. 이 작은아버지께서 충남의 어느 공고에 교장 선생님으로 부임하셔서 학부모님들과 학생들에게 이런 이야기를 하셨습니다.

학부모님들에게는,

"집에서 아이들에게,

"너는 공부를 못하니까 공고에 간 거다."라는 말을 절대 하지 마십시오. 그건 그 아이들을 두 번 죽이는 일입니다."

라고 말씀하시고,

그리고 학생들에게는,

"너희는 공부를 못해서 공고에나 왔다고 생각하지 마라. 사회에서는 의사나 판사 같은 사람을 부러워하지만, 그 사람들은 남이 병이 나거나 남이 어떤 일을 저질렀을 때나 필요한 사람이다. 스스로는 할 수 있는 일이 아무것도 없고 그저 남의 일이나 처리하는 사람들이다. 그러나 너희는 너희가 스스로 노력하면 얼마든지 새로운 것을 만들어낼 수 있다."

라고 이야기하셨다고 합니다.

작은아버지께서 이 학교에 계실 때 그 학교 전교생이 자격증을 따서 신문에도 실린 적이 있다고 합니다.

이때를 위한 믿음이다

대학 4학년 때 음주 운전자가 몰던 차와 충돌해서 온몸에 화상을 입었다가 기적적으로 살아난 이지선 교수님이 계십니다. 이 교수님이 화상 때문에 온몸을 붕대로 감고 병원에 입원해 있을 때 목사님이 오셔서

*"이때를 위한 믿음(구약성경 에스더 4장:14절)이다."*라고 말씀하셨습니다.

그 뒤 이 교수님은 수년간의 힘든 화상 치료를 마치고 미국에 유학해서 사회복지학 박사학위도 받고, 포항에 있는 한동대학교에서 상담심리사회복지학부에서 교수로 있다가 2023년 3월에는 모교인 이화여대의 교수로 일하게 되었습니다.

이 교수님이 쓴 책에 보면 교수님의 홈페이지에 올린 다른 사람의 댓글 중 "언니! 대단해요. 저 같으면 죽었을 거예요."라는 말이 가장 거슬렸다고 합니다. '그럼 나는 죽었어야 한다는 말이냐?'라는 생각이 들기 때문이라는 것입니다.

볼 수는 없어도

어릴 때 시각을 잃고 시각장애인이 되었지만, 미국에서 박사학위를 받고 미국 백악관 국가 장애위원회 정책 차관보로 일하셨던 고 강영우 박사님의 큰아들이 시각장애인인 아빠가 자기와 놀아주지 못하는 것을 불평한 적이 있었다고 합니다.

그때 강 박사님은 불을 끄고 점자책을 읽어주시면서

"아빠가 너와 같이 놀아주지는 못하지만, 불을 끄고도 네게 책을 읽어줄 수 있지 않니?"

라고 이야기하며

"네가 앞으로 훌륭한 안과 의사가 되어 아빠 같은 사람을 치료해 주면 되지 않을까?"라고 말했다고 합니다.

그 큰아들이 지금은 미국에서 영향력 있는 안과의사로 활동하고 있습니다.

강영우 박사님이 암으로 진단을 받으셨는데, 갑자기 세상을 떠나지 않고, 주변을 정리할 시간을 주셔서 하나님께 감사한다고 하셨습니다. 강 박사님은 결국 그 믿음대로 하나님의 품에 안기셨습니다.

자존감이 높으면

정태기 목사님의 이야기입니다.

정태기 목사님이 어릴 때 어머니 친구분이 집에 놀러 오셔서 자신을 보고

"쟤는 왜 저렇게 못생겼어요?"라고 하셨답니다.

또 대학 때는 어느 여학생이 "너는 왜 그리 못생겼니?"라고 했답니다.

그 뒤로는 길 가다가 여자가 앞에 있으면 옆길로 피해 다녔다고 합니다.

그 뒤 정 목사님은 목사가 되었고, 딸을 낳았는데, 그 딸에게 다른 사람이 "너는 못생겼다."라는 말을 했다는 말을 제삼자로부터 전해 들었답니다.

그래서 그 딸이 어떻게 지내는지 살펴보니 아무렇지 않게 지내는 걸 보고 신기해서 딸에게 물었다고 합니다.

"누가 너보고 못생겼다고 했다며?"

딸이 말하길 "예, 그랬어요."

"그런데 아무렇지도 않니?"

"걔가 나더러 못생겼다고 한다고 내가 더 못생겨지는 것도 아니고, 그런 말을 안 한다고 내가 더 예뻐지는 것도 아닌데, 내가 왜 그 말에 신경을 써요?"라고 했답니다.

자존감이 낮았던 목사님 자신은 남의 험담에 잔뜩 주눅 들었지만, 그렇지 않은 딸은 같은 말을 듣고도 아무렇지 않게 넘겼다는 것입니다.

자존감은 자신의 정체성을 깨달으면 키울 수 있습니다.

생각을 바꾸고 말이 바뀌면 인생이 달라집니다.

자신을 세상에서 가장 약하고 쓸모없는 겁쟁이라고 생각해서 집단자살하러 가다가 자기를 피하는 개구리를 보고 마음을 고쳐먹은 토끼처럼 생각을 바꾸면 어떤 어려움도 이겨낼 수 있습니다.

거울이 뭐라고 그래?

제 소개글에 제가 교통사고 후 뇌수술을 받았다는 내용을 적었습니다. 그 후유증으로 얼마간 한쪽 눈이 돌아간 적이 있습니다. '사시'라고 하지요. 사시는 대개 눈이 안쪽으로 돌아가는데, 저는 한쪽 눈이 바깥으로 돌아가서 한 번에 두 군데를 같이 볼 수 있었습니다. 일거양득이었습니다. 학교 다닐 때 그걸 잘 활용했다면 시험 볼 때 많은 도움이 되었을 것 같습니다. ^^

그런 상태로 입원해 있었는데, 어느 날 병원 벽에 있는 거울에 비친 제 얼굴을 보고 너무 흉측해서 거울을 깨버리고 싶은 마음이 들었습니다. 그때 우울증을 앓았던 것 같습니다. 만 16살이었으니 그럴 수도 있었을 것입니다.

그래서 거울을 깨고 싶었다는 말을 어머니께 했더니 옆에서 그 말을 들으신 다른 환자의 보호자이신 어느 할머니께서

"거울이 뭐라고 그래? 거울은 왜 깨려고 그래?"

하시는 겁니다.

그 말씀을 듣고 제 맘을 고쳐먹었습니다. 그 뒤로는 제 얼굴을 흉측하다고 보지 않고 그냥 받아들였습니다.

콤플렉스

제가 교통사고 당한 뒤에 눈도 한쪽으로 돌아갔지만, 한동안 입을 다물면 입꼬리가 비뚤어진 적이 있습니다. 특히 입을 다물고 살짝 미소를 지을 때 그게 더 심했습니다. 그래서 사진을 찍을 때도 긴장

이 되곤 했습니다. 사진이 별로 마음에 들지 않을 때가 많았습니다.

이런 일이 수년간 계속되어 표정을 짓는 것이 콤플렉스가 되기도 했습니다.

자존감을 찾다

그러다가 20여 년 전 어딘가에서 활짝 웃는 제 모습이 모니터를 스쳐 지나가는 것을 본 적이 있습니다. 예전에 사진에서 자주 봤던 제 모습이 아니어서 제가 놀랐습니다. 그 뒤로는 자신 있게 웃을 수 있게 되었습니다.

그 일을 계기로 제 자존감이 살아났다고 생각합니다.

자존감은 마음의 면역력

면역력이 좋으면 감염병에 잘 걸리지 않고 혹시 걸려도 잘 이겨낼 수 있습니다.

면역력을 좋아지게 하려고 백신 등 예방주사를 맞습니다. 면역력은 육체의 질병 치료와 예방에 도움이 되지만, 마음의 질병에는 자존감이 도움이 된다고 생각합니다.

자존감은 자신이 누구인지 자각하면 키울 수 있다고 생각합니다. 자신의 약점을 미리 인정하면 자존감도 커질 수 있다고 생각합니다. 한쪽 눈이 옆으로 돌아가 우울감이 심했던 제게 "거울이 뭐라고 그래?"라고 말씀하셨던 할머니도 제 자존감을 키워주셨다고 생각합니다. 그래서 소크라테스가 "너 자신을 알라."라고 말했나 봅니다.

자신을 있는 그대로 인정하면 자존감이 살아날 수 있습니다.

자존감이 있으면 남의 말에 쉽게 일희일비하지 않습니다. 남의 비난을 그대로 인정하면 마음이 편합니다.

자신의 약점만 보며 주눅 들지 말고, 강점을 발견하고 그것으로 자신을 사랑하면 자존감을 키울 수 있다고 생각합니다.

첫 책을 낸 뒤

제가 2008년에 '실전 약국경영'을 펴낸 뒤 몇 게시판에 독자 서평이 올라왔습니다.

"뭐 이런 황당한 책이 다 있냐? 낚인 거지 뭐."

"이렇게 대꾸하면 환자가 기분이 나쁠 것이다, 약사인 내 친구도 그렇게 말했다."

"책 사고 처음으로 후회했다."

등 악평도 많지만,

"약사라면 꼭 봐야 할 책이다."

라는 평도 있습니다.

또 어떤 분이, 그 책에서 잠깐 언급했던 약(스테로이드제)을 구해 달라고 부탁하셨기에 한방약이 도움이 될 것 같아서 그 지역에 계시는 약사님을 소개해 드려서 도움을 드린 적도 있습니다.

약점을 인정했더니

제가 전에 실전 약국경영을 낼 때도 애초에 책으로 내려고 그런 에피소드를 약사 커뮤니티에 올렸던 것이 아니었던 터라 저런 비난에도 별로 마음이 상하지 않았습니다. 제 부족함을 인정했더니 저런 혹평에도 별로 기분 나빠하지 않고 가볍게 넘길 수 있었습니다.

요즈음은 네이버 지식iN 답변에 달리는 비난 3종 세트에도 실수를 인정하면서 유머를 곁들이니 화를 내지 않고 넘길 수 있습니다.

지금은 고인이 된 코미디언 이주일 씨가 처음 TV에 모습을 보일 때 자신을 소개했던 말이 기억납니다.

"저는 언뜻 보면 참 못생겼습니다."

"그런데 자세히 보면 정말 못생겼습니다."

권리 찾기

어떤 사람이 호텔을 예약하고 여행했습니다. 그런데 식사하면 숙박비가 더 들까 봐 식사도 하지 않고 냉장고의 음식도 안 먹었습니다. 여행을 마치고 체크아웃하는데, 직원이 왜 아무것도 안 먹었냐고 물었답니다.

돈을 더 내야 할까 봐 안 먹었다고 하니, 직원은 이미 숙박비에 식대까지 다 포함되어 있었다고 했습니다. 이 사람은 자신의 권리도 제대로 누리지 못한 것입니다.

자신에게 주어진 권리는 누려야 합니다.

신약성경 빌립보서 4장11~13절에는

"내가 궁핍하므로 말하는 것이 아니니라. 어떠한 형편에든지 나는 자족하기를 배웠노니, 나는 비천에 처할 줄도 알고 풍부에 처할 줄도 알아 모든 일 곧 배부름과 배고픔과 풍부와 궁핍에도 처할 줄 아는 일체의 비결을 배웠노라, 내게 능력 주시는 자 안에서 내가 모든 것을 할 수 있느니라."

라는 말씀이 있습니다.

이 말씀은 우리가 뭐든지 할 수 있는 능력자라는 뜻이 아니라 우리가 어떤 어려운 일도 이겨낼 능력이 있다는 뜻입니다.

할리우드 액션

교통사고 후유증으로 제 걸음걸이가 불편하니까 다른 사람 앞에서 걷는 것이 창피해서 밖에 나가 돌아다니기도 싫었던 적이 있습니다.

요즘 들어 이런 생각을 하게 됐습니다.

축구 경기에서 상대방이 건드리지도 않았는데 혼자 넘어지면 '할리우드 액션'이라고 해서 그 선수를 퇴장시킵니다.

그런데 지금 와서 생각해보니, 다른 사람들은 제가 불편하게 걷는 걸 보고 창피를 주지도 않았는데 저 혼자 창피하다고 느꼈던 것이 '할리우드 액션'이었을 것 같습니다. 계속 그렇게 생각했다면 저도 퇴장당했겠지요.

다른 사람이 특별한 의도 없이 무심코 한 말이나 행동에도 과격하게 반응하는 사람이 있습니다. 또는 상대방은 뭐라고 하지도 않았는데 혼자 이렇게 저렇게 생각하며 과격하게 반응하는 것도 '할리우드 액션'일 것으로 생각합니다.

6. 과거에 발목 잡히지 않기

threshold 값

이것은 우리 말로 문턱 값, 또는 역치(閾値)라고 합니다. 이것은 신경이나 근육이 반응을 일으키는 데 필요한 최소 자극의 세기를 말합니다. 어느 반응이 일어나기 직전 상황을 수치로 표현한 것을 뜻한다고 하겠습니다.

예를 들어 막대기로 사람을 찌를 때 점점 힘을 주면서 찌르다 보면 그 사람이 아프다고 느끼는 순간이 있을 것입니다. 이렇게 아프다고 느낄 때의 그 찌르는 순간의 힘을 'threshold 값'이라고 합니다. 뚜껑이 열리기 직전 상황을 수치화한 것으로 표현할 수도 있겠습니다. 이 수치가 작은 사람은 조금만 자극을 받아도 아프다고 느끼고, 이 수치가 큰 사람은 어지간한 자극에는 아프다고 느끼지 않습니다.

일반 진통제는 통증을 느끼게 하는 프로스타글란딘(PG)이 안 생기게 해서 아픈 것을 느끼지 않게 하지만, 마약성 진통제는 몸에서 신경이 통증을 느끼는 threshold 값을 높입니다. 즉 어지간한 통증에는 아프다고 반응하지 않게 한다는 뜻입니다. 쉽게 말하면 신경을 둔하게 하는 것입니다.

제가 교통사고라는 큰일을 당한 뒤 뭔가에 반응하는 threshold 값이 커졌나 봅니다. 그래서인지 어지간한 일에는 크게 반응하지 않게 되었습니다.

아울러 다른 사람의 실수도 별로 나무라지 않게 되었습니다. 그래서 그랬는지 대전에서 약국 할 때 약국에서 알바하던 어느 아가씨는 집에 가서 약사님은 실수해도 혼내지 않는다고 말했다고 합니다.

1978년 4월 19일

이날은 4·19 혁명 18주년 기념일이지요? 그러나 제게는 그게 중요한 게 아니고 이날이 제가 교통사고를 당했던 날입니다. 벌써 46년이 지났습니다. 다른 것은 한 끗 차가 많은데, 저는 4월 19일 제날짜에 사고를 당했습니다.

그 전날인 4월 18일에 학교에서 시험을 봤습니다. 시험이 끝나고 쉬는 시간에 시험 본 것 가지고 친구들과 답을 비교했습니다. 그랬는데 틀린 것이 많다고 생각해서 그 과목을 망친 줄 알고 많이 속상해했던 기억이 있습니다. 다음 날인 4월 19일 아침에 자전거 타고 학교에 가다가 교통사고를 당했는데, 저렇게 속상해했던 마음으로 자전거를 타서 사고가 난 것이 아닌가 생각하고 있습니다.

뇌수술을 받고 깨어났을 때 얼마 동안 기억 상실증에 걸린 적이 있습니다. 그러다가 오래된 기억부터 차츰 살아나던 중이었는데, 시험을 망쳤다고 생각해서 속상해했던 것은 처음부터 기억이 났습니다.

그런데 나중에 알고 보니 그 시험을 그렇게 속상해할 만큼 엉망으로 망친 것도 아니었습니다. 그렇게 속상해하지 않았어도 될 일이었던 것입니다. 그걸 미리 알았으면 그렇게 속상해할 필요도 없어서 교통사고를 당하지 않았을지도 모르겠습니다.

그래서 그 뒤로는 시험이 끝난 뒤에 시험 본 것은 다시 생각하지 않기로 했습니다. 이미 엎질러진 물이니까요.

시험 본 것을 맞춰보고 답을 제대로 쓴 것을 알고 기뻐한다고 다음 시험을 더 잘 보는 것도 아닌데, 틀린 것 때문에 기분을 상하면 그 후유증이 훨씬 크다는 것을 깨달았기 때문입니다. 이런 건 밑져야 본전도 아니고 밑지기만 하는 겁니다.

베데스다의 기적(?)

성경에는 38년간 누워만 있던 병자가 베데스다 연못가에서 예수님을 만난 뒤 병이 치료되는 기적에 관한 말씀이 있습니다(신약성경 요한복음 5장).

그래서 저도 사고가 난 지 38년이 되는 2016년에 '혹시 몸이 정상으로 되지 않을까?' 하며 내심 기대하기도 했습니다.

그래서 은근히 그날을 기다리기도 했습니다. 드디어 2016년 4월 19일이 되었지만, 아무 일도 일어나지 않았습니다. 그래서 또 혹시나 해서 그해 12월 31일까지도 기다렸습니다. 그날이 다 지났지만, 당연히 제 몸에는 아무 일도 일어나지 않았습니다.

이 이야기를 들으신 어느 목사님은 "그건 그때 베데스다에 안 가서 그래."라며 농담을 하셨습니다.

육체의 가시

그렇지만, 지금 생각해보니 제가 뇌수술까지 받은 뒤에 이만큼이라도 회복되고 더구나 머리까지 좋아진(?) 것은 오로지 하나님의 은혜라고밖에는 말할 수 없습니다. 38년이 되기도 훨씬 전에 이미 저는 나은 것이나 다름없다고 생각할 수 있기 때문입니다.

성경에서 바울은 몸의 가시를 없애 달라며 병을 고쳐달라고 하나님께 기도했으나, *"내 은혜가 네게 족하도다."*라는 음성을 들었다는 말씀(신약성경 고린도 후서 12장 9절)이 있듯이, 제게도 제가 교만하지 않도록 제게 이런 육체의 가시가 있다고 생각합니다.

7. 내게 영향을 준 책

제가 책을 많이 읽는 편은 아니지만, 제게 영향을 크게 준 책이 몇 가지 있습니다.

80일간의 세계 일주 _ 줄 베르느 작가

초등학교 때 이 책을 읽었는데, 그 책에서 주인공인 포그 경이 하인인 파스파르투와 세계 일주하면서 하인이 실수해도 나무라지 않고 쿨하게 넘기는 장면이 마음에 와닿았습니다.

앞에서 적은 제 경험들도 곁들여져서 제게 닥친 상황에 대한 threshold 값이 커진 것 같습니다. 그러다 보니 어떤 일이 닥쳐도 크게 당황하거나 화를 내지 않게 되었나 봅니다.

대통령의 웃음 _ 김동길 교수

이 책을 읽은 뒤 대화에 활용할 유머를 많이 기억하고 활용하게 되었습니다.

소설 동의보감 _ 이은성 작가, 약이 되는 약 이야기 _ 이미영 액사

이 책들을 통해 교과서에서 배우지 못한 약에 관한 상식을 배울 수 있었고, 또 민간요법에 관심을 두게 된 계기가 되었습니다.

지선아 사랑해 _ 이지선 교수

이 책을 통해 크리스천으로서의 유익을 생각하게 되었습니다.

성경 _ 하나님

상경을 통해 몸뿐 아니고 정신의 건강을 위해 필요한 말씀을 배웁니다. 성경 말씀을 통해 제가 자존감을 찾았고, 제 정체성을 재정립하게 되었습니다.

부족한 제 책 내용의 한 부분이라도 누군가에게는 좋은 영향을 주

기를 바랍니다.

8. 유머를 활용하게 된 계기

유머를 만나다

제가 고등학교 1학년 때 맹장(충수)이 터지는 복막염을 앓게 되어 수술 후 입원한 적이 있습니다. 몇 년 전 이재용 삼성물산 회장이 이 수술을 받았지요? 2학년 때는 교통사고를 당했으니 2년 연속 연례 행사처럼 병원 신세를 진 것입니다.

그때 병원에 문병 온 친구가 선물해준 책 중 하나가 '대통령의 웃음'이라는 책입니다. 김동길 교수가 쓴 책입니다. 여러 우스갯소리를 짤막짤막하게 모아 놓은 책입니다. 여기에서 대통령은 미국의 링컨 대통령을 말합니다. 당시 복막염 수술을 받고 입원해 있을 때여서 웃으면 수술 부위가 당기며 아파서 책을 읽으며 웃음을 참느라 많이 힘들었던 기억이 납니다.

이때 저 책에서 읽었던 내용을 기억해두었다가 여러 대화에 많이 섞어서 들려주며 같이 웃었습니다. 대학에 다닐 때도 여기저기서 주워들은 유머를 메모해두고 친구들에게 들려주며 웃곤 했습니다. 지금 아재 개그로 불리는 것들입니다.

약국 실습을 하며

약국을 시작하기 전에 선배 약사님의 약국에서 실습한 적이 있습니다. 그때는 의약분업 전이어서 약국에서 모든 약을 환자에게 조제해 주던 때여서 약국이 환자에게는 병원보다 훨씬 가깝던 시절이었습니다.

그때 저를 지도해주셨던 선배 약사님은 동네에서 환자와의 유대관계도 좋고, 환자들에게 상담도 자세하게 하시고 친근하게 대화도 많이 하며 약도 환자들에게 재미있게 잘 설명해주셨습니다. 농담과 유머도 적절하게 섞어서 설명하셔서 저도 그런 것을 보고 배울 수 있었습니다.

뇌는 미련하다(?)

우리의 뇌는 미련한 면이 있다고 이야기합니다.

긍정적인 상황이나 웃을 만한 상황에서는 우리 몸에 행복 호르몬인 세로토닌, 도파민 등이 생겨 핏속을 돌아다닌다고 합니다.

그런데 반대로 세로토닌, 도파민이 핏속에 있으면 우리 몸에서는 긍정적인 상황인 줄 알고 몸이 그렇게 반응하고 그런 생리현상이 나타난다고 합니다. 심지어 저런 세로토닌, 도파민이 진짜가 아니고 비슷하게 합성된 것이어도 몸에서는 진짜 세로토닌, 도파민인 줄 알고 그렇게 반응을 보인다고 합니다.

그래서 안 좋은 상황인데도 얼굴만 웃는 표정으로 바꿔도 뇌에서는 행복 호르몬인 세로토닌과 도파민이 나온다고 합니다.

그래서 긍정적인 마음가짐이 중요하다고 이야기하지요.

표정만 웃는 표정으로 바꿔도 뇌에서는 지금이 웃을 상황이라고 인식해서 몸도 그렇게 변한다는 것입니다. 그 결과 몸의 긴장도 풀리고, 혈압이 내려가며 마음이 안정됩니다.

笑門IQ UP

조금 바꿔서 생각하면 웃으면 머리도 좋아질 수 있습니다. 그와 관련이 있을 법한 제 경험담을 말씀드리겠습니다.

소문만복래(笑門萬福來)라는 말이 있습니다. 웃으면 복이 온다는 이야기지요. 저는 이것을 이용해서 웃으면 머리가 좋아진다(IQ가 UP된다)는 뜻을 가진 '笑門IQ UP'이라는 말을 만들었습니다.

제가 중고딩일 때 '우리들 世界'라는 고교 탐방 TV 프로그램이 인기가 좋았습니다. 지금의 '도전 골든벨'처럼 고등학교를 찾아가서 학생들의 이런저런 이야기와 주장 등을 듣던 프로그램이었는데요. 김동건 아나운서가 진행했지요. 유튜브에서 관련 동영상을 볼 수 있습니다. 매주 아주 재미있게 보던 프로그램이었는데요.

그런데 뇌수술 후 병원에서 퇴원하고 집에서 그걸 보는데 아무 느낌이 없었습니다. 저 사람들이 무슨 말을 하는지, 왜 웃는지 등을 전혀 이해할 수 없어서 저는 웃지 못했습니다.

그러다가 제가 차츰 회복되면서 그걸 보고도 웃을 수 있게 되었습니다.

유머를 보고 웃을 수 있다는 것은 머리가 좋다는 뜻입니다. 머리가 좋아야 웃을 수 있습니다. 반대로 웃으면 머리가 좋아질 수 있다고 생각합니다.

TV에서 하는 개그프로그램을 이해하려면 그야말로 종합적인 지식이 필요합니다. 영화, 드라마, 시사, 정치, 외교 등 여러 지식이 바탕이 되어야 웃을 수 있습니다. 그만큼 머리가 좋아야 웃을 수 있다는 뜻이 됩니다.

반대로 자주 웃으면 머리가 좋아질 수도 있겠다고 생각합니다.

탈북민들이 한국에 제대로 정착했는지는 개그콘서트를 보고 웃을 수 있는지를 보면 알 수 있다는 말이 있습니다.

웃으면 암도 치료될 수 있다고 합니다.

여러 해 전에 KBS TV '생로병사의 비밀'에서 웃어서 폐암을 치료했다는 사람의 이야기가 방영되기도 했습니다.

9. 유머를 활용했더니

자존감 지키기

사람들은 다른 사람의 말에 격려를 받기도 하고, 또 상처를 받기도 합니다. 그런데 그런 상처가 너무 커서 돌이킬 수 없는 선택을 하는 사람도 있습니다. 그런데 이렇게 생각할 수 있습니다.

100번 잘해서 칭찬받던 사람도 한 번 잘못하면 비난받습니다. 그렇게 비난하는 사람도 자신이 100가지를 잘했는데 한 번 실수로 비난받으면 억울하다고 생각할 것입니다. 그런데도 남에 대해서는 그 하나의 실수를 심하게 비난합니다. 다른 사람도 억울하지 않겠습니까?

예수님은 남을 용서하기를 *일곱 번뿐 아니라 일곱 번을 일흔 번까지라도 할지니라* 즉 7번씩 70번까지 490번이라도 다른 사람을 용서하라고 말씀하셨습니다(신약성경 마태복음 18장 21~22절).

얼마 전에 국가대표 축구선수에게 비난이 쏟아진 일이 있었습니다. 그전에는 잘한다고 칭찬받던 선수인데 그 하나 때문에 전의 칭찬이 다 묻혔습니다. 그가 다시 대표팀에서 활약하면서 실수를 만회하고 있습니다.

저런 비난에 무너지지 않으려면 어떻게 하면 좋을까요?

거지꼴로 나타난 이몽룡에게 춘향의 엄마 월매는 모진 욕을 합니다. 그러나 이몽룡에게는 암행어사 마패가 있어 그런 수모를 견딜 수 있었을 것입니다. 제가 네이버 지식iN에 올린 답변 때문에 비난을 많이 받아도, 제게 지지를 보내주는 분들의 격려로 그런 것에 마음 쓰지 않고 유머로 이겨내고 있습니다.

남에게 비난받을 때는 칭찬 받던 기억으로 자존감을 지키고, 유머를 활용한다면 그런 비난을 이겨낼 수 있을 것으로 생각합니다.

시선을 바꾸면

아기들은 자신이 보기에 무섭다고 생각되는 사람을 보면 울음을 터뜨립니다. 그런데 울다가도 흘끔흘끔 그 사람을 보면서 더 웁니다. 울음이 그칠 만하면 또 그 사람을 곁눈질로 보고 또 웁니다. 그러다 그 사람이 안 보이면 그제야 울음을 그칩니다. 어린아이뿐 아니고 우리도 시선을 바꾸면 생각도 바뀌며 운명도 바꿀 수 있습니다.

구약성경 열왕기하 6장 14~23절에는 자신을 에워 싼 적군을 보고 겁에 질린 한 청년의 이야기가 있습니다. 그랬던 그가 시선을 돌리자 자신을 포위한 군대보다 더 많은 하나님의 군대와 전차가 산에 가득한 것을 보았고, 결국 그 전쟁에서 이겼다는 내용이 있습니다.

자신을 좌절하게 하는 말, 낙담하게 하는 말, 상처를 주는 말을 들었을 때 그런 말만 자꾸 생각하며 지내다 보면 점점 나락에 빠질 수 있습니다. 시선을 돌려 저런 것에 마음 쓰지 않으면 저런 상황에서 벗어날 수 있을 것입니다.

10. 독자들의 반응

범죄 심리학에 이런 게 있다고 합니다.

'범인은 범행 현장에 반드시 다시 나타난다.' 저도 그런 것 같습니다. 저도 말하자면 범인인 것 같습니다. ㅋㅋ

독자들의 반응에 별로 신경을 쓰지 않으려고 하면서도 또 어떤 반응이 있는지 궁금하기도 합니다. 그래서 인터넷을 하다 보면 제 책에 관한 리뷰가 올라온 것이 보이기도 합니다.

1권과 2권이 책으로 나온 뒤 몇 사람의 리뷰가 인터넷에 올려진 것을 봤습니다.

yes24 사이트에 이런 리뷰가 있습니다. 1권에 관한 리뷰입니다.

하… 구매하지 마세요.

너무 비전문적입니다.

현직 약사고 복약지도 참고하기 위해 소제목이 알차다고 생각해 구매했는데 비전문가가 비전문가를 위해 쓴 책 같아요.

비유 복약지도 서적이면 전문적 내용을 바탕으로 올바른 사실을 비유적으로 환자에게 설명하는 건 줄 알았는데 비전문적인 내용을 비전문적인 비유로 설명하는 거였네요… ㅋㅋ

환자분들에게도 비추입니다.

몇 장 읽고 되팔고 싶은 책은 처음이에요.

이렇게 리뷰를 쓴 것을 읽었는데요,

어차피 친구들에게 보내줬던 내용이 전문적이고 학술적인 내용이 아니었으니 저 사람이 내용을 제대로 파악한 것입니다. 제가 가방끈이 짧지 않습니까? 저 글을 쓴 사람은 내용을 잘 파악하는 것으로 보아 논술도 매우 잘할 것으로 생각됩니다.

제가 친구들에게 약 이야기를 보내면서 제가 병에 관해서는 전공하지 않았으니 병은 정확히는 모른다고 꼬리 내리며 글을 썼습니다. 그래서 그런 내용을 책에 그대로 썼더니 그걸 제대로 지적한 것입니다.

제가 쓴 책 2권을 읽은 한 독자는 다음과 같은 리뷰를 교보문고 사이트에 올렸습니다.

오타가 이렇게 많은 책은 처음 봅니다. 한두 개도 아니고 대체 어떻게 이럴 수 있지 싶습니다.

내용은 정말 쉽게 쓰여서 누구든 읽기 편합니다만, "내 말이 틀릴 수 있고, 말해주면 고치겠다."라는 식의 문장이 여러 번 있었습니다. 정보전달 목적인 글에서 글쓴이가 내용에 자신이 없어 보이니, 정보를 믿어도 되나 싶네요. 한 번 정도면 유머인가 했을 건데, 그 말도 너무 자주 나와서 어쩌란 거지 싶었습니다.

저런 댓글에 내가 자주 하는 변명은 이렇습니다.

내가 초등학교를 못 나오고 국민학교를 나왔는데 그것도 6년밖에 못 다녔습니다. 국민학교에서는 컴퓨터나 휴대폰을 보지도 못해서 오타가 심합니다.

이렇게 핑계를 대고 있습니다. 덧붙여서 약사 고시에는 국어 과목도 없어서 맞춤법도 엉망이라고 네이버 지식iN 댓글로 변명하고 있습니다.

이런 혹평만 있는 건 아니고, 이런 리뷰도 있습니다.

교보문고 사이트에 저 책 1권에 대해서 이렇게 리뷰를 올린 사람이 있습니다.

임상에서 바로 쓰일 수 있는 정보를 주는 책이다. 많은 도움을 받았다. 1권 2권 3권 모두 읽어봐야 할 책

"가볍게 읽기 좋아요."라고 리뷰한 사람도 있습니다.

어떤 사람은 또 자신의 블로그에 책 1권 2권의 사진과 함께 이런 평을 적어 두기도 했습니다.

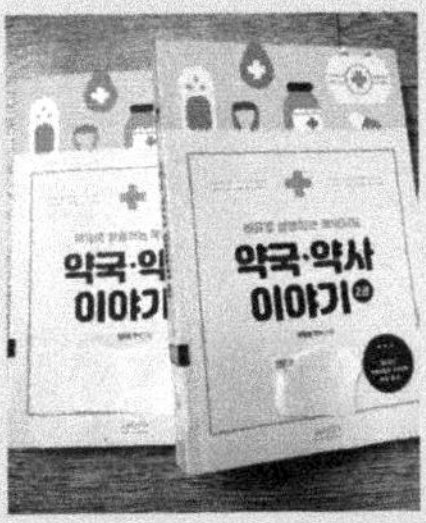

애들 키우며 순간순간 아찔한 상황을 기본 상식과 주워듣는 얘기들로 임시방편으로 위기상황을 모면했지만 좀 더 정확히 상식을 알고 있어야지 하는 시기에 접한 책!!! 역시나 유쾌한 말투와 편안한 어투로 기본적으로 알아야 할 약과 병에 대한 지식들을 서술해놓아서 단숨에 읽어버렸다.

음메! 기 살어.

이 맛에 힘을 얻기도 합니다.

11. 당부의 글

후배 약사 선생님들께

에필로그 전에 쓴 모든 글은 친구들에게 보냈던 글이라 모두 반말투였지만, 아래는 이 책을 읽어주실 후배 약사 선생님들께 드리는 글입니다.

제가 충남대 약대에 입학했던 1981년 대학 축제 때 초청 특강이 있었습니다. 우리나라 제1호 약학박사이셨던 고 홍문화 박사님이 특강을 해주셨습니다.

그때 홍문화 박사님께서는

많은 사람이 부러워하며 선망하는 소위 '사'자 직업군을 죽 열거하셨습니다.

의사, 판사, 검사, 변호사, 목사, 교사 등을 이야기하셨는데요.

이런 직업군을 한자로는 각각

醫師, 判事, 檢事, 辯護士, 牧師, 敎師

이렇게 소위 '사'자 직업군이라고 모두 같은 한자를 쓰는 것은 아니라며, 저기 있는 것처럼 스승 사자는 사람을 살리는 일을 하는 일부 사람(의사, 교사, 목사 등)에게만 붙이는 특별한 것이라고 하셨습니다. 박사(博士), 변호사(辯護士) 등도 스승 사자가 아닌 선비 사자가 붙지만, 약사에게는 藥師로서 스승 사자를 쓴다고 하셨습니다.

그러시면서 약사는 '師'자를 쓰는 직업군으로서 뭔가를 팔아서 이윤을 남기는 것만을 목적으로 하는 사람이 아니고, 자신이 가진 지식을 이용해서 남에게 도움을 주고, 또 그에 따르는 수가(酬價)를 받는 직업군이라고 이야기하시며, 이런 수가는 원가 대비 이윤을 따지는 것과는 다른 개념이라고 하셨습니다.

이 강연을 듣고 뜻하지 않게(?) 갖게 될 약사라는 직업을 다시 생각하게 되었습니다.

그런데, 실제 약국을 하면서 받는 느낌은 환자들은 약사를 약의 전문가인 '藥師'가 아닌 그저 약을 하나라도 더 많이 팔아 이윤을 많이 남기려는 '약장사'로만 여기는 것 같다는 것입니다.

이제 PEET 출신 약사 선생님을 비롯한 6년제 약사 선생님들이 많이 나왔으니 이런 약사의 이미지도 개선되기를 바라고 있습니다.

매스컴에서나 일반인들이 일상에서 평소에 의사에게는 '의사 선생님'이라는 말을 자연스럽게 하는데, 약사에 대해서는 '약사 선생님'이란 말을 별로 하지 않습니다. 같은 '師'자를 쓰는데 말이지요. 드라마에서 약사를 "아저씨", "아줌마"라고 불렀다가 약사회가 거세게 항의하는 일이 생기기도 합니다.

사실 약사는 '약을 파는 사람'일 뿐이라는 인식이 깊이 박힌 것 같기도 합니다. 그동안 일부 약사님이 그저 약을 남들보다 싸게만 파는 것이 제일 좋은 경영전략인 줄 알고 다른 약국보다 싸게 파는 것만을 추구했던 것 또한 사실입니다. 이것은 약사의 가치를 소위 '약장사'로 전락시키는 행위라고 생각합니다. 약국이 할인점은 아니지 않습니까?

제대로 하는 것도 없는 제가 이런 말을 한다는 것 자체가 부끄러운 이야기지만, 약사도 분명 '師'자를 쓰는 직업군인데도 모든 약사가 그에 걸맞은 훌륭한 모습을 보였다고 말하지는 못하겠습니다.

물론 많은 사람에게 모범을 보이며 주민들의 건강증진을 위해 애쓰시며 존경을 많이 받았던 선배 약사 선생님들도 많이 계셨고, 지금도 많이 계십니다. 이런 약사 선생님들은 나름대로 공부도 많이 하셨고, 병원 문턱이 높았던 시절에 주민과 가까운 곳에서 주민들에게 봉사하는 심정으로 병원보다 먼저 찾던 1차 의료기관의 역할도 충분히 감당하셨습니다.

그러다가 1988년 농어촌의료보험을 시작으로 해서 1989년 전 국민 의료보험이 자리 잡으면서 문턱이 낮아진 병원으로 환자들이 몰리는 바람에 1차 의료기관(?)으로서의 약국의 역할은 많이 축소되었습니다.

하지만 이제 약대도 6년제가 되었으니 이제는 뭔가 달라져야 하지 않을까요? 수단과 방법을 가리지 않고 많이만 파는 것이 목적이 아니고, 약사가 가진 지식을 바탕으로 해서 정확한 약을 꼭 필요한 환자에게 제공하는 약사가 되어야 한다고 생각합니다. ← 너나 잘하세요. 하는 소리가 들립니다.

저는 네이버 지식iN에서 답변하며 의사나 약사와 상담하라고 말할 때 꼭 '의사 선생님', '약사 선생님'과 상담하라고 합니다. 저 혼자 이래 봤자 바닷물에 물 붓는 격이겠지만, 약사 선생님이란 용어가 네티즌에게라도 자연스럽게 받아들여지기를 바라는 마음에서 저렇게 하고 있습니다.

지금 새로 배출되는 6년제 약사 선생님들은 저 같은 기성 약사보다 훨씬 많은 정보를 가지고 있고, 또 근거를 바탕으로 정확한 정보를 찾아 활용하는 능력도 갖추고 계십니다. 그러한 정보를 바탕으로, 환자에게 정확한 지식을 전하며 환자에게 도움을 주는 직업군으로서의 모습을 보이면 좋겠습니다. 유튜브나 chat-GPT 등으로 무장한 환자들보다는 정확하게 알고 있어야 하지 않겠습니까?

제가 대학에 다닐 때 미국에서는 약사가 존경받는 직업군 1~2위를 유지하고 있다고 들었습니다. 의약분업이 시작될 때 우리나라도 약사의 위상이 더 좋아질 것으로 기대하는 약사공론 기사도 있었습니다. 그런데 의약분업이 시작되고 20년이 지났지만, 약사의 위상이 그렇게 좋아졌다고는 생각되지 않습니다. 이제 후배 약사 선생님들이 약사의 위상을 높여주시기 바라며 당부의 말을 줄이려고 합니다.

AI 시대에, 정답만 알려주며 할 일을 다 했다고 생각하는 약사가 아니고, 좀 더 환자와 소통하며 환자의 아픔에 공감하며 환자들의 오해를 풀어주며 환자를 위해 최선을 다하는 모습을 보이는 약사 선생님이 되시면 좋겠습니다.

환자들이 매스컴이나 인터넷, 유튜브 등에서 얻은 정보 중 잘못된 것을 고쳐주는 것도 약사 선생님들의 역할이라 하겠습니다. 환자들은 일부 내용만 보고 단정 짓는 경향도 강하므로 전체 내용을 보고 조언해주어야 합니다.

예를 들어 피임약은 아무 때 먹어도 피임이 되는 줄 아는 사람에게 정확한 복용법을 알려줘야 합니다. 특히 사후피임약의 남용은 막아주어야 하겠습니다.

약을 도깨비방망이로 생각하여 약이 다 해결해줄 것으로 믿는 환자들의 생각도 고쳐주어야 합니다.

약을 너무 맹신하는 환자들에게 생활에서 고쳐가야 할 습관도 알려주면 좋겠습니다.

이외에도 환자들이 흔히 오해하는 것을 약사 선생님이 정확한 팩트를 바탕으로 제대로 알려주시기 바랍니다.

덧붙여 한 가지를 더 이야기한다면 비록 지금의 약대 커리큘럼에는 없지만, 한방에 관심을 두는 것도 좋을 것으로 생각합니다. 그래서 기회가 되면 한방을 공부해 보시도록 권해 드립니다.

양방 치료는 대부분 증상을 빨리 가라앉히고, 그 상태에서 몸이 회복되기를 기다리게 하며 병이 낫기를 기다리는 방법이지만, 한방 치료는 한방 이론 나름대로 병의 원인을 찾아 그런 원인을 치료하므로 어떤 면에서는 양방보다 효과가 더 빠르기도 합니다.

한방 첩약 종류는 지금의 약사 선생님이 취급하지 못하지만, 한방 엑스제는 얼마든지 활용할 수 있으니 공부하시면 좋을 것으로 생각합니다. 한방과립제 덕용 제품이 아니더라도 매약용 과립 제형으로 된 것을 응용해도 도움이 될 것입니다.

한방약은 체질에 맞게 써야 하므로 양방처럼 모든 사람에게 같은 효과가 나지 않을 수도 있지만, 그래도 체질에 크게 얽매지 않고 쓸 수 있는 한방약이 많이 있으니 활용하며 공부하시기 바랍니다.

예를 들어 코로나가 유행할 때 목이 아파 고생하던 사람에게 '은교산' 처방의 한방약이 효과가 매우 좋았습니다. 이런 은교산 처방의 한방약은 일반 목 아픈 감기에도 효과가 좋습니다. 또 기침에도 좋은 효과를 보이는 한방 생약제제가 많이 있으니 활용해보시기 바랍니다.

네티즌에게

제가 네이버 지식iN에서 여러 질문에 답변했고 지금도 하고 있지만, 그 답변이 모두 질문자 개인의 상황에 맞는 맞춤 답변일 수는 없습니다. 질문자의 성별도, 나이도, 몸의 상태나 먹고 있는 약도 모르는 상황에서는 개인 형편에 맞게 답변할 수가 없기 때문입니다.

그저 교과서와 약의 설명서에 있는 뻔한 답변밖에는 할 수가 없습니다. 약은 결코 가볍게 여겨서는 안 될 물질입니다. 잘못 먹는 약은 독이 될 수도 있으므로 적당히 답변해서는 안 되고 정확히 답변해야 하는데, 그러려면 대충은 통하지 않습니다.

이런 온라인상에서 얻는 지식은 절대 본인에게 딱 맞는 완벽한 정답이 될 수 없습니다. 이런 온라인상에서 얻은 정보에 자신의 건강을 맡기지 마시기 바랍니다. 개인 상황에 맞는 맞춤 답변이 필요하면 반드시 진료의 선생님이나 조제한 약사 선생님에게 직접 문의해야 합니다.

약은 도깨비방망이가 아니므로 약만 가지고 모든 것을 해결하려고 생각하지 말고, 약의 효과가 더 잘 나타나도록 생활 습관부터 고쳐야 병이 더 잘 치료될 수 있다는 것을 생각하고 부디 건강한 삶을 누리시기 바랍니다.

술을 마셔도 되는 병이나 약은 하나도 없으니, 어떤 상황에서도 절대 술은 피하시기 바랍니다. 병이 있어 약을 먹는 중이면 대통령이 주는 술도 절대 마시지 말아야 합니다. 다시 강조합니다. 술을 마셔도 되는 병이나 약은 하나도 없습니다.

12. 감사 인사

제가 생각을 바꿀 수 있도록 능력을 주시고 늘 저의 삶을 인도하시는 하나님께 영광을 돌리며 감사드립니다.

약을 통해 자연의 일부인 인체의 오묘함을 더 깊이 생각하며, 세상을 창조하신 하나님의 섭리를 새삼 느낍니다.

약을 설명하는 글을 친구들과 소통하는 홈페이지에 올리거나 친구들에게 메일 보내기를 몇 년간 했고, 지금은 SNS를 통해 보내주고 있습니다. 그 기간에 핀잔하지 않고 격려해주었던 친구들에게 감사합니다. 다시 책을 내도록 격려해주신 최몽순 편집장님께 감사드리며, 제가 책을 쓸 수 있도록 여러 아이템을 제공해준 '지식iNer' 여러분, 그리고 뒤에서 묵묵히 격려해준 우리 집의 세 여자에게 감사합니다. 비유의 본을 보이셔서 비유를 들어 약을 설명하도록 지혜를 주신 예수님께도 감사드리며, 무엇보다 지금까지 저를 지켜주신 하나님을 찬양합니다.

비유로 설명하는 복약지도

약국·약사 이야기 3권

초판 1쇄 인쇄 2024년 7월 25일 찍고
초판 1쇄 발행 2024년 8월 5일 펴냄

지은이 정일영
발행처 조윤커뮤니케이션
발행인 최몽순
편집·디자인 디자인포레버 정이현
판매 및 프로모션 참약사

주소 서울 종로구 삼봉로 81 두산위브 파빌리온 703호
전화 02-730-8841
팩스 02-730 8841
출판등록 제2-3307호
등록일자 2001년 4월 13일

ISBN 979-11-91779-17-2

값 42,000원